U0346580

走好中医科普路

马有度 马烈光 宁蔚夏 海 霞 编

培训中医科普人才
繁荣中医科普创作
推进中医科普事业

中国中医药出版社

·北京·

图书在版编目（CIP）数据

走好中医科普路 / 马有度等编 . —北京：中国中医药出版社，2014.7
（2014.11 重印）
ISBN 978-7-5132-1953-2

Ⅰ. ①走… Ⅱ. ①马… Ⅲ. ①中医学－普及读物 Ⅳ. ① R2-49

中国版本图书馆 CIP 数据核字（2014）第 141580 号

中 国 中 医 药 出 版 社 出 版
北京市朝阳区北三环东路 28 号易亨大厦 16 层
邮政编码 100013
传真 010 64405750
廊坊市三友印务装订有限公司印刷
各地新华书店经销
*
开本 710×1000 1/16 印张 28.25 字数 327 千字
2014 年 7 月第 1 版 2014 年 11 月第 2 次印刷
书 号 ISBN 978-7-5132-1953-2
*
定价 49.00 元
网址 www.cptcm.com

做好中医人　走好中医科普路

（代序）

　　中医药是我国各族人民在几千年生产生活实践和与疾病做斗争中逐步形成并不断丰富发展的医学科学。在其发展过程中，不断吸收和融合各个时期先进的科学技术与人文思想，不断创新，不断发展，理论体系日趋完善，诊疗技术、方法日益丰富，为中华民族的繁衍昌盛做出了重要贡献。时至今日，中医药已成为我国医学的特色和重要的医药卫生资源，与西医药相互补充、相互促进，共同维护和增进人民健康，已成为我国医药卫生事业的重要特征和显著优势。

　　中医药学作为我国独有的医学科学，具有丰富的原创思维，以整体观念为核心，注重科学与人文的融合，强调天人合一、身心合一，从整体联系的角度、功能的角度、运动变化的角度来把握人的健康与疾病的规律，体现了中华民族文化的底蕴和思维。数千年来，我国历代医家通过不断深入观察与反复临床实践，采用与其他医学不同的视角和思维方式，全面总结对人体健康与疾病的认识，形成了系统的理论与技术方法，建立了独特的医学体系。

　　近年来，随着经济社会发展，广大群众对中医药科普知识的需求日渐增长。但当前许多中医药工作者科普宣传意识仍然淡薄，思想认识有待提高，缺乏一批有真才实学、善于把中医药理论通俗化、热爱科普、甘于奉献的科普专家队伍。为了亿万民众的健康，为了中华民族的兴旺，为了伟大祖国的富强，中医药科普工作亟待加强！

为培养造就一支中医药科普宣传队伍，提高中医药从业人员的中医药科普能力和水平，自 2010 年开始，国家中医药管理局通过培训考核，选拔组建了国家中医药管理局中医药文化科普巡讲团，现有专家 190 人。四年来，巡讲团面向乡村、社区、家庭，面向机关、部队、学校，针对不同人群的需求，精心组织讲座内容，向广大人民群众传播科学、准确、权威的中医药文化科普知识，提高群众健康水平和防病治病能力，为促进中医药事业全面发展和构建社会主义和谐社会做出了重要贡献。

推进中医科普事业，繁荣中医科普创作，关键在于做好中医人，走好中医科普路。路，是人走出来的；中医科普之路，是中医人走出来的。当代中医人应该怎样走好中医科普路，由马有度教授等人编写的这本《走好中医科普路》很好地回答了这一问题：28 位长期活跃在中医文化科普第一线的专家群体，围绕怎样做好中医文化科普创作、怎样讲好中医文化科普讲座、怎样搞好中医文化科普活动，交流经验，传授方法，展现真才实学，畅谈真知灼见，抒发真情实感；39 篇中医科普范文，生动地显现在您的面前；11 篇中医科普活动集锦，风采再现。作为中医科普专家团队集体智慧的结晶，全书内容深刻，形式活泼，丰富多彩，切合实用，是全国各地培训中医文化科普人才的生动教材，是全国中医医教研单位推进中医文化建设的宝贵资料，是中医人走好中医科普路的指路牌。

人民大众呼唤中医科普。我们相信，中医人为了传承与发展中医瑰宝，一定会更加自信、自尊、自觉、自强。我们期待每一位中医人都成为中医科普人，人多才势众，人强才有力。只有不断培训中医文化科普人才、壮大中医文化科普队伍、增强中医文化科普实力，中医药才能更好地走进乡镇、走进社区、走进家庭，深入民众，贴近民心，让广大民众深切地感受到中医是智慧之学、灵验之术、文化之花，使广大民众都能切实地享受到中医养生保健、防病治病的实惠。

国家卫生和计划生育委员会副主任

国家中医药管理局局长

王国强

2014 年 6 月

目录

第二板块 | 展示篇
中医科普范文展示

第三板块 | 风采篇
中医科普活动风采

感悟篇
中医科普名家感悟

人民大众呼唤中医科普

作者简介 ··

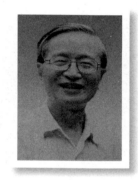

马有度，男，回族，1937年出生于北京祖籍湖南邵阳。1962年成都中医学院（今成都中医药大学）首届毕业生，重庆医科大学中医学教授、主任中医师。中华中医药学会顾问、科普分会首届主任委员，重庆市中医药学会名誉会长，国务院特殊津贴专家。全国科普先进工作者，全国首席中医健康科普专家，四川省中医科教先进个人，重庆市优秀科技工作者，重庆市促进中医发展先进个人，重庆市首届"十佳写书人"。《世界中医药杂志》《中医杂志》编委，《实用中医药杂志》《大众医学》专家顾问团顾问。长期从事中医临床、教学、科研、科普和中医药学会工作，一贯奉行"一手抓科研，一手抓科普"。发明安眠新药"复方枣仁胶囊"、止咳新药"麻芩止咳糖浆"。独撰、主编《感悟中医》《医方新解》《方药妙用》《中国心理卫生学》《自学中医阶梯》《重庆名医证治心悟》《中医精华浅说》《医中百误歌浅说》《家庭中医顾问》《健康人生 快乐百年》《奇妙中医药》《趣谈养生保健》等著作20余部。两部著作在台湾用繁体字出版，一部著作被译成日文，向海外传播。获教育部科技进步奖、四川省中医药科技进步奖、重庆市科技进步奖、全国优秀学术著作奖、全国优秀科普创作奖、全国中医药科普金话筒奖、高士其科普基金奖。其事迹载入《世界传统医学杰出人物》《中国当代中医名人志》《名老中医之路续编》《中医成功之路》。

❀ 心里始终装着大众健康 ❀

一个长期从事中医临床治病的医生，怎么与舞文弄墨的中医科普结缘，而且又是如此的难解难分呢？

回顾自己走过的科普之路，脑海中一幕幕情景，就像放电影一样，重新展现在眼前，三十几年的酸甜苦辣，也一齐涌上心头。

我从事中医科普，是人到中年，半路出家。记得是1981年，一位中年女记者突然来访，约我为重庆广播电台写稿，通过《讲卫生》节目向老百姓传播中医药知识。对我来说，这是新鲜事，挺有兴趣，但又怕写不好，因为从来没有写过广播稿，抱着试试看的心态，我就答应下来了。

可是真正动起笔来，我就犯难了。一是选题难。如此广博的中医药知识，究竟从何入手呢？二是表达难。中医学术，体系独特，在人们的心目中，又有"神秘"色彩，而且文字古奥，更难理解，究竟怎样表达，才能使大众听得懂、用得上呢？三是工作安排难。个人担负的医疗、教学、科研这些硬任务，需要大量的时间，再去搞科普，时间更紧，而且安排稍有不慎，还会被人误解为"不务正业"。

难，是考验，也是锻炼，我下定决心，抓住机会，迎难而上。究竟从何入手才好呢？思考再三，当然应从人民大众急需的预防保健入手。《黄帝内经》早就大声疾呼"不治已病治未病"。唐代名医孙思邈强调"常需安不忘危，预防诸病"。宋朝邵雍说得好，"爽口物多终作疾，快心事多反为殃。与其病后才加药，孰若事先能自防"。

选题定了，怎样表达才好呢？最起码的是要通俗易懂。我想，通过广播这个平台，正是练习科普写作的好机会。因为广播见不到文字，全靠耳朵听，必须写得特别通俗，尽量口语化，听众才能听得明白；而要听众感兴趣，还须借用文艺的形式。那时候，广播剧很流行，我便顺应潮流写了一篇《卫生传统》的广播剧，播出之后，很受欢迎，后又重播。初战小胜，我很受鼓舞，便乘胜挺进，采用对话的手法，创作了《谈谈人参》和《中风预防》，在中央人民广播电台播出后，再次受到听众的欢迎。随后重庆广播电台又来约稿，我又以《预防要诀与长寿之道》为题，一口气写了八篇系列稿，播出之后，听众很感兴趣，还希望汇集成册，以便随时翻阅，对照应用。这使我意识到自己肩上的责任：广大群众这么渴望中医科普读物，我一定要努力满足他们的需求！说来也巧，恰在此时，人民卫生出版社科普编辑室赵伯仁主任从北京飞来重庆，约我以家庭读者为对象，写一本中医药科普读物。30万字的任务，只有利用下班后的业余时间，那时常常停电，只好挑灯夜战。星期天和寒暑假更是宝贵的写作时间。特别是暑天，重庆是个火炉子，在太阳西晒的三楼写稿，汗流浃背，苦是苦些，却很快乐。好在宿舍附近有个防空洞，虽然潮湿，但很凉快，可以静下心来爬格子。就这样，两易寒暑，我的中医科普处女作《家庭中医顾问》在1983年终于问世。该书首次印刷103700册，很受读者欢迎。

《家庭中医顾问》也得到专家好评。著名中医学家任应秋教授在《湖北中医杂志》上发表书评，强调中医普及工作的重要意义。他说："家庭是构成社会的基本单位，将中医药普及到每一个家庭，将大大增强中医药学这个科学的力量，这对于建设四个现代化的社会主义强国，努力发掘中医药学这个伟大的宝库，都是十分有利的。因此，我认为马有度同志编写《家庭中医顾问》是一件很有意义的工作，可以称得起是中医药普及工作的热心家。"

读者的鼓励和专家的好评是对我的鞭策，督促我继续探索。考虑到现代生活节奏日益加快，情绪紧张引起的身心疾病日益增多，普及有关调和情志以防病治病的知识甚为迫切。恰恰这时四川人民广播电台的专栏节目《大众心理卫生》约我撰稿。我欣然应命，以《七情与健康》为题，从七情致病、防病、治病三个方面作了系统介绍，并在写法上试用了谈天论地、说古道今的漫谈笔法，引起了广大听众的浓厚兴趣。我进一步认识到，大众不仅需要通俗易懂、切合实用的科普文章，尤其喜欢生动有趣、引人入胜的科普作品。我因而又想到采用各种文艺的形式表达，于是与何道文同志共同主编了《大众中医药》一书。在我执笔的作品中，除了小品之外，还采用了对话、通信、评书、小小说、广播剧等多种形式。

中医药知识来自人民大众，人民大众迫切需要中医药知识，所以中医科普读物很受欢迎。《家庭中医顾问》多次重印，仍然供不应求，于是修订再版；台湾牛顿出版公司又以繁体字出版向海外发行；继而日本医学博士龙川岩先生远渡重洋来到重庆与我面谈，以古稀之年奋力将《家庭中医顾问》译成日文，并从1989年起在日本《汉方研究》杂志上连载。可见中医药科普不仅对维护港、澳、台同胞的健康大有裨益，而且对促进中华文化的海外交流，推进中医中药向世界各国人民传播，也具有重要意义。

《家庭中医顾问》三次获奖：高士其科普基金奖、重庆市优秀科普创作一等奖、全国优秀科普创作二等奖。

民众的需要，催促我继续笔耕，又先后出版《健康奥秘》《大众养生妙法》《四季药膳》等多部科普作品。

进入21世纪，随着生活节奏的加快，人们的身心压力增大，亚健康人群增多，人民大众对养生保健也更加关注。为了满足大众的需求，我在古稀之年的前后，一鼓作气，奋力推出三部养生保健作品。

2004年，《健康人生 快乐百年》以其"传承中华养生文化精华，展示当今世界保健新知"的特色，受到专家的好评和读者的欢迎，一版再版，重印五次，并连续三次获奖：重庆市优秀图书奖、重庆市科普创作一等奖、全国优秀中医药科普著作一等奖。

2009年，《奇妙中医药——家庭保健顾问》出版，首次提出中华保健四大基石——心胸有量、动静有度、饮食有节、起居有常，这"养生四有"在全国引起强烈反响。本书采用书信体裁的创作手法，与读者心灵沟通，生动活泼，深受读者欢迎和专家好评。南京中医药大学陈涤平教授在书评中写道："阅读《奇妙中医药》，带给您的是一种愉快和享受，犹如面迎阵阵清风，文笔畅达，行云流水，娓娓道来，就像长辈的叮嘱，恰似朋友的关照。"本书先后重印四次，获得全国优秀中医药科普著作一等奖之后，又荣获重庆市科技进步二等奖。

2013年，《趣谈养生保健》问世，采用电视访谈的创作手法，一问一答，互动交流，非常实用，又生动有趣，再次受到读者的欢迎和中医同道的好评。邓玉霞医师在《中国中医药报》发表书评："《趣谈养生保健》把养生保健知识融于生活细节、融于文学艺术、融于通俗语言，成为读者受益一生的享受。"许多读者，不仅把本书作为身边常备的养生保健读物，而且作为赠送亲朋好友的精美健康礼品，广为流传。在短短半年之内，就先后重印三次，被评为 2012 ～ 2013 年度全国优秀畅销书。

中医科普，在借助报刊、书籍这些传统传媒的基础上，还要充分利用电视、广播、互联网这些现代传媒，使中医药知识的传播更加快捷，更加形象。

早在上世纪 90 年代，我就在重庆电视台《生活博览》节目中录制了《寻找欢乐》《冬令进补》。进入 21 世纪，又借助重庆电视台《健康吧》《健康第一》《健康大讲堂》等平台，围绕"心胸有量、动静有度、饮食有节、起居有常"这"养生四有"，我录制了几十期电视节目，受到广大观众的欢迎。为了反击方舟子妄图消灭中医的言行，我们重庆中医药界组成团队，借助电视台《龙门阵》节目，摆事实，讲道理，批驳他"废医验药"的谬论，起到了宣传中医药的效果，这期电视节目的视频至今还在互联网广为传播。

为了借助网络这个平台更加快捷地宣传中医养生保健知识，我这个望八老翁还特别开设了"小马哥老中医趣谈养生保健"博客，红红火火，反响热烈。

中医科普还有一个十分重要的途径，就是开展讲座，与广大听众零距离接触，面对面地互动交流，使中医"治未病"的大智慧深入人心。大众通过生动活泼的讲座，对中医防病治病特色和优势的感受印象深刻，许多简易方法听了就能学会应用，收效更好。重庆市科协举办"万人健康科普大讲堂"系列讲座，我以"中华保健四大基石"为主题，进机关、进学校、进社区、进农村，继而又在北京、南京、武汉、成都开讲。每讲一次，都要针对不同听众群体的需求，调整讲授的内容，改进多媒体的制作。这种因人而异、"看人说话"的讲法，针对性强，效果更好。在讲座中还要特别注意适时提问，对回答正确的听众发放精美的小奖品。这种生动活泼的交流互动，现场气氛十分活跃，有笑声，有掌声。听众反映，这样的讲座，不仅学到了实用的知识，而且是一种美妙的享受。

几十年的实践证明，只要心里始终装着大众的健康，不仅在中医临床、科研方面可以大有作为，也可以在中医文化科普方面大显身手。作为中医人，既要有一颗仁心千方百计治病救人，也要满腔热情引导人们讲求养生少生病。我的感悟一句话：走好中医科普路，做好中医科普人。

在三十几年的科普生涯中，我深深感到：一个人的作用是非常有限的，必须组成中医科普团队，人多智慧多，人多力量大。早在1985年，我就以中华全国中医学会理事的名义正式提出成立中医药科普分会的建议。中医老前辈万友生教授深表赞同，还将我的建议作为中国科协"三大"的正式提案，并附上他坚决支持的信件。经过多年的积极争取，1992年全国中医科普委员会终于在重庆成立，1994年9月正式更名为中国中医药学会科普分会，并推举我出任主任委员。从1992年到2002年，我一干就是10年，2003年王辉武教授接任，2006年又由温长路教授接任。从1988年在湖北黄石召开全国首届中医药科普研讨会开始，又先后在南京、洛阳、长春、重庆、成都、北京、杭州等地召开中医药科普研讨会或高层论坛，奖励全国优秀中医药科普著作，表彰全国百名中医药科普专家、全国百名优秀中医健康信使，又推出全国首席中医健康科普专家，设立中医药科普金话筒奖。国家中医药管理局、卫生部、科技部、中共中央宣传部等多个部门还联合推出"中医中药中国行"大型中医药科普宣传活动，声势浩大，影响深远。

回顾从事中医药科普工作这三十几年经历的艰苦和欢乐，我不禁感慨万千，中医药科普的春天终于到来，中医药科普的星星之火终于普照中华大地！

🍂 中医科普贵在"十要" 🍂

光阴似箭，三十几年中医科普路，弹指一挥间。总结我的中医科普感悟，一是"中医科普四性一化"，二是"中医科普贵在十要"。1992 年，我对中医科普创作的感悟是"四性一化"：四性，就是科学性、思想性、实用性、趣味性；一化，就是彻头彻尾的通俗化。一晃眼，二十几年过去了，我深深感悟到，要想搞好中医科普，必须做到"十要"：一要认识到位，感情充沛；二要传承发扬，提炼精华；三要重在实用，传授方法；四要深入浅出，通俗易懂；五要讲究文采，启发兴趣；六要图文并茂，形象生动；七要典型展示，真人真事；八要区别对象，形式多样；九要衷中参西，西为中用；十要短小精悍，修改完善。

一、认识到位，感情充沛

讨论中医药科普，首先就要了解什么叫科普？

科普，是科技普及的简称。"科技"，包括科学和技术；"普"是普遍的意思，"及"是达到的意思。用一句话来说，科技普及者，科学技术普遍达到也。

科学技术普遍达到的对象是谁？对象就是广大的人民群众。科普，就是在科学技术和广大民众之间架起的一座桥。要想架好这座桥，可不简单，有许多问题需要研究。于是就在世界上两千多种学问中产生了一门很有特色的学问——科普学，这是一门专

第一板块 感悟篇 中医科普名家感悟

门研究如何取得最佳科技普及效果的学问。

为什么要把科普作为一门重要的学问来研究？这是因为，科普对于推动社会经济发展，对于推进精神文明建设，都具有重要意义。

社会要发展，经济要腾飞，都必须依靠科技飞机坚强的两翼：一翼是科学研究与科技开发；一翼是科学普及，提高素养。

中央领导同志多次在全国科协代表大会和两院院士大会上，不仅一再强调科学研究、科技创新，而且反复强调大力加强科学普及，努力提高公众科技素养，从而推进社会发展，推动经济繁荣。

在现实生活中，在我们各级领导层，在我们科技卫生界，在我们中医药界，并非人人都站在这样的高度来认识、对待科普事业。实际上，这科技飞机的两翼是一翼强、一翼弱，一翼硬、一翼软。有的人把科学研究当成响当当的硬任务，把科学普及当成可做可不做的软东西。有的人把科学研究看成大字辈的"大内科"，把科学普及看成小字辈的"小儿科"。甚至有人认为只有科研上不去的人才去搞科普，这是一种极大的误解。其实，一个真正成熟的科学家，应该有两种高水平的著作：一种是高水平的学术著作，一种是高水平的科普著作。国际上的科技权威是这样，国内的大牌科学家同样是这样。茅以升、钱学森、华罗庚无不如此。钱学森就强调指出："作为一个科学工作者，应该有这样的本事，能用普通的语言向人民讲解你的专业知识。研究生撰写论文的同时，最好再写一篇同样内容的科普文章，这应该作为学位考核的一项重要内容，这有利于打破死啃书本、只讲行话的弊端。"有人统计茅以升的大量著作，学术专著和科普著作几乎各占一半。茅以升这位桥梁专家，不仅为祖国修建了一座又一座钢筋水泥的物质之桥，而且在科学技术和人民大众之间修起了一座又一座精神之桥。正是这两类金桥，展现了茅以升院士伟大科学家的光辉形象。

医药科普，是医药科学研究和民众实际应用之间的重要桥梁，通过医药科技知识的普及，维护民众身心健康，不仅为社会发展、经济繁荣保驾护航，而且对推进精神文明、开发智力、培养人才也有重要作用。原卫生部历届领导都高度重视医药卫生科普。陈敏章部长说得好："科普是一门重要学问。医学科普在整个卫生事业的发展中占有重要地位，是实现'人人享有卫生保健'战略目标的一项重要保证。"陈部长号召广大医务工作者要满腔热情地投入从事医学科普创作、造福人类身心健康的工作中去。他说："我衷心希望，我们的医务工作者，能以钻研其他专业技术一样的热情，倾注于普及群众卫生科普知识，积极支持和参与科普创作，使医学科普之花盛开，为人类身心健康做出更多的贡献。"

陈部长针对医药卫生界重视科研论文、轻视科普文章的倾向，特别指出："一篇医学科普文章，就是一张'社会处方'，一篇好的科普文章所产生的社会效果，并不亚于高科技学术论文的效果"。

卫生部副部长顾英奇不仅自己带头撰写医学科普文章，而且要求各级卫生行政领导、医药卫生专家和所有医务工作者都应该尽力做好医学科普工作。他在《医学科普创编学》的序言中特别强调医学科普的重要意义："医学科普，对整个卫生事业的发展，具有重要的推动作用。医学科普，也是精神文明建设的组成部分，移风易俗，讲究卫生，科学而文明地生活，长寿又健康，是一个国家、一个民族文明程度的体现。"

中医药科普，不仅是医学科普的重要组成部分，而且历史悠久，内容丰富，特色突出。

中医药学来自民间，扎根群众，而民间大众又迫切需要中医药知识，所以自古名医就十分重视中医药知识的普及，历代均有代表性著作。例如：葛洪的《肘后备急方》、孙用和的《传家密宝》、无名氏的《治病须知》、郑笔峰的《卫生杂典》、薛己的《家居医录》、岳甫嘉的《家居慎疾良方》、张子和的《儒门事亲》、陈修园的《医学实在易》等。通过这些著作和医者诊病过程中的普及，许多老百姓不仅知道怎样养生防病，而且了解一些望闻问切的诊病知识，懂得一些寒热虚实的医学道理，有的人还会使用一些单方和民间疗法来治疗小伤小病。遗憾的是，民国以后至解放初期，中医药科普没有得到足够的重视，中医药科普队伍后继乏人。许多中医药专家一再呼吁大力推进中医药科普事业。在宦世安、陶克文老前辈的支持下，重庆市中医药学会率先成立中医药科普专委会。中国中医药学会科普分会在全国第四届中医药科普学术研讨会上宣告成立。国家中医药管理局发来贺电："中国中医药学会：悉闻你会于1994年9月在四川省成都召开全国第四届中医药科普学术研讨会，特致电表示热烈的祝贺，向与会的专家学者表示诚挚的问候。中医药的科普工作，对于扩大中医药事业有着重要的意义。望切实组织好这次会议，取得实效。预祝会议取得圆满成功。"

张文康局长给大会题词，强调"搞好中医药科普，弘扬中医药事业"。原卫生部部长、中国中医药学会会长崔月犁热情鼓励大家"交流中医药科普工作经验，为人民健康做新贡献"。著名中医学家方药中特别指出："把高深的中医理论用现代概念加以论述和阐明，深入浅出，这在振兴中医事业上具有重要意义。"

特别值得高兴的是，近年来，党和政府以极大的决心，把中医药科普作为一件极为重要的大事来抓。国家中医药管理局、原卫生部、科技部、中共中央宣传部等多个部门联合开展了"中医中药中国行"大型科普宣传活动，声势浩大，成效显著，影响深远，为中医药科普事业提供了极好的大环境。我们必须及时抓住这个千载难逢的机遇，继承先辈重视中医药科普的好传统，勇于创新，大力推进中医药科普事业的发展。

最为关键的一环，就是要从思想上充分认识到中医药科普事业的极端重要性——它是功在当代、利在千秋的大事业。国医大师邓铁涛教授有句名言："中医学呼唤科普！"妙哉！好一个"呼唤"！

的确，为了推进中医药事业，维护中华民族的身心健康，为了扩展中医药的国际影响，服务于世界人民的健康，我们必须大声疾呼，唤起全国中医药界对中医药科普的重视，激发大家从事中医药科普的热情。

首先我们要做到认识到位，要认识到：中医药事业要腾飞，必须要有坚强的两翼，一翼是科学研究，一翼是科学普及；只有这两只翅膀都坚强有力，才能飞得高、飞得快。振兴中医，既要依靠专业人才，也要依靠亿万群众。把中医药知识普及到广大家庭中去，不仅能大大促进民众的健康，而且对于繁荣中医药事业也有重要意义，因为根愈深则叶愈茂。

中医药要走向世界，也必须以中医药科普为先导。深奥的中医药学术，只有通过深入浅出的表达，才能看得懂、用得上，才能广为流传、扩大影响。

中医药的优秀成果及产品，要想走向市场，而且不误导群众，只有通过中医药科普实事求是的介绍，才能引导广大群众正确使用。

弘扬中医药文化，推广中医养生之道，倡导科学、健康、文明的生活方式，宣传养生防病知识，尤其是抵制封建迷信，揭穿江湖游医骗子和假冒的"养生专家"的误导，都必须依靠中医药科普的宣传引导。

原卫生部副部长（现国家卫生和计划生育委员会副主任）、国家中医药管理局局长王国强在"中医中药中国行"活动中，走遍中国的东南西北，满腔热情，身体力行，深入基层，堪称典范。他强调指出："宣传普及中医药知识，是弘扬中华优秀传统文化、服务人民群众健康的重要途径，可以使广大群众学习掌握中医药的理念与知识，切实感受中医药的特色和效果。通过中医药进农村、进社区、进家庭，使广大群众更多地了解中医药、认识中医药、享受中医药。"

国强部长还特别对全国中医药科普工作者寄予厚望："相信广大中医药科普工作者会创作出更多更好的作品，把内容丰富、博大精深的中医药知识带进千家万户，让我们祖国的中医药学更好地服务大众健康，造福于社会、造福于人民、造福于世界。"

要想搞好中医药科普，最根本的一条，就是热爱这项崇高的事业。"热爱是最好的老师""热爱是最大的动力"。只有对中医药科普充满热爱，才会努力地学习、热情地投入、主动地工作。这份热爱从何而来呢？既要认识到位，具有强烈的责任感；又要感情到位，体验兴趣浓厚的快乐感。概而言之一句话：**认识到位，感情充沛。**

二、传承发扬，提炼精华

中医药植根于中华传统文化，中医药科普要善于从传统文化中去发掘金库、提炼精华。

中华传统文化早就强调重预防、讲卫生。早在三千多年前《周易》就提出"君子以思患而豫防之"，这"豫防"就是"预防"这个词最早的出现。而在古代文献中，最早认识到疾病可以预防，讲究养生有利于健康长寿，是公元前7世纪的政治家管仲。他指出："起居时，饮食节，寒暑适，则身利而寿命益；起居不时，饮食不节，寒暑不适，则形体累而寿命损。"管仲在这里说得明白，注重养生之道就能健康长寿，违背养生之道必然早衰短命。

最早出现"卫生"这个词，是2300年前大哲学家庄子所说"愿闻卫生之经而已矣"。后人注释曰："卫生，谓卫护其生命。"这"卫生之经"就是关于防病保健的卫生知识。

由此可见，讲养生、讲卫生、重预防是中华传统文化的大智慧，不仅要讲养生的技术和方法，尤其要讲养生的大道法则，特别称之为"养生之道""卫生之经"。

我国古代的医学家对养生之道的论述极为深刻，而且形象生动。居于经典著作之首的《黄帝内经》开卷几篇大论，都以论述养生保健为主。

《素问·上古天真论》说："上古之人，其知道者，法于阴阳，和于术数。食饮有节，起居有常，不妄作劳。故能形与神俱，度百岁乃去。"

《素问·四气调神大论》说："是故圣人不治已病治未病，不治已乱治未乱，此之谓也。夫病已成而后药之，乱已成而后治之，譬犹渴而穿井，斗而铸锥，不亦晚乎。"

《灵枢·本神》说:"故智者之养生也,必顺四时而适寒暑,和喜怒而安居处,节阴阳而调刚柔,如是则僻邪不至,长生久视。"

翻开中医临床经典《伤寒论》,在序言中首先就针砭时弊,大谈养生保健,篇幅竟占一半以上,而且论述精辟,文采飞扬。且看张仲景原序:"当今居世之士,曾不留神医药,精究方术,上以疗君亲之疾,下以救贫贱之厄,中以保身长全,以养其生,但竞逐荣势,企踵权豪,孜孜汲汲,惟名利是务,崇饰其末,忽弃其本,华其外,而悴其内,皮之不存,毛将安附焉?卒然遭邪风之气,婴非常之疾,患及祸至,而方震栗,降志屈节,钦望巫祝,告穷归天,束手受败,赍百年之寿命,持至贵之重器,委付凡医,恣其所措,咄嗟呜呼!厥身已毙,神明消灭,变为异物,幽潜重泉,徒为啼泣,痛夫!举世昏迷,莫能觉悟,不惜其命,若是轻生,彼何荣势之云哉!而进不能爱人知人,退不能爱身知已,遇灾值祸,身居厄地,蒙蒙昧昧,蠢若游魂。哀乎!趋世之士,驰竞浮华,不固根本,忘躯徇物,危若冰谷,至于是也……"

对于经典著作、历代医著和其他文献中有关养生保健防病治病的论述,要慧眼识珠,善于发掘精辟之语和实用之法,但又切忌生搬硬套,贵在结合当今现实,融合自己的体会见解,加以提炼,妙在古为今用、与时俱进。尤其要在传承中大胆创新,讲求新观点、新语言、新形式,这是中医药科普成败的关键。

传承《黄帝内经》"不治已病治未病"的思想,传承孙思邈"常预安不忘危,预防诸病"的见解,结合当今现实,我提炼出了"三本理念",即:

大千世界——以人为本,

人的一生——以健康为本,

维护健康——以预防为本。

在此基础上，进而针对当今看病难、看病贵的热点，我采用大众喜闻乐见的形式，写了一首顺口溜：

《养生防病智慧歌》

看病难来看病贵，
治未病是大智慧。
养生防病最实惠，
大大节省医药费。
自己身心少受罪，
家庭亲人少拖累，
和和谐谐好社会。

这首歌诀在科普讲座和电视节目中出现，引起听众和观众们的广泛共鸣；用于中医药科普展览，许多人争相抄写，广为流传。

传承《管子》"起居时，饮食节，寒暑时，则身利而寿命益"的思想，传承《黄帝内经》"精神内守，病安从来""食饮有节，起居有常，不妄作劳，故能形与神俱，度百岁乃去"的见解，我经过再三思考，提炼出"中华保健四大基石"：

第一大基石——心胸有量，
第二大基石——动静有度，
第三大基石——饮食有节，
第四大基石——起居有常。

这"中华保健四大基石"，这"养生四有"，既有东方养生保健特色，又简明实用而通俗易懂，琅琅上口，便于传诵。

在此"养生四有"的基础上，我又总结出"养生四贵"：

怡情养生贵恬静，

饮食养生贵平衡，

动静养生贵适度，

起居养生贵节律。

这"养生四有"和"养生四贵"，不仅在科普讲座和电视节目中受到听众和观众的欢迎，而且作为我最重要的中华养生感悟，收入《奇妙中医药》一书中，广为流传，影响深远。国强部长对此也很赞赏，他在为该书而作的序言中写道："养生四有，高度概括，简明扼要，琅琅上口；养生四贵，内涵丰富，生动形象，便于遵守"。

三、重在实用，传授方法

开展中医药科普工作，传授中医药科学知识，要特别注重"实用"。所谓"实"，就是要符合受众的实际情况，适合受众的实际需要；所谓"用"，就是你传授的知识和方法要适合应用，受众学了之后，拿来就能用。换句话说，读者读了你的文章，听众听了你的讲座，观众收看了你的电视节目，不仅从中学到了自己实际需要的中医药知识，而且用得上，可以取得实实在在的效果。

因此，在选择中医药科普题目的时候，心中始终要装着受众，要思考他们想要知道什么，要了解他们特别需要什么。就拿文字作品来说，中医药科普作品不同于文学作品，人们阅读文学作品主要是为了欣赏，而人们阅读中医药科普作品主要是想在实际生活中借鉴和运用。日常生活中的饮食起居、衣食住行、心情好坏、生老病死、养生防病、疾病治疗、病后康复……这些中医药科普的内容非常广泛，无论男女老少，都很实用，几乎都是离不开的话题，这正是中医药科普得天独厚的独特优势。关键在于，如何在这些实用的大题目中，根据不同受众群体的实际需要，选择各个不同的小题目，这就大有学问，要开动脑筋、反复思考、多下工夫。认真选好一个实用的小题目，文章也就成功了一半。

编写中医科普著作，更要特别注意选好切合实用的小题目。在我的第一部中医科普著作《家庭中医顾问》中，包括了几百个小题目：阴阳是不是迷信、从"望而知之"谈起、治病贵在早、凉药热药错不得、孕妇用药要谨慎……在《奇妙中医药》中，也包括了二百多个小题目：治未病大智慧、逍遥散步康寿乐、身动心静太极拳、怡情养生防百病、防癌治癌畅情怀、笑口常开春常在、怡情放怀老不衰……

《健康人生 快乐百年》《趣谈养生保健》之所以受到读者的欢迎，其中一个重要的原因，就是书中的几百个小题目都与读者的日常生活、防病治病密切相关，不仅讲解了知识，而且传授了方法，学了能用，特别实用。

四、深入浅出，通俗易懂

中医药科普创作有两个大忌：一忌教材翻版，二忌论文搬家。

学术论文的阅读对象是专业人士，教材的阅读对象主要是专业院校的师生，都是属于行业内的人士；而科普读物的阅读对象主要是外行人。科普写作是专门和外行人打交道的，中医药科普是向一些不懂行的老百姓传播中医药知识，一定要隔行看得懂，读后增知识。所以，从事中医药科普，一定要从专家的书斋里走出来，从大学的讲堂上走下来，走进千家万户，向男女老少普及中医药知识，使大家都能读得懂、学得会、用得上。因此，中医药科普创作务必要做到深入浅出、通俗易懂。所谓"深入"，就是要对科学内涵有深刻的理解，保证科普的灵魂——具有科学性；

所谓"浅出"，就是把科学的内涵浅显地表达出来，保证受众明白——具有通俗性。

怎样才能深入呢？业务要精通，知识要广博。科普作者应当有坚实的专业基础和丰富的临床经验，还要有广泛的多学科知识。从事中医药科普的基础是"懂行"，有扎实的专业功底，对自己的专业了如指掌，写起来、讲起来才能恰如其分，挥洒自如。这就是人们常说的："你要给人一杯水，自己要有一桶水""教给人家一二三，自己应知四五六"。我要特别强调，从事中医药科普，一定要严肃认真、准确无误，切不可粗心大意。如果搞错了方法，开错了药，把 3g 误写成 30g，外用药误写成内服药，都会损害健康，甚至危及生命，后果不堪设想。因此，中医药科普工作者务必以认真负责的态度，准确无误地传播科学知识，绝不能把有错的东西传送给读者、听众和观众。

怎样才能浅出呢？把深奥的中医药知识浅显地表达出来，就必须做到通俗，这样才能使外行人明白。对科普作者来说，通俗明白是硬功夫。所谓"通俗"，在内容上要适应读者的需求和理解能力，准备让谁看，就要让谁看得懂，切忌用过多的专业语言来说教，要多用群众日常生活中的普通知识和比喻，浅显地说明道理；在结构上，说理要清楚，主次要分明，符合读者的思维规律，切忌故弄玄虚；在语言文字上，要简明扼要、生动活泼，要善于用群众生活中的具体事物来说明抽象的道理，通过群众身边实实在在的例子，使读者感同身受，最容易理解，也最感兴趣。能够使读者看得懂、学得会、用得上，在很大程度上取决于作品的通俗性。不够通俗，是一些从事学术研究而业余时间进行科普写作的作者的通病。他们写惯了行话，学术名词一大堆，却往往忽略了通俗性。写文章、开讲座是传播科技知识的，使用专业名词术语在所难免，问题是怎样用得恰当，人们熟悉的术语不需再解释，而人们不熟的术语可用生活中浅显的语言作必要的说明注解。

中医药科普创作要深入浅出、通俗易懂的道理，清代名医陈修园在《医学实在易》中就写得明白："此书采集《神农本草》《黄帝内经》……择其纯粹者，约千百言于尺幅之中，而又以时俗浅通之语出之，人人可以共晓，即素未习医，偶然得病，尽可按证用药，丝毫不错，妙在浅而易知也"。

五、讲究文采，启发兴趣

科普作品，既姓科又姓文，是科学和文学的混血儿。科普老前辈高士其说得好："科普文章是一种特殊形式，也是文学作品中的一个新品种，它是科学和文学结婚的产儿。这个小儿短小精悍、丰富多彩、生动活泼，读了使人有轻松愉快的感觉，很容易引起读者的兴趣。读了之后，不仅能获得许多知识，而且也得到了启发和鼓舞，这就是科普作品的特色。"

古语说："言之无文，行而不远。"说明写文章要有文采，语言要美而诱人，否则人们不爱看，传播就不会广泛。怎样把读者带进科学殿堂，怎样引导读者对中医药知识的渴求，这都和语言艺术的魅力有关。语言是表达的工具，生动形象的语言和枯燥乏味的语言，其效果是截然不同的：前者使人精神振奋，兴致盎然，非要读下去不可；后者使人如同嚼蜡，催人欲睡，弃之不读。

写中医药科普作品，不仅要深入浅出、通俗易懂，而且要特别讲究文采，文笔要优美，语言要生动，叙述要形象，调子要轻松，这样的文章才能取得引人入胜的效果。

写科普文章，要善于应用比喻，主要有两个作用：一是化深奥为浅显，通俗易懂；二是化枯燥为有趣，生动活泼。在适当火候插上一两句比喻，顿时好像在一碗鸡汤里加入适量的盐——提味了，这就是比喻的魅力。

爱因斯坦在介绍他的相对论时，用了一个巧妙的比喻，不仅浅显地说明道理，而且十分形象有趣。他写道："如果你在一个漂亮的姑娘身边坐一个小时，只觉得坐了片刻；反之，你如果坐在一个热火炉上，片刻就像一小时。——这就是相对的意义。"

我国著名科普作家高士其更是善于应用形象生动的例子，来比拟抽象的科学概念。他在回答一个孩子关于人发烧时白细胞升高是怎么一回事的提问时，告诉孩子：白细胞就像国家的军队和警察。在一般健康的情况下，白细胞只保持一定的数量；如果有敌人来侵犯或内部发生动乱，许多士兵就出来抵抗，警察就出来镇压，所以白细胞就升高了。经过这样生动形象的解释，孩子听得津津有味又明白清楚。

中医看病，每一个人都要看舌头，有的病人问我这是为什么？我说："舌头是人体的一面镜子。"病人一听这个比喻，一下子就明白了看舌头可以反映人体内部病变的道理。

增强趣味性可以采取多种方法，比如联系寓言典故、成语谚语来解说医学道理，就很有启发性。

许多卫生谚语是我国劳动人民长期与疾病作斗争的经验总结，如"冬吃萝卜夏吃姜，不劳医生开药方""要想不生病，里外都干净""春天勤打扫，夏天生病少""不吸烟，不喝酒，病魔只有绕道走""食多伤身，气大伤心""树怕剥皮，人怕伤心""笑一笑，十年少；愁一愁，白了头"等。卫生谚语简单明了，是群众喜爱的一种文艺形式，应当注意搜集和运用，用得好，可使您的作品增添奇异的光彩。

六、图文并茂，形象生动

从事中医药科普工作，无论出书籍、印册子、做展版、开讲座，如能做到图文并茂、形象生动，就能收到加深印象、引起兴趣、便于接受的最佳效果。

我们所说的"图"，一是指图画，包括国画、西洋画、漫画、人物画、情景画等等；二是指照片，包括实物照、人物照、情景照等等。

无论选用图画或照片，最关键的是一定要让图片紧密配合文字，相辅相成，相映成趣。所以，我们特别强调要展现文意，选好图片。

在中医药科普读物中选好配图，读者读起来更加轻松；在中医药科普讲座中，充分利用配图和照片，效果更好。为了配合科普讲座中"怡情养生防百病，从小培养乐情怀"的文字，我选用了一张花季少女在海滩边嬉戏的照片。为了配合"笑口常开春常在，怡情放怀老不衰"的文字，我又选用一张鹤发童颜、满脸笑意的老年妇女照片。听讲的人看到这两张照片，就留下了深刻的印象。

在科普讲座中，我先用多媒体映出一张场面热闹的照片，然后又打出"敲锣打鼓，唱歌跳舞，怡情养生，妙在快乐"的文字说明，也取得了很好的效果。

在题为《中医养生十乐》的科普讲座中，我采用多媒体映出漫画图片，配以文字说明，听众一边听讲，一边看图咏文，效果非常好。在讲"奉献乐"的时候，先出一个老人正在栽树的图画，然后展现文字"一人种树，众人遮阴。苦中有乐，苦后更乐。

成就事业，奉献社会，是人生最大的欢乐"；讲到"琴瑟乐"，又展现一幅弹钢琴的图画，再配上"吹拉弹唱都是乐，人生的欢乐离不开音乐"这样的文字；讲到"花中乐"，为了配合"赏花乐，养花乐，赏花养花乐呵呵"的文字，映出一幅笑脸浇花的画面，也就特别生动形象。

七、典型展示，真人真事

写文章、开讲座，多联系当时当地的真实事例，最能说服读者、打动听众。

有人粗略统计，如果讲演 30 分钟，最少应有二三十个活灵活现的比喻或典型事例，否则就不容易抓住听众。

医学本身的学术性很强，特别是中医古语深奥，要想把道理讲清楚，就要善于运用现实生活中的事例。

《中国中医药报》的养生保健专栏专门开设了"名老中医谈养生"和"中外名人谈养生"，受到读者欢迎。我在《健康人生快乐百年》一书中专门写了一章"寿星访谈"，都是真人真事，寿星现身说法，使人信服，供人借鉴，读者反映收获很大。

健康科普专家洪昭光的演讲很受听众欢迎，其中一个重要原因，就是他在演讲中加入了许多真实的故事和亲自经手的病例，这就增强了讲座的说服力和感染力。

讲养生，讲健康长寿，如果选取健康寿星的典型实例，现身说法，往往很受欢迎。

我在讲座中，特别列举了年近九旬的夏睿明医生的康寿经验，听众就很感兴趣，争相抄录夏老的《健康长寿四字歌》：

> 粗茶淡饭，体育锻炼。
>
> 生活规律，行为不乱。

恬淡虚无，顺其自然。

知足常乐，享受天年。

此外，在讲座中，我还会联系自己的养生体验。我年轻时身患四种疾病，很多亲友都担心我中年夭折，但而今我已年近八旬，其中一个重要的原因，就是心胸宽广，宽容有度，这又和我的两个名字马有度、马宽民联系起来，听众此时不禁发出开心的笑声。我特别讲到，我十分感谢我的父母给我取了两个富有养生哲理的名字，大名叫马有度，小名叫马宽民，意在鼓励我，度量要大，心胸要宽，心胸宽广，贵在有度。几十年下来，我深深感悟到，做人一定要"三宽"：

顺其自然天地宽，

退后一步自然宽，

知足常乐心常宽。

我特别欣赏佛家的禅语：

大肚能容，容天下难容之事；

开口便笑，笑天下可笑之人。

八、区别对象，形式多样

从事中医药科普创作，要研究和熟悉读者对象。科普都有特定的读者群：少年、青年、中年、老年、妇女、城市工人、乡村农民、学校师生、机关公务员，他们的需求各不相同。他们要求什么？想要知道什么？迫切需要什么？只有熟悉这些，你写出的作品、开展的讲座才有针对性，才能打动他们的心，取得良好的效果。

我在《奇妙中医药》一书中专门设了一大板块"保健阶梯"，针对不同年龄段养生保健的实际需要，分别讨论了胎儿保健、幼童保健、青年保健、中年保健、老年保健，很受读者欢迎。《中国中医药报》的养生保健专栏还连续选登了多篇文章，并配上图片，也获好评。例如，为了说清胎儿保健在孕母的道理，我就写了八篇文章：《胎儿的心身特点》《孕妇要调和性情》《孕妇要陶冶情操》《孕妇要娱乐心神》《孕妇饮食有讲究》《孕妇莫沾烟和酒》《孕妇的生活起居》《孕妇用药需谨慎》。

为了强调老年保健有特点，我写了一篇《老年人要慎修养善保养》，作为"范文欣赏"，被选入《医学科普创编学》。在《奇妙中医药》一书中，我专门写了一节"老年保健"，包括十篇文章：《老年保健慎修养》《老年保健善保养》《老年保健贵早防》《老年衣着有讲究》《老年饮食素与荤》《老而忘老是诀窍》《怡情自乐养生道》《欢乐莫大于学习》《家务之中有乐趣》《养老妙法是养花》。

为了便于老年人养生保健学习借鉴，我在文章中特别注意列举一些现实生活中的实例。例如在《老年饮食素与荤》中，我就举了我国的老寿星张克济的实例。这位老寿星93岁高龄，仍能生活自理，看书习字。他在总结自己的长寿经验时写道："一般人常以肥甘厚味奉养老人，认为营养价值越高越好，甚至说六十非肉不饱；不知过食滋腻荤腥，造成营养过剩，大腹便便，反倒成为导致心脏病、动脉硬化等许多老年病的根源。与此相反，有的人主张素食，一概排斥肉食，又走向另一个极端，也未必妥当。我在饮食方面，从不单纯追求品味，偏食偏嗜，以蔬菜等清淡饮食为主，爱吃白薯、玉米等杂粮，间或也吃鱼、肉、禽，随其所宜，兼收并蓄。"他对老年人合理饮食的见解很能给人启发。

为了让老年听众印象深刻，我在科普讲座中采用歌诀的手法，效果非常好。我倡导"快乐麻将"，特向老年朋友推荐《快乐麻将歌》：

闲暇时间要消磨，

麻将桌上寻欢乐。

桌上切忌搞赌博，

大输大赢难共乐。

小小刺激打五角，

你赢我赢都快活。

筒条万子巧配合，

花样翻新笑呵呵。

亲友邻居聚一桌，

畅谈趣闻好快乐。

我还特别强调，"快乐麻将"要记住四点：时间不长，打出花样，享受过程，不计输赢。千万不要：

老头老太婆，

喜欢农家乐，

上午去爬山，

下午打五角，

赢了不开腔，

输了唠叨说。

中医药科普，既要注意"区别对象"，还要做到"形式多样"。中医药科普作品的表现形式要活泼多样，不拘一格。运用诗词歌赋来普及中医药知识，进行中医入门启蒙教育，并作为传播养生之道的方法，由来已久，诸如金元李东垣《药性赋》、明代李时珍《濒湖脉学》、龚廷贤《药性歌诀四百味》、清代陈修园《医学三字经》等。

还有大量的养生歌诀散见于各家医籍和养生著作中。有一首《摄养诗》就写得生动形象：

> 惜气存精更养神，少思寡欲勿劳心。
>
> 食惟半饱无兼味，酒过三分莫过频。
>
> 每把戏言多取笑，常含乐意莫生气。
>
> 炎凉变诈都莫问，任我逍遥过百春。

当然，中医药科普最常见的表现形式，还是中医药科普小品文。我总结的"养生十乐"就是十篇小品文：《弹琴吹拉享欢乐》《下棋玩牌大家乐》《挥笔写字书法乐》《花鸟山水绘画乐》《品茶清谈交友乐》《怡情放怀钓鱼乐》《田园耕作动中乐》《漫游书海静中乐》《四季旅游休闲乐》《赏花养花花中乐》。

人民大众不仅需要通俗易懂、切合实用的科普文章，尤其喜欢各种形式而生动有趣、引人入胜的科普作品。我在《奇妙中医药》的创作中，全部采用书信体裁、漫谈笔法，受到读者的欢迎和专家的好评。国强部长在序言中特别写道："本书采取书信的形式、随笔的写法，与读者娓娓谈心，说医理、举实例、讲故事，生动活泼，启发兴趣，引人入胜，具有很强的可读性。"

我在重庆电视台录制的几十期养生节目，都是主持人和嘉宾访谈的形式，互动交流，生动活泼，很受观众欢迎。借鉴这种成功的尝试，在创作《名老中医马有度趣谈养生保健》时，我又借鉴电视访谈的手法，更加生动、形象，更受读者欢迎。

九、衷中参西，西为中用

中医药科普一定要姓"中"。无论是写文章、开讲座、出书籍、搞展版、制作电视节目，都要突出中医药特色，发挥中医药优势。有些中医药养生保健的理念和方法，有些中医治病的知识和技巧，可以不涉及西方保健理念和西医西药，就能讲清道理，切合实用。这样的科普作品，具有浓郁的中医药特色，当然是好作品。试举一例——《中医阴阳不是迷信》：

在我们的日常生活中，阴阳二字是经常使用的。拿地面来说，有的地方阴湿，有的地方向阳；拿天气来说，有细雨绵绵的阴雨天，有晴空万里的艳阳天；拿日历来说，农历称为阴历，公历称为阳历。在现代科学中，阴阳二字也是经常使用的。在物理学中的电极有阴极、阳极之分；在化学中的离子有阴离子、阳离子之别。在医学中，检查身体要区分阴性体征、阳性体征，出化验报告则有阴性结果、阳性结果……

从疾病的诊断治疗来说，中医诊断任何疾病，都要区分阴阳，或者属于阴性病证，或者属于阳性病证；中医治疗任何疾病，都在于调整阴阳，恢复相对平衡。例如，人体的"阴"不足，人体的"阳"就会相对亢盛，因而形成阴虚阳亢的病理状态，出现头昏胀痛、面红眼赤、烦躁失眠、口干舌燥等症状，可见于某些高血压病人。治疗的方法，就是扭转阴阳失衡的状态，使阴阳重新归于平衡。

中医药科普作品的对象毕竟是现代社会的人，他们或多或少都知道一些现代西方保健和防病治病的知识，如果我们在介绍中医药养生保健防病治病的知识时，能够中西互参、优势互补，往往能够收到更好的效果。试举一例——《中华保健四大基石——妙说"养生四有"》：

中华保健四大基石：

　　第一个基石，就是**心胸有量**；

　　第二个基石，就是**动静有度**；

第三个基石，就是**饮食有节**；

第四个基石，就是**起居有常**。

心胸有量、动静有度、饮食有节、起居有常，押韵、好记、琅琅上口，有咱们东方养生保健的特色。西方也有类似这四句话的说法——**合理膳食、适量运动、戒烟限酒、心理平衡**，这就是西方的健康四大基石。同样都是四句话，一个是我们东方的说法，一个是西方的说法，它们各有什么特色呢？我们把这两个"四大基石"对比一下。

先来看看共同之处：

我们东方讲**心胸有量**，西方讲**心理平衡**；

我们东方讲**饮食有节**，西方讲**合理膳食**。

再看看不一样的地方：

我们讲**动静有度**，他们只讲**适量运动**；

我们讲**起居有常**，他们就没讲**生活规律**；

他们讲**戒烟限酒**，很有针对性。

西方的"健康四大基石"，把"心理平衡"排在第四。我们东方的"中华保健四大基石"特别把"心胸有量"排在第一，这是因为在养生保健的诀窍中，心胸有量、精神调养最为重要。早在两千年前，我国第一部医学经典《黄帝内经》就说得明白："精神内守，病安从来？"这是说只要我们注意精神调养，做到心胸有量、情绪欢畅，许多疾病都可以预防。我的感悟是：心胸有量心宽广，心理平衡保健康！现在，许多保健专家都有这么一个共同的看法，谁做到了心胸有量、心理平衡，谁就掌握了养生保健的金钥匙。

我必须强调一点，有些文章名为中医药科普作品，实际上只是用几句中医药术语作为点缀，绝大部分内容都是讲西方保健治病的知识，这种不姓"中"的异化作品是不可取的。所以，我的看法是八句话：

中为根基中为主，

西为参考西为辅。

十指占九当然好，

七成中医不能少。

只中不西当然好，

化中为西最糟糕。

衷中参西是高招，

西为中用妙妙妙。

十、短小精悍，修改完善

长文章，报刊难采用，读者不喜欢；短文章，报刊常采用，读者也爱看。关键在于文章要写得短小精悍。

短——几百字，千把字，千字文。

小——豆腐块，豆腐干。

精——文贵精，轻骑兵。

豆腐块，千字文，文章虽短小，作用可不小，一篇好的千字文，就像精锐的轻骑兵，战果好，受欢迎。

我的中医科普处女作《家庭中医顾问》之所以受到读者欢迎，多次重印，发行三十几万册，就得益于简明、实用、有趣的千字文。正如中医科普作家贝润甫医师在书评中所说："在人们的日常生活中，中医中药的问题比比皆是。'阴阳是迷信吗？''摸脉能知百病吗？'等等。对这些问题，人们往往似是而非，遇到家人发病，心中直发憷。《家庭中医顾问》一书，就是为了解决人们的这些问题而编著的一本科学性、知识性、趣味性并重的中医药科普著作。这本书能抓住中心问题，联系日常生活，举几个通俗易懂的例子，继而引申到中医学来说明生理病理，指导诊断治疗。该书各篇短小精悍，一般只用六七百字讲述一个问题。读者茶余饭后，信手翻阅，既可以了解中医学的一般知识，急用时检索方便，又可在短时间内发挥'顾问'作用。"

怎样才能写好千字文呢?

千字文，贵在精，精心选题、精心标题、精心写作、精心修改。

精心选题

选题要精心，就像沙里去淘金，要在一大堆材料中去筛选闪光的热点和亮点，作为文章的中心。

祖国医学历经数千年，领域广博，内容丰富，为科普工作者提供了广阔的写作天地，同时也给写作选题带来一定困难。在祖国医学科普创作中，作者首先要考虑"怎样选定题目"。

选题的目的性要明确，文章要写什么，作者要有一个既定目标，有充足的写作资料，有完整的写作构思，进行充分的分析，最后拟定写作题目。选题不宜太大，题目太大，目的难明，内容繁杂，对具体问题说不清、讲不透，费力不少，效果不好。

精心标题

写好一篇文章，标题至关重要。文章的标题，如同"画龙点睛"，善写文章的人，从不吝惜在标题上花费心血。常言道："买书看书名，阅报看标题。"精彩的标题，可以迅速抓住读者，引起强烈的兴趣，使人产生一读为快之感。

《花儿为什么这样红》原本是电影《冰山上的来客》的主题歌，科普作家贾祖璋借用过来作为文章的标题，新颖又鲜明，一下子就吸引了读者的眼球，急着一口气读下去以了解红色花儿进化演变的奥妙。

我在三十多年的中医药科普创作中深深感悟到，一定要精心推敲文章的标题。例如：

《灵魂的妙药——睡眠》

《补药之王——人参》

《为啥甘愿买苦吃——漫话苦瓜》。

我拟定的这些标题，形象、鲜明、生动，吸引读者的眼球，受到许多读者的欢迎。

精心写作

写文章，一定要先打腹稿，拟定提纲。

在执笔写作之前，先有一个大框框，把骨架支撑起来，重点写什么、先写什么、后写什么，心中有数再动笔，写起来就顺畅得多。

古代文论中有"凤头、猪肚、豹尾"之说，值得我们借鉴。意思是说文章开头要小巧、俊美，像凤头一样；中心段落要充实、丰满，像猪肚一样；最后结尾要响亮、有力，像豹尾一样。

文章要写得层次分明，简明扼要，旗帜鲜明地突出主题，明明白白地讲述道理。

精心修改

初稿完成后，最关键的一步就是修改。先读给亲友听，送给专家审，自己更要反复看，修改增删。鲁迅说："写完后至少看两遍，竭力将可有可无的字、句、段删去，毫不可惜。"世界著名文豪托尔斯泰非常强调文章的反复修改，他说："必须永远抛弃那种认为写作可以不必修改的想法。改三遍、四遍还不够"。

我想特别强调一句话：文章是写出来的，好文章是改出来的。

怎样才能在中医药科普工作中取得成功？爱因斯坦的成功公式很值得我们借鉴：

成功 = 辛勤的劳动 + 正确的方法 + 少说空话

总而言之，我对中医药科普创作的感悟，就是三句话：

辛勤耕耘，收获丰硕。

方法正确，最佳效果。

贵在四多，多学、多写、多讲、多干。

我坚信，人民大众呼唤中医科普，我们中医人一定会热爱中医科普。通过全国中医药界的共同努力，中医药文化科普园地一定会生机勃勃，鲜花盛开！

入海采珠　献珠于民

作者简介

　　沈自尹，男，汉族，1928 年出生，祖籍浙江镇海城关。1952 年毕业于上海第一医学院（今复旦大学上海医学院），上海医科大学附属华山医院教授、博士生导师、中国科学院院士。曾任上海医科大学中西医结合研究所所长、脏象研究室主任、中医教研室主任、华山医院中医科主任，国务院学位委员会医学评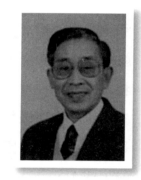议委员，卫生部中药评审委员会主任委员，上海市中西医结合学会会长，上海中医学会副会长等职。现为复旦大学华山医院终身教授、中西医结合研究所名誉所长、中西医结合博士后流动站站长及学位委员会委员，上海市中西医结合学会名誉会长，卫生部药品评审委员会委员，中国中西医结合学会副会长，《中国中西医结合杂志》副总编。1995 年被评为上海市名中医，1997 年 10 月当选为中国科学院院士。在中西医结合领域作出了卓越贡献，治学严谨，曾多次被评为院、校、市级先进医务工作者及先进教育工作者。十分重视对群众的科普教育，自 20 世纪 70 年代起就在报纸、杂志上发表科普文章，至今仍笔耕不辍。并指导学生写作，对学生作品认真审阅、修改，大到文章的思路，小到标点符号，都严格要求，一丝不苟，力求用最朴实的语言把最前沿的科研成果传递给普通大众。

🦋 我的中西医结合科普之路 🦋

对我来说科普有两层含义：第一是科学，科普的根本核心是准确的科学内容；第二才是普及，就是用通俗易懂的文字和举例将确实的科学内容传播给大众。在做科普之前，我首先是一名严谨的科研工作者和临床实践者。我常比喻说，科学就是大海，而那些能够经得起考验、对大众健康有益、能够推广的认识和方法就是一颗颗藏于大海深处的珍珠。科研与科普工作者就是要协力将这一颗颗璀璨的珍珠从大海深处捞出，用之于民。回顾我半个多世纪的中西医结合事业，我的科研工作、临床实践与科普推广是融为一体的。因此，我将自己比喻为一名入海采珠、献珠于民的采珠人。

1955年，在我毕业分配在华山医院从事西医工作3年后，院党总支书记根据党的中医政策，决定安排我去学中医。他对我说："目前西医普遍存在歧视中医的不良倾向，没有深入研究过中医，却要否定中医，这是不科学的态度。派你去学中医，就是要发扬中医的精华，这是一项光荣的任务。"这一席话决定了我一生的事业和道路。我学中医是传统的拜师学艺，姜春华老中医成为我的师傅，师傅尽心教，徒弟尽心学。在临床实践中，我亲眼目睹也亲身实践了中医治病救人的确凿疗效。当时姜老采用巴豆为主制成的巴漆丸治疗肝硬化病人的腹水，成绩卓著。我做了96例这种病人的治疗总结。后来《解放日报》从病人来信中得知这一消息，便找到钱院长希望做一报道。钱院长在听取我的汇报后，亲自到病房考证治疗效果，并收病人用西医疗法进行对照，证明中医巴漆丸泄水确有独特之处。于是我与钱院长撰写的中医治疗肝硬化腹水有效的文章刊登在《解放日报》上。这可以说是我在临床实践的基础上进行中医科普的第一站吧！

1959 年秋，我在参加上海第一医学院组织的中医研究课题中，注意到西医里截然不同的 6 种疾病在某个阶段都有相同的肾虚症状，都可以用补肾调整阴阳的方法获得疗效，这就是"异病同治"。"异病"既然可以"同治"，说明这些不同疾病之间一定有共同的物质基础。沿着这样富有哲理的研究思路，我以《同病异治，异病同治》为题应《科学通报》的约稿写了一篇论文，发表在该刊 1961 年第 10 期上。《科学通报》虽然是一个自然科学综合性的学术刊物，但其文章可读性强、读者群广、影响力大，可以说是我进行中医科普的第二站吧！

1961 年我参加了上海第一医学院藏象专题研究课题的策划与研究，走向了中西医结合研究之路。1969 年，在参加四川山区的祖国医药探索队的实践中，针对山区流行百日咳却又严重缺医少药的情况，我按照中、西医理论各自所长，结合开方，着力在药物的配伍中体现西医抗菌与中医扶正、镇咳及祛痰的配合，取得了 90% 显效。由此我悟出：中西医结合并不是在数量上的相加和形式上的合作，无论中西医怎样结合，都必须升华到理论的高度有机融合。回沪后，我就尝试对急性胰腺炎和上消化道出血按照"六腑以通为用"的中医理论，施以大黄为主的方药治疗；对肺炎则按照西医理论"抗生素合理配伍"的思路，将五种中草药合用治疗。由于这些中西医结合的设计合理，临床上都取得了显著的效果。根据大量的临床实例和实验数据，我在姜老早就提倡的"辨病与辨证相结合"基础上，概括出五种中西医结合方式，总结成文——《中西医结合的初步途径是辨病与辨证相结合》，发表在 1973 年的《新医药学杂志》上，并受邀在全军中西医结合大会上作了专题报告。后来该文被国内中医和中西医结合界广泛采用于论文与教科书中，该文的核心就是中西医在诊治病症中应"各取所长，优势互补"。经过不断总结与实践，我在《大众医学》2001 年第 6 期上发表了《"中""西"联手　更胜一筹》，推动了中西医结合的科普宣传。

80 年代后期，在对肾阳虚证的研究过程中，我和我的研究团队发现老年人与肾阳虚病人具有相似的神经内分泌功能紊乱低下表现，结合《黄帝内经》中以肾气之变化来描述人体不同年龄阶段的特征，我们提出"衰老是生理性肾虚"的理论，将研究重心转移到"肾虚衰老"上来。我本人也步入花甲之年，在养生保健方面也非常注意，于是我将科研成果与平时所得体会撰写成文——《养生保健要量体裁衣》《站在养生之道的岔路口——全民保健中的冷思考》，分别发表在《康复杂志》1998 年第 12 期和《大众医学》1999 年第 2 期上。

如今我已耄耋之年，虽感科学普及之重要，但惜民众教育之匮乏。令人欣慰的是，我们的政府已经注意到了这一点，大力推行科普宣传教育。我唯有笔耕不辍，力求在我有生之年能将我们从深海处捞出的珍珠——经得起考验、对大众健康有益、能够推广的认识和方法，向民众推广。

❧ 我的中西医结合科普感悟 ❧

术有所专的专家及科学家向行业外人士就学术内容做普及性介绍，是一项重要的工作，推动了学术知识中较为可靠、成熟的部分能为大众所掌握，并可能开始应用于人们的生活之中。——这是学术贡献社会的重要途径。科普还有很多其他的魅力，比如可能很多人，尤其是青年人，是看了《时间简史》之后开始热爱天文学，看了《什么是数学》之后开始热爱数学，甚至走上职业天文学家或数学家的道路。可见科普工作的这种感召力、影响力是非常巨大的。中医学是中华民族的智慧结晶之一，为促进民族的健康繁荣发挥了重要作用。今天，我们又有了另一套医学体系——中西医结合，中医和西医并存是我国医学的一大特点。在这样的历史道路上，如何把中医学最精华的部分、中西医结合医学最前沿的部分介绍给老百姓，做到既符合中医又符合西医，两者不打架、融会贯通，给广大百姓以中肯可靠的建议，显得很必要。由此可见，当下的中西医结合科普工作机遇多，挑战也大。从我做中西医结合科普的实践过程中，有一些如下的感悟：

一、科学内容是科普的核心

科普作品和科技专著是两种最常见的科技文献，但两者的读者对象有差别，前者主要面向科技行业之外的普通群众，后者则主要是面对同行。因此科普作品常采用人民群众喜闻乐见、浅显易懂、易于传播的普及形式，这就是所谓的科普；而科技专著更多采用专业术语。在科学内容上，科普作品和科技专著也有区别：科普作品涉及的科学内容可能较为成熟、可靠；科技专著则着重介绍科技的前沿进展，它是不是真正可靠的东西仍有待时间的考验。两者之间，虽然有上述的种种差别，但有一点是共同的——都是对科学内容的介绍。因此内容的科学性、可靠性始终是科普作品的灵魂，这是我从事科普创作时遵循的一个主要原则；至于采用什么方式介绍、传达则属于技巧性的东西。中医学本身有丰富的内容，有着独特的医学理论、自身的传统、丰厚的人文内涵、多种多样的典故和传说，说它博大精深，实不为过。如果我们对这些内容进行介绍，当然非常受老百姓的欢迎；但认真推敲，它属于中医知识的普及，还不是严格的中医科普。科学这个名词就是舶来品，它常见的形式是通过比较严格的观察得出关于事物规律的结论。科学当然不是人们获得对世界之认识的唯一途径，但我们做中医科普，我个人的观点就是要把传统中医和科学结合起来，对传统中医的知识采用现代科学进行发扬，将既符合中医又符合现代科学认识的东西找出来，将这些内容非常可靠的部分，向老百姓进行介绍。我有几篇科普作品，就碰到这些问题。

对于饮食营养的摄入，现代人都非常关注，其中就产生了一个非常烦恼的问题——到底是吃五谷杂粮好，还是吃山珍海味、高级补品好？现代人也都知道常吃山珍海味，大腹便便，营养过剩，会有肥胖症、糖尿病和心脑血管病之虞。目前这些病的发病年龄都有年轻化的趋势，都是摄入过多营养的结果。那是不是全吃素就好了？《黄帝内经》里讲"五谷为养，五果为助，五畜为益，五菜为充"，其实就明确指出了什么才是健康的饮食——偏食荤或偏食素都不利于健康，最好荤素搭配，粗细混吃。应该说，纯粹吃素或吃荤寿臻耄耋者也不乏其人，但总体来看，长寿者为我们提供更多的是不挑食、荤素杂食这条养生之道。传统中医不仅提出了上述原则性的指导，并且对每种主粮、蔬菜、水果、禽畜肉的性味功能都有详细的记载，这些都是宝贵的东西。但我们也应该看到，现代科学、现代营养学对人体营养成分的组成、比例、代谢等方面都有了大量的定量的研究，一个人每天应该摄入各种营养多少量，合计多少热量，这些基本上也可以计算出来。所以，我们更为合适的态度是：因为有了现代科学，我们在应用中医的养生原则时，变得更具体、更具有操作性，两者不仅不矛盾，反而是相辅相成、相得益彰。

现在，介绍养生的咨询很多。在报刊医药栏目里，常会读到一些和目前认识不一致，甚至相互矛盾的养生保健知识介绍，这就使部分医药常识较少的读者不知所从，尤其是一些老年读者看到和自己一套养生办法相抵触的新信息更是茫然。如某报曾刊出一篇题为《最新研究认为吃糖有益》的文章，这是根据英国《泰晤士报》1998年3月2日的报道，其中说道："一个国际专家委员会说，一勺糖不仅能够帮助你咽下药物，其本身就对你非常有益。糖不会导致癌症、心脏病、糖尿病或肥胖症。糖能够迅速补充体力并防止人们摄入过量的其他食物，因此无论是水果中的天然糖还是碗里盛的精制糖，都是有益的"。这一结论将令那些深信糖是纯净、洁白而致命的人感到震惊——《纯净、洁白而致命的》是已故伦敦大学营养学家约翰·尤德金教授于20世纪70年代出版的一本很有影响的书。其中宣称吃糖是患心脏病、糖尿病、肥胖症和乳腺癌的原因。对于吃糖的问题，中医学也有很多非常精辟的论述。中医认为甘味的食品或药品能补虚、缓急、调和，甘味入脾胃经，资助化源。但同时中医也指出，过食肥甘，容易产生痰湿等内生病邪，日久还容易化热，产生消渴之类的疾病。这些都是非常正确的观点。现代科学认为葡萄糖是人体重要的能量来源，是必不可少的东西；也认识到过食甜食带来的危害；一个人一天进食多少葡萄糖也可以计算出来；过剩的葡萄糖通过什么途径引起机体的损伤，也逐渐得到了很详细的研究。饮食中除了动物脂肪过多可引起脂质代谢失常，甜食中的蔗糖、果糖过剩在体内可以转化成为脂肪，也是引起高脂血症的原因。因此对于中老年人来说，尤其血脂常常波动而偏高或过高者都应尽量少用食糖（蔗糖）和糖果甜点（果糖），这就不能提倡"吃糖有益"论了。也就是说，吃糖要掌握一个适量的原则。中医讲"亢则害，承乃制"，做什么事情都不能过度，这也是中医养生和营养摄取的一个基本原则；若失之偏颇，就会对健康带来损害。还有就是，吃糖要因人、因时而异，对于能量摄取不足和消耗较大者，以及在寒冷的冬天为了增加热量而御寒的正常人，多吃几块糖也无妨。但一般而言，还是以"多醋少盐少吃糖"为好。就吃糖而论，现代科学的研究进展正是对中医传统观点的补充，如果能将两者结合起来，进行科普宣传，才更科学、更贴近实用，产生最佳效果。

那么，当人们在养生保健中，遇到具体疑惑又无从分辨时，又该怎么办呢？这里我谈五点解惑的方法，提供给大家，作为参考。

一是这个养生法对自己来说是否适度？这是养生保健必须遵循的原则。适度就是讲求中和、不偏不倚，即中医讲的阴阳平衡。"适度"的合理锻炼有科学的依据，可采取"定期运动"法，如每星期锻炼3次，每次20～30分钟。另外应遵循"适当运动量"法，以锻炼中或锻炼后的1分钟脉搏数为基准。一般用220减去年龄数为最高脉搏数，剧烈运动也不应超过此限；用最高脉搏数乘60%为理想锻炼脉搏数的下限，体弱者与老年人不适宜剧烈运动，应取下限为宜。

二是这个养生法是否对自己有针对性？没有万众适用、固定永恒的保健方法。中医讲辨证论治，就是因人而异，同病可以异治，异病可以同治。保健也要因人（如体质、年龄、性别、疾病等）而定，有时还要因时、因地而定。

三是这种说法是否经得起重复？由于科学本身要求能够重复，个别的现象不能代表真理，因此成熟的科学论文都是从群体、大量数据中得出的结论，由这样的结论而来的科普文章也相对可靠。

四是两种说法不一样怎么办？有时对同一问题有不同角度的争论，争论双方各有一定道理，也各有不全面的地方。这时可以将两者的意见互为补充，就可能是较全面的结论。

五是新的发现与传统说法截然相反怎么办？首先要明白任何专家的意见都不是定论，随着科学研究的深入，对传统的认识提出挑战是正常的。但如果新的发现与传统认识截然相反，则最好持慎重的态度，不要贸然相信。新的方法如果能够得到不同科研单位的确证和权威性的支持，才能考虑运用到自己的养生保健之中。

还有一个大众特别关注的问题，就是中医的基础理论常使人摸不着头脑，中医的五脏与现代医学的脏器之间究竟是什么关系，常使人产生误解而分辨不清。我曾写过一篇《祖国医学的五脏究竟是什么》的科普文章，对此作了具体的比较分析和解释，使普通人也能搞清楚它的含义，起到了很好的科普效果。这种中西医互释的方法，很受老百姓欢迎，是非常值得提倡和推广的。

二、辩证地看待科普内容是关键

要辩证地看待科普内容，这是有其深刻道理的。科学研究的具体过程往往是设定一个局限条件，观察在这一设定的条件下，某些现象是否重复出现，形成规律，因而科学结论往往是有条件依赖的。在人体这么复杂的系统中，这种组织依赖、时间依赖、状态依赖的现象就更为普遍，这是科学研究的一个基本性质，也是我们为什么必须辩证看待科学研究结论的深层次原因。条件变了，规律也跟着变化了。刻舟求剑的故事在聪明的现代人看来似乎蠢到可爱，不过对于较少受到科学训练的人，却往往会忽视科研的这个性质，实际上是犯了与刻舟求剑类似的错误。在中医养生上，常常碰到类似的问题，我身体不虚，可不可以补？我需不需要活活血？需不需要通通便？需不需要化化痰？这一系列的问题都是抱定一个观念不变引起的。补虚当然对虚弱之人最为合适，虚弱存在是采用补虚治疗的限定条件；体内有瘀血存在是采用活血化瘀方法的限定条件。中国有句古话，叫"有病病受之，无病身受之"，话虽通俗，不像现代哲学分析得细致，但道理是相通的。

中医讲究"整体观念"，大至宇宙，小至人体，都是一个有机的整体，里面都有自然的规律。中医说阴阳和谐运转，五行相生相克，使人体的内环境保持着相对的稳定；如果阴阳失去平衡，说明体内就有所"偏"。作为中药，其性必有所偏，如寒热温凉、升降浮沉、辛甘酸苦咸等，平性的中药很少。用药物的"偏"来纠正人体的"偏"，若人体并没有"偏"，服用有偏性的药不是反而制造新的"偏"吗？人服用大量有偏性的补药，在兴奋一方的同时，也会造成另一方的消耗，也就是中医说的"阳盛则耗阴"，从而形成新的"偏"，甚至发生阴阳的转化。有的人吃红参引起咽痛、鼻血，有的人吃野山参引起头痛、血压升高、失眠，原因是这些人体质倾向于阴虚，而错用了温热性、大补元气的药。由此可见，服补品养生也有很多讲究，进补不当会适得其反。进补的原则应该是"让药凑（迎合）人"，而不是哪种热销吃哪种，大家说好我也试试，让"人去凑药"。

对于西药营养品，也是一样。西方一度宣传服用大量维生素C、维生素E作为抗氧化剂（因为体内过量生成的活性氧带有自由基，对细胞有损伤作用），有助于延长寿命。然而大量科学研究证明，除非身体处于维生素严重缺乏状态，给予大量的维生素反而有害。以往的研究认为服用大量维生素C无益也无害，一旦人体组织中的维生素C已经饱和，就会自动往外排泄。但是现在知道，维生素C既有抗氧化作用，又有氧化作用。最近英国权威的《自然》周刊上称，每天补充500mg维生素C（正常成人需要量为每天60mg），受试者的血液淋巴细胞中发现有8-氧腺嘌呤，这是一种染色体受到氧化作用损伤时的标志物。同样，维生素E是否可以长期应用也是有争议的话题。这里需要指出的是，尽管维生素是人体必需营养素，但一般主张从饮食中摄取，只要按照《中国居民膳食指南》的要求合理摄入，一般是不会造成缺乏的。任何药物在治病之时，都难免致病之虞，西药营养品也同样如此。中医讲"虚则补之"，人体不缺乏就没有必要随意补充。退一万步讲，即或对人体无害，过多补充也是一种浪费。那些微量元素如锌、硒、锗等，也一度被宣传为延年益寿或防癌的佳品，问题是这些微量元素也并非多多益善，只有人体缺乏时，适度应用，才会发挥其应有的保健作用。庄子曾讲，养生要顺乎自然。对于那些没有必要补充的东西，大可不必趋之若鹜，刻意追求。

　　当然，我还有其他的从事中西医结合科普的体会，但我觉得上面所列的两点最为重要，科普也是讲科学，科学性最重要。另外，对于科学研究的结论，也不能胶柱鼓瑟，要知道是有条件的。中医科普是需要大力加强的工作，特别是在新的社会形势下，中医优秀的思想、原则、方法如何在现代人中留下印象，引起共鸣，

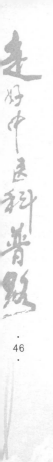

是需要认真思考和着力去做的工作。但我相信，虽然我们时代的词汇变化了，我们不再以阴阳作为我们认识世界的基本范畴，我们的文化在整体上也和古代不同了，但通过科普等传播力量，中医的精髓一定会不断得到发扬。

始终跟着民众走

　　王辉武，男，汉族，1943 年出生，四川资阳人。成都中医药大学毕业，长期从事中医临床工作。现为重庆医科大学中医学教授、主任中医师，全国中医药传承博士后流动站导师，全国第三、四、五批老中医药专家学术经验继承工作导师，重庆市名中医。历任中华中医药学会科普分会主任委员，重庆市中医药学会副会长兼秘书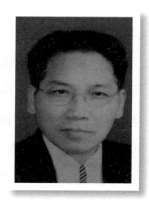长，《实用中医药杂志》《肝博士》杂志副主编，《大众医学》专家顾问团顾问。著有《病家百忌》《大众识病手册》《自助医疗大百科》《伤寒论使用手册》《实用中医禁忌学》《中医百家药论荟萃》《中医临床新用》《老医真言》等 13 种。曾获首届高士其科普基金奖、优秀学术著作和科普著作奖、四川省科技进步奖。

我的中医科普之路

回顾这几十年的中医科普之路，约而言之，是在朦胧中起步，在跋涉中学习，在品味中成长，并在这个过程中享受与收获！

一、朦胧中感受中医科普的魅力

那是上个世纪的 1961 年，正是举国饥荒的时候，中学被停办，我回家当农民。因为自幼酷爱美术，"山中无老虎，猴子充霸王"，公社叫我参加板报的书画宣传活动。当年夏秋，正值收割"打谷子"，天气异常炎热，不少农民发烧生病，干部令我在板报上介绍防病方法。我当时正在抄读陈修园的《医学三字经》，深奥的中医文字大多难懂，但其中有"六一散治一切暑证"几个字我读懂了。药味简单，我将这一方法写在板报上。赶场天，农民们都围观看稀奇。几天后，公社卫生院院长告诉我，医院里的滑石和甘草都卖断货了。大家都说，那汤药管用，喝了屙尿不黄，口不渴，尿也多，还退烧！一个黄毛小子竟然知医，消息不胫而走，这事让我暗暗地虚荣了一阵子。当时，我正在饥饿中挣扎，不知这就是中医科普，但亲眼看见这则小文的作用与威力，我本能地感到，千万别小看这群农民的需求，或许这就是我这个骨瘦如柴者的活命"稻草"。于是，在我心底里埋下了要学中医的种子。很久以后，我才慢慢醒悟，这就是中医科普的魅力与功劳，它不仅普及了民众，还普及了我自己！

二、民众为我指方向

在重庆《人民卫生报》戴莲君、李松龄老师的鼓励下，在创办于重庆的《医药报》（后来迁到北京改名为《中国医药报》）张道康、丁山等编辑的约稿催促中，被他们"赶着鸭子上架"，我真正走上了中医科普之路。对于科普如何写？写什么？我在跋涉中学习，品味科普写作中的酸、甜、苦、麻、辣。苦吗？的确，有时一篇文章，坐一晚上，还没写成，草稿纸堆了一大堆。文稿寄出去，不是石沉大海，就是退稿不用。偶尔发表一篇文章，只有三元钱稿费，想起来也觉得有点"酸酸的"。事后再看见我的文字变成铅字，我的名字也上了报纸，又稍稍有点儿"甜甜的"回味。

记得当时学术界鄙视科普，学术权威们还在会上批评科普作者不务正业，评职称、报成绩当然不承认科普。每当听到这些风言风语，脸上还有些"麻"与"辣"……值得我欣慰的是，有些很得意的专家，许多专业医务人员，他们还不会写科普，即使写了，全篇都是医学术语，民众根本看不懂，也不愿看，按科普文章的要求，还不如我。我也因此常常获得报刊编辑们的鼓励与认可，科普写作的锻炼机会也就越来越多。经过较长时间的学习，也读了些名家的范文，如高士其、茅以升、钱学森等科学家写的科普文章，我逐渐体会到：我们天天看病，患者及其家人总会给你提供许多有价值的问题，诊断桌前询问最多的，也就反映了民众的需求，就是科普作者应该选定的方向，围绕相关问题去写、去做，肯定不会错，必然很受欢迎！

三、在民众的褒扬中成长

我真正懂得什么是中医科普，发现科普的广阔天地，并正式学习写中医科普文章，还是在 1983 年以后，我参加了重庆市中医药学会先于全国成立的中医科普专业委员会，在马有度教授的引荐下，认识了杨友信、王启才、徐湧浩、温长路和宁蔚夏等中医科普作家，并参加了全国与地方的一些中医科普活动。最开始是学写中医科普短文，后来逐步汇集成册，出版科普专著。在此期间，我参加了多种科普咨询、科普讲座活动，还积极参与广播电台、电视台科普宣教节目的录制。虽然自知水平还有待进一步提高，但通过这些科普活动，也获得不少赞扬与鼓励，进而成为科普活动的组织者。对于科普作品的优劣、活动的效果，广大民众非常热情与包容，他们的评判是鞭策我前进的动力，以至于从此一发不可收拾，我成了中医科普的"写手"，可以称之为写科普的"熟练工"，自我感觉良好！

更值得欣慰的是，我在科普活动的交流中获得提高，也在科普协作中取得收获。通过交流，在师友的帮助下科普水平不断提高；在科普活动中还能提炼科研选题，又以科普的形式推广科技成果。记得 20 多年前我对"壮阳固本膏""火锅饮料"以及"清润通""和胃颗粒"的研究与开发，都是以中医科普的形式投石问路，再利用中医科普的平台宣传推广。因为多方面的原因，这些选题未做大做好，没有产生"形而下"的经济效益，但这种因科普激发出来的超前意识，不能不说是我在精神上的最大收获。

孔子说："学而时习之，不亦说乎。"我也在中医科普中收获快乐。当有的患者激动地拉着我说："王老医生，我是看着你的科普文章长大的！"心里那点成就感油然而生。这的确应该感谢中医科普，以这种轻松愉悦的形式，与民众亲近的心态，传达人人都感兴趣的话题，并能在这个过程中产生共鸣。不用说，这是人世间不可多得的享受，也是一种用金钱难买来的幸福！

四、紧跟民众走，永远不掉队

时过境迁，科技发达，今天已是手机、网络的信息时代，中医科普从形式到内容都要跟上步伐，与时俱进。我也顺应新的科普形势，不时在相关电视节目中露面，并做客腾讯大渝网与网友交流互动。我还写中医科普微博，3 年多来粉丝网友已达 40 多万，这是单靠上门诊看病难以达到的普及效果。我也因此获得腾讯大渝网的"医者仁心奖"。在颁奖大会上，主持人让我发表获奖感言，并问道："您写的微博，为啥点击率那么高呢？""这全归功于长期学习科普写作的磨炼，如总是以民众的关注为题，使用的是民众的通俗语言，他们都看得懂、记得住、学得会、用得上，用则有效，还打趣搞笑。"我回答说。

以年岁来说，我虽已渐老，但"老牛明知夕阳晚，不待扬鞭自奋蹄"，我这颗中医科普之心尚未老，仍将坚持不懈，写文著书，发微博……中医科普事业，只有进行时，没有完成时。我坚信：紧跟民众脚步，永远不会掉队！

🌿 我的中医科普感悟 🌿
——为情而作　科普之魂

中医科普作品，包括文章、著作、电影、戏剧、小品、演讲稿等，不论何种形式，首先必须作文，先要完成文章底稿，然后才谈得上创作其他形式的科普作品。如何写出一篇好文章呢？最关键要看有没有"情"？

文章千古事，写作是一件十分慎重的事。刘勰说："心生而言立，言立而文明，自然之道也。"（《文心雕龙·原道》）人为万物之灵，为啥会产生文章呢？因为人是感情丰富的动物，有了感情，就有了语言，语言记录下来，自然就成了文章。他还说："昔诗人什篇，为情而造文；辞人赋颂，为文而造情。"（《文心雕龙·情采》）"情"与"文"是同出一辙的，如果缺情，则没必要作文。作为科普文章，对"情"的要求更高更切。科学论文要求把道理写清楚即可，而科普文章，尤其是中医科普文章，理义深奥，作者如果缺乏真情实感，读者怎么会乐意去读呢？又怎能达到传播中医，让更多人了解中医、接受中医、受惠于中医的效果呢？

这些年来，笔者在写作科普小文的经历中，获得了一点点感悟，那就是"为情而作，科普之魂"。

一、情感是先导

一般来说，任何文章，必须是"有感而发"，这是对写文章最起码的要求。换句话说，写作之前应该对某事物产生了感情，进而迸发激情，按捺不住，非写不可。中医科普的情感来自何处呢？笔者认为，多数来自于临床，来源于患者与大众的渴求！我曾经写过一篇文章，题目就是《患者的需求就是我的选题》。

俄罗斯文豪列夫·托尔斯泰说过："一个人若是没有热情，他便一事无成，而热情的基本点正是责任感。"中医科普所要获得的写作激情源于对患者的责任感。你在临床上了解了患者大量的诉求，体验到其痛苦，并很想帮助他们，因而你迫不及待地想说、想写，情不自禁，抑制不住，往往在这种情况下产生的就是最好的科普作品。

30多年前，我在临床看病时发现一种现象，患者及其家人在医生诊病后，都很喜欢询问有关医药与生活中的禁忌和注意事项，我常常在患者面前张口结舌，答不上来。这是因为，有许多禁忌问题是道听途说，似是而非，没法回答，也从来没有人认真研究。于是，作为医生，我有一种强烈的责任感，很想把这些问题写出来，转告患者。后来这些科普小文汇集成了一本科普专著叫《病家百忌》。在这本书的引领下，市面上又相继出现了大量以医学禁忌为题的科普书。《病家百忌》在1992年获得了首届高士其科普基金奖，还在台湾出版了繁体字版。并且作为保留选题，又出版了《实用中医禁忌学》，虽然水平不高，但这一选题还是成功的。

二、情理是关键

在写作欲望的驱动下，提起笔来，首先要想到的是"理由是否充足"，也就是科学性问题。创作一则科普作品，必须有"事理之信"，"情深而不诡，事信而不诞"，应该带着问题去深入学习、研究与请教，需要"翻箱倒柜"，确保写出的内容讲清道理，实事求是，引用资料准确无误。不能宣传伪科学，也不能道听途说、打胡乱说，这是科普文章最为要紧的一步。

例如为了宣传吸烟的危害，引起读者的高度警惕，并能以理服人，笔者曾以《吸烟与原子弹》为题写了一篇短文，文中对每天抽一包香烟与X光机透视300次，以及当时发生在前苏联的核事故所释放的放射性物质作对比，还查证了日本科学家对于因母亲吸烟而产生的少量香烟放射性元素所致胎儿畸形的研究资料，以资证明"吸烟虽然不会像原子弹爆炸一样发生巨响，但它却悄悄地吞噬着人们的生命"。文章发表在1988年4月3日《重庆晚报》上，备受赞许，还获得了当年优秀科普文奖。

三、情趣为翅膀

刘勰说："言以文远。"(《文心雕龙·情采》) 大雁为何能飞得既高也远，全靠那一对有力的翅膀。真实朴素的道理要靠美妙的文采才能流传久远。中医科普作品要想有更多的读者去阅读、关注，进而产生深远的影响，要求作者不仅要有火一般的热情和坚实的情理基础，还必须具有令人轻松的情趣。以作者的生花妙笔，引发大众的必读欲望，文章标题、入题与由头都应精心设计与锤炼，让读者想看、必须看，读起来津津有味、爱不释手，越看越有趣，在不知不觉中就接受了文中陈述的观点。

例如为了普及"气伤肝"以及"见肝之病，知肝传脾"等保健知识，借当时电视连续剧《红楼梦》热播之际，我写了一篇《话说黛玉"气伤肝"》的文章。对于家喻户晓的佳人——林黛玉的形象，曹雪芹从她"抛父进京都"到"香魂一缕随风散，愁绪三更入梦遥"，都是以"爱生气"的性格特征为主线展开的。为了让黛玉"小气"得可爱，曹氏还不惜笔墨，描绘了许多生动感人的故事。文章借用这诸多情趣，深入浅出地说明了"气郁伤肝""木火刑金""肝木克脾土"等生活中的保健道理，虽未卖弄文采，也能时时博得哈哈一笑。读者多沉醉在欣赏文学名著的享受中，同时也接受了保健理念！

四、情真动心弦

写中医科普文章怎样才能拨动读者的心弦呢？笔者以为其中最值得用力的地方在于情感真诚，掏心去写，作者要放下架子，促膝谈心，切忌说教之言。中医科普作者应首先使自己成为大众的朋友，写出与读者同舟共济的感觉。举例贵真实，最好不虚构。如果写以疾病为题的科普，选取一个真实无疑的成功病案效果最好。这是因为，世人皆有"同病相怜"之心，隔壁病友大妈的一阵耳语，却能"一句顶一万句"，让人深信不疑，深深地刻在心窝里，这方面的实例很多，恕不赘述。

当然，笔者也曾写过缺情之文，其教训深刻。正如刘勰所言："繁采寡情，味之必厌。"（《文心雕龙·情采》）文字写得再花哨，如果缺乏真挚之情，还是会让读者生厌的。好的作品，一定是"情采并茂"的。

总之，笔者的体会是，如果自己心里没有感触，尚无一种"非写不可"的情绪，那么你最好别动笔，为了某种功名利禄而被迫为文，那是没有意义的。

正是：

> 科普微言通大义，
> 贵在感动读者心。
> 妙语博得哈哈笑，
> 天下文章总关情。

服务百姓生活是无怨无悔的追求

作者简介

温长路，笔名文苕、寓愚、老憨，男，1947年出生，河南省平顶山市人。中医主任医师、教授、作家，享受国务院特殊津贴专家，国家中医药管理局中医药文化建设与科学普及专家委员会专家、中医药科技期刊审读专家，中国科协精品期刊评审专家，中华中医药学会首席健康科普专家、科学技

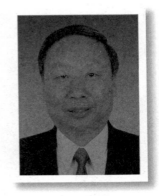

术进步奖评审专家和中医药科普、中医药文化、编辑出版、医史文献等分会的名誉主任委员、顾问，并兼任上海、福建、湖北、河南等多所中医药院校教授，《环球中医药》《现代中医药》《光明中医》《中医研究》《中医文献》《中医药文化》《大众医学》等多家期刊的编委、常务编委、顾问。长期从事医学教育、临床、科研、管理工作，曾任河南省洛阳市第二中医院（前身为河南省中医院）院长、洛阳市卫生干部进修学校校长等职，以中医药文化、中医基础理论和卫生政策研究为方向，以中医内科脾胃病及部分疑难杂症研究和临床为主旨，取得国家发明专利和省部级科研成果10余项。公开发表学术论文100多篇，文史哲及科普类文章1000余篇，出版著作70余种。其中有的作品被收入国家编纂的相关著作大系，并获得政府奖项；有的作品多次再版、重印；有的作品被译成外文出版。长期策划、主持、参与在全国范围内的中医药文化普及与学术传播活动，在各级各类媒体及全国各地做健康科普养生讲座200多场次。

中医学是由预防保健体系和疾病治疗体系共同构成的完整学科。预防医学是中医的强项，譬如在治未病、食养食疗、运动健身、抗衰老等方面都广有建树，这在世界范围内都是被公认的。但在现实生活中，中医的这些作用正在被淡化，它们或被改头换面，或被取而代之，中医的预防保健体系逐渐失去了应有的位置。这一方面缘于现代医学飞速发展的步伐客观上对中医的预防保健体系产生的排斥，另一方面也因于中医人自己对话语权重视程度的减弱和不能有效的把握。如何认识中医药普及与国人健康的重要关系？如何进一步发挥中医药普及在中医振兴中的作用？如何把中医药文化和中医药知识迅速变为国人健康生活的精神食粮？要回答这些问题，需要在对历史的回顾中得到启迪、对现实的总结中把握方向、对未来的展望中抓住机遇。实践是检验真理的标准，要扩大国民对中医药的认知度、认可度、公信度、接受度，需要做大量的、细致的、具体的宣传工作。这一工作，用人们熟悉并习惯的说法，就叫"科普"。

本人也算从事中医药科普工作时间较长的人，上个世纪60年代至今，一直坚持学科普、写科普、讲科普、抓科普，经历了科普由冷到热、由低潮到发展的主要过程。青年时代主要从事的是中国文化的普及，后来基本上就是专注中医学知识的普及了。中医药科普是关系中医振兴和国家繁荣、民族昌盛的大问题，不仅要认识它的重要性，用心去热爱它，而且还要深入其中，学习和掌握它的特点、要素和表现技巧，把医学知识与文学的温馨美、哲学的淳朴美、史学的古老美揉为一体，制作出老百姓一看就懂、一学就会、一用就灵的大众餐。要做到这种程度的确不是一件易事，我自己尝试了一生，撰写了几十部书籍、上千篇文章，在全国报刊发表的单篇不说，就是专门开辟过的专栏也有几十个。60岁之后的这几年，还坚持到社区、农村、学校、军营、机关宣讲中医药知识，到电台、电视台、网络平台参加科普知识讲座。粗略算来，参加过的大大小小的活动，其数量可能会超过 200 场次。这些微不足道的成绩，曾受到过衣食父母们的肯定，获得过受众的掌声和政府的鼓励，其中还有像被评为"国家中医药管理局中医药文化建设先进个人"，所撰科普作品被国家新闻出版与中医主管部门联合向国人推荐为"优秀中医药文化科普图书"、作为"农村书屋"配发图书等这样等级较高的荣誉。尽管如此，距离理想中成功者的标准，迄今还有颇大差距。扪心自问，给自己的评价至多只能是：一直在学习着、探索着、努力着，始终不渝地为国学的普及、中医药学的普及奋斗着，包括在被蔑视、误解、冤枉、攻击时都一往无前，从未动摇过坚定的信念、停止过坚定的步伐。

正是这种坎坷的路途、复杂的经历，使自己越发感到中医药科普工作的重要和艰难，感到培养中医药科普人才、建立中医药科普队伍、弘扬中医药科普学术的必要和紧迫。因此就在本世纪初，在我有幸担任中华中医药学会科普分会主任委员期间，和同仁们一起先后组织了 6 次全国性的中医药科普高层论坛，促成了"全国百名优秀中医健康信使""全国中医药科普传播金话筒奖""全国中医药科普编辑金牛奖"及"新中国成立 60 周年全国优秀中医药科普图书著作奖"和"全国优秀中医药科普集体""百家中医药健康俱乐部""优秀中医药文化标识"等激励科普工作者奋发的评先表彰活动，为中医药科普事业的发展和进步起到了一定的助推作用。作为国家中医药管理局中医药文化建设与科学普及专家委员会的委员，还全程参与了国家"十二五"期间组建的由 200 名专家组成的中医药文化科普巡讲团国家队的培训和遴选工作，以及由 2000 名专家组成的部分省、市、自治区省级巡讲团的培训工作，为中医药科普人才梯队的培育和建设做出了应有的努力。同时，还率领国家课题组历时一年，到改革开放前沿的珠三角、经济发达的长三角、老工业基地的东三省和经济相对滞后的西北地区，包括少数民族居住区，进行了广泛、深入的调研活动，掌握了大量的有关中医药科普现状、问题和国民对中医药科普知识需求的第一手资料，为政府的决策和相关政策的制定提供了有益的参考。

几十年的科普之路，虽然只是埋头走过，没有总结出多少有用的经验，应当说体会和教训还是有的。这里把自己遇到的、看到的、听到的、学到的一些与中医药科普理念、内容、形式、表述手段、方法、效果等相关方面的内容概括为"十大关系"的话题，并就此谈点不成熟的意见，以期与同道共同探讨。

一、政治与学术

中医药文化传播是政治还是学术？答案是二者兼有之。作为导向，它要传播和普及先进的文化和科学知识，主题事关国计民生，因此，既不可能是纯政治的，也不可能是纯学术的。文化普及的产品（报刊、书籍、讲座等）虽然有时政性和非时政性之分，但谁都必须围绕这个基本主题，并为之高呼，用合力完成共同的美好追求。任何偏离轨道、脱离国情、远离民众的宣传，都是不负责任的，也是不允许的。我们的民族是东方民族，东方民族有自己的生活习惯和方式，文化传播和普及的着眼点不能离开这个要素；我们的国家是发展中国家，发展中国家有自己的路子和特色，文化传播和普及的立足点不能脱离这个前提。国民健康的指数与国家富强程度血肉相连，是不可能一蹴而就的。社会的发展和进步既需要人力，又需要财力，还需要过程。每个人都要把自己作为其中的一员，放进社会的大圈子中去考量，而不是用观察员的态度站在圈外指手画脚。发现问题、看到落后是好事，重要的是如何找到合适的路径和方法，而不能用发牢骚、无端指责，甚或极端的态度去解决。作为与国计民生休戚相关的中医，其文化传播和普及必须始终坚持鲜明的立场、清晰的导向，利用好自己把握的平台去引导光明、引导未来、引导希望，传播正能量，播种凝聚力。

二、文化与科学

中医学是文化还是科学，在学术界有过不同的看法和声音。中央的声音很明确："中医药（民族医药）是我国各族人民在几千年生产生活实践和与疾病作斗争中逐步形成并不断丰富发展的医学科学，为中华民族繁衍昌盛作出了重要贡献，对世界文明进步产生了积极影响。""中医药作为中华民族的瑰宝，蕴含着丰富的哲学思想和人文精神，是我国文化软实力的重要体现。"（《国务院关于扶持和促进中医药事业发展的若干意见》）如何理解这一问题呢？可以从古老的《易传》中找到答案。《易传》称："形而上者为道，形而下者为器。"中医学的思维方式是"形而中"，它上可通道，下可达器，基本是属于混沌的中间状态。从这点出发去认识"中医学具有文化和科学的双重属性"这一界定，比较有说服力。科学反映的是一定时期内人类对一些问题客观认知的程度和评判标准，其最主要的作用是解释现象；文化是人类生存过程中形成的意识形态和处世规范，其最主要的作用是阐释意义，提供价值判断。两者并不对立，而是各有各的分工。正如医学、医生可以解释人的身体组织，不能解决人为什么活和如何能活得有意义的问题一样，人类需要科学之外的东西来解决这些问题，那就是文化。中医学理论体系的建立基于人类求生存的需要，来源于长期生活实践的积累、升华和考验。天人相应观、整体认知观、辨证论治观构成它学科的精髓和具有中国特色文化底蕴、哲学元素的科学观，符合人类生命科学不断进化和进步的规律，具有"以不变应万变"的规律性和指向感。可以说，中医是东方文化背景下的复杂性科学，是人类文化多样性与科学多元化并行的典范。

三、创新与普及

学术创新与学术普及，是同一个问题的两个侧面，只是以不同的表现方法面对不同的对象罢了。没有学术创新，普及就失去了对象；没有学术普及，学术就无法得到推广。中国科协在《科普人才规划纲要》中指出：科学的创新和科学的普及是一个双重的目标，普及和创新有同等重要的地位。在一个时期内，在一些人的眼中，重学术轻科普的现象明显存在，甚至把做科普的人诬为"二道贩子"，把写科普作品说成是"抄来抄去"，使科普工作没有受到应有的重视和尊重。不少做科普的人在单位里都不敢说，也不敢报科普奖，因为怕别人笑话，怕人家说"你只会科普，不会讲前沿的学术问题"。一些人的科普作品明明得了与中医学术研究成果同等的科技进步奖，单位还硬是不承认，或"降级"对待，这是很不正常的现象。两院院士、国家最高科技奖获得者师昌绪在参加 2012 年 3 月中国科协主办的"科学家与媒体面对面"活动时，痛陈科普被不理解的状况，同时建议国家要加大对科普的投入，像支持科技人员搞科研一样支持科普。有关部门表示，2014年起将在863、973等重大科研计划中增加科普工作试点，探索科普工作的规律。民族素质的提高离不开科普，国家的繁荣昌盛离不开科普，科学普及是关乎国家发展和前途的大事，从事这方面工作的学者，要理直气壮地去工作，并且要争气卖力做出成绩来。

四、高雅与通俗

有人说，中医药文化和知识的普及属于俗文化范畴，从某种意义上讲，这话是对的。学问的本身就有雅俗之分，这才有了"阳春白雪"和"下里巴人"的概念。中医药文化和知识普及涉及的主题，都是与人们生活直接发生联系的有关吃喝拉撒睡的内容，有雅有俗，俗的成分占主要的位置。秀才们说的话，老百姓有时听不懂，这是很正常的。我们的不少作品（讲座）满篇都是百姓听不懂的学术语言，费力费时讲了半天却受到他们的冷落，心理很不平衡，因此就责怪他们"欣赏能力低"，其实真正的原因在我们自己。另外，普及的对象不同，表述的手法也要有异，这是交流、沟通的基本法则。不同于学术界内部的学术报告，中医药文化和知识普及的对象有高、中、低文化层次之分，要有不同的讲法才行。这是从事传播和普及的专家随时都要面对的问题，值得认真研究。一个稿子讲遍全国的"通吃"法则肯定是行不通的，一定要在掌握常法的基础上学会变法，用既不脱离学术本质又最接近生活的语言、方法去揣摩受众的心理，感召受众的心灵，让养生防病知识入脑入心，化成他们自己的知识，满足他们生活的需求。

五、食疗与食养

"民以食为天"，中医又有"药食同源"的理念，在养生科普讲座中，涉及饮食养生的作品（讲座）最多。如何把中医的概念表述清楚，体现出中医学的特点，是值得认真探究的，也是民众首先需要弄清楚的。食养与食疗是既有联系又有区别的两个概念，是不能混为一谈的。关于这一点，中医典籍中早有论述。如《黄帝内经太素》中说："空腹则为食，患病则为药。"意思是说，同一种药食两用之物，作为食物使用看重的是它的营养，作为药物看重的是它的药效。譬如绿豆，如果作为食物，利用的是它的食性（性味、口感、营养成分等），只要体质、喜好和节气符合就可以选用，用量以食论；用来治病，它就成了药物，必须有严格的适应证、禁忌证和用量，不是人人都可以吃的。如果混淆了二者的概念，药与食不分，养与疗不分，那肯定是要出问题的。任何食物和药物的作用都是有局限的，都不能包治百病，没有唯一性和"最好""最坏"之分，在一定的条件下是可以自主选择、多项选择的。不分青红皂白让全民都去吃某种食物、用某种药物是不科学的，是脱离中国国情、民族习惯和中医基本思想的。

六、养生与养病

养生与养病，是有密切联系的概念；所不同的是，前者重在以求健康为目的，后者重在以调养治病为目的。当前的养生作品（讲座），大量的是把重心放在前者，差不多都是围绕如何吃好、玩好、乐好为主题，而对后者的问题涉及不够，或程度较浅。这是需要注意的一个倾向，也是需要我们深层次开发的一个强项。在过去、当今和以后相当长时期内，影响人类健康的第一杀手仍然是疾病。统计表明，每年全球因病死亡的人数都超过第一次世界大战的死亡数字。以威胁人类健康的主要慢性病为例，心脑血管疾患、恶性肿瘤、呼吸道疾病、糖尿病四大疾病每年的死亡人数都令人咋舌，分别为 1700 万、760 万、420 万、130 万，其中有 30% 的死亡者年龄还不足 60 岁。我国的情况也不乐观，属于这些疾病的高发国，并且呈不断年轻化和总体升高的趋势。《中国心血管病报告 2012》《中国高血压患者教育指南 2012 》发布的数据显示：我国心血管疾病的患病人数已经达到 2.9 亿人，平均每 10 秒钟就有 1 人死于该病；我国高血压患者已达到 2.66 亿人，但治疗率和控制率分别低于 40% 和 10%。多么惊心动魄的数字啊！这些疾病不仅会直接影响到人的健康水平和生活质量，而且会严重影响到人的生存状况和寿命。防治慢性病，是中医的强项，也是中医切入社会需求、切入国家医改的主要途径，有太多的表现空间。从养生角度看，这些疾病的成因虽然复杂，但有几点特征却是共同的和主要的，那就是：烟草使用、缺乏身体活动、有害使用酒精和不良饮食。解决这些问题最有效的措施，就是提倡科学养生，克服不良生活习惯。养生作品（讲座）需要在这些问题上做足文章，以为国民良好生活习惯的建立提供科学依据和有效指导。

七、偏方与正方

偏与正，是相对而言的。偏方，多指在民间流传的，在一定区域内、一定人群中使用的防治疾病的方法，在使用前一般都不经过医生的指导；正方，是指在医生指导下的处方，多是经过一代或几代人长期实践、验证过的处方，大多是在书在册的。在历史上，二者曾互为补充，共同为维护民众的健康起到过重要作用。中医科学的不断完善和发展，使正方在人们的应用中占据了主体地位，也是普及中医药知识的主要内容，安全问题是可以得到保证的。大量的偏方（单方、验方），迄今还在民间占有一定的地位，从某种意义上讲它们也具有中医基础和原创的性质，需要认真挖掘、整理、提高和规范。问题是，这些偏方不仅有明显的地域性和个体化特征，不是谁拿来都可以用的，而且良莠不齐、鱼目混珠，有一些是根本没有效果或违反科学的，盲目传播可能会对使用者的健康带来危害。因此，对偏方的宣传，一定要把握原则，区别情况，采取严肃的态度，应用科学的方法，引入中医的辨证施治原则，通过去粗存精、去伪存真的研究、甄别，让它们作为正方的补充，发挥出应有的作用。当前的一些养生保健宣传中，有明显夸大偏方作用的倾向。一些作品（讲座）过分渲染偏方的作用，结果会把民众的注意力吸引到求奇、求快和不求甚解上去，这不能不引起我们的冷静思考。

八、引用与发挥

引用古人的、同行的、相关学科的、国外研究的观点或成果，是增强对问题论述、论证可信性、说服力和广泛性的重要手段，这是毫无争议也不可置否的事实。需要明确的是，这种引用是建立在作者原创思想的基础之上，能为原创作品提供有效服务的。因此，必须正确理解被引用内容的真实含义，确定被引用内容的科学性和合理性，认真考虑传播后可能引起的反应、影响和后果。千万不能从单纯追求趣味性的目标出发，用猎奇、逗乐的态度一味引用那些低俗、庸俗、媚俗的内容，甚至是背离科学的唯心主义说教去吸引受众的眼球，更不能把脱离我国国情、违背政治原则、与社会现实严重不符的东西不分青红皂白地塞入到我们的作品（讲座）中去。也不能把假设中的、研究中的、不确定的一家之言当作真理去传递，如把"接触宠物的孩子抗病力更强""不叠被褥有益健康""仙人掌是全营养的食物，可以放开吃""巧克力是调情品，吃再多也不会损坏肝脏"等经不起推敲的话题，也都一股脑涌入我们的作品中来。如此不明不白的东西，非常容易把普通老百姓引入歧路。要说靠谱的事、有分寸的话，不能把一家之言当作真理去传递。对引用的外来材料，一定要三思而行，不能盲目跟风，更不能以讹传讹。引用别人的材料，并不能免责。对任何问题的介绍都要有科学的态度，不能进行极端的、夸大性的宣传，特别是不要出现自相矛盾的说法。还有对于中国古文化中一些尚有争议或尚未被认识的问题（如风水学、预测学等），宣传时也要持慎重态度，弄不清楚的可以不说，可以等等再说，最好不要做不负责任的盲目解读。

九、书本与实用

有人说："读书多的人，不一定就是看病效果最好的医生。"这话有它的道理，因为在许多情况下，实际操作与书本上说的不一定能完全吻合。老百姓讲求的是过日子，过日子就得讲求实际，养生保健作品的主题必须向他们的这个基本需求靠近，只有符合他们的口味，老百姓才能接纳。一些作品（讲座）脱离了这个基本点，喜欢在哗众取宠上做文章，乍一听挺吸引人的，细琢磨却不好使。不少讲食谱的人，自己不会做饭炒菜，又不虚心向懂行的人求教，却关起门来抱着书本、打开网络制造起来，本来一个简单的烧土豆丝，结果变成了需要十几种辅材才能完成的复杂菜肴。且看某媒体在操作台上的排列阵势：主料是土豆、鸡蛋、海参、香菇，辅料有葱、姜、蒜、辣椒、清油、食盐、老抽、食醋、味精、鸡精、料酒、粉芡、花椒、大茴等。通过主厨和帮手两个人手忙脚乱的好一阵子折腾，终于把这道菜端上了餐桌。这还是"炒土豆丝"吗？除非家里有专门的营养师、保姆去操作，还得有较大的厨房才行，一般的家庭没人愿意为此去大动干戈的。我们不反对把菜做得好一点、美一点、精一点，但最重要的是把菜做得既简单又实惠，既科学又好吃，这才是普通老百姓的基本想法。我们的专家要从书本中走出来，去了解老百姓的真实需要，讲出他们听得懂、学得会、用得上的知识来。

十、中医与西医

东西方文化存在着明显的差异性，这就决定了东西方在认识论上的不同。正如钱穆先生所论：西方文化是以转换为特点的线性更替，总是后浪覆盖前浪；东方文化是以扩延为特点的非线性平行进步，保持绵延不绝。中国文化强调在继承基础上的创新，创新不是背叛，不是剥离，也不能再造。对中医药文化的研究，应当掌握这个基本原则。文化与科学的传播和普及，要突出学科特点。中医自然应当姓"中"，这是肯定的。要把中医的基本防病治病知识、中医的养生保健之长（特别是有关中医体疗的、食疗的、心理疗法的等）介绍给群众；同时要结合现代科学的先进成果（包括现代医学），吸收现代科学的研究精华，丰富自己作品的时代感，从多侧面突出中医的科学性。突出中医的特色不等于拒绝其他学科的知识，更不能攻击西医，这一点是非常重要的。人的健康和疾病的无限性与医学认识活动的有限性，决定了医学的多元性。全球时代的医疗保健体系，必然也是不同医疗文化体系的对话与互补；当代中国医疗保健体系的建立，必然是中西医两大医学体系优势互补、通力合作的结果。中西医长期并存、共同发展，是国情决定、国策确立、国计需求、民生选择的基本方针。

2013 年 8 月 20 日，习近平同志会见世界卫生组织（WHO）总干事陈冯富珍时再次强调了这一观点，表示要致力于促进中西医结合及中医药在海外发展。从实现中华民族复兴、提高国民健康素质和人类发展进步的共同目标出发，中西医都需要有更多的大度、包容、团结精神，扬长避短，海纳百川，携手完成时代赋予的共同使命。中医药文化的传播和普及工作，是实现中西医学结合和多学科知识沟通的最佳窗口和试验田。

中医学对许多问题的认识是多侧面、多途径、多角度、多靶点的，学归一家（中医），说在百家（各家学说），同一问题可能会出现不同的表述，这是常见的和允许的。对于同行作品内容的不同看法，要善意指出、友好切磋；对于明显的错误，也应通过适当的渠道争鸣和解决。武断否定别人，甚至不分场合的批评、攻击是不可取的，是职业道德缺失的表现。

如今，中医遇到了历史上最好的发展机遇期，同时也面临着严峻的挑战。如何抓住机遇，直面挑战，传承中医，时不我待。如何进一步取得老百姓对中医的信任、信赖、接受、使用，是未来中医事业面临的新考验。中医药文化的传播和普及，是传承、发展中医药文化和科学知识的有效手段之一，既要"造势"，更要"造实"，通过这一工作，拉近专家与大众、中医药学术与普及的距离。可以相信，只要我们牢记传承中医的崇高使命，热爱这份利国利民的工作，加强学习交流，不懈努力进取，就一定会成为受群众欢迎的出色传播者、优秀科学家！

让人们乐走中医长寿路

刘正才，男，1938 年出生，重庆市潼南县人。1959 年考入成都中医学院，毕业后留校任教。1970 年调到部队，曾任成都军区机关医院中医主任医师、老年病研究所所长，成都军区中医学会名誉会长。被选为中国药膳研究会常务理事、中国中西医结合学会养生专业委员会委员。被聘为香港中医专业学院客座教授、北京生命科

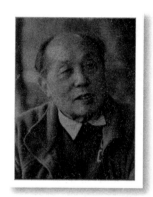

学研究所客座教授、国际替代医学联合会（拉美）学术顾问。1997 年被国家二部一局定为全国老中医药专家学术继承工作指导老师。1964 年以来在国内外多家报刊上发表论文和科普文 300 余篇，出版学术著作和科普图书 30 余部，其中《养生寿老集》等 10 余本分别在日本、美国和中国台湾、香港出版，《长寿之谜》被译成英、法、意大利、西班牙文发行世界。所撰科普著作曾获全国、全军及省市级优秀科技图书、科普作品、科技成果奖共 10 余项。赴古巴讲学荣膺国际友谊勋章。其事迹载入《名医之路》《当代名老中医图集》《中国现代名中医医案精粹》。

✿ 乐为人们奉献"长寿经" ✿

在第二十届全国书博会上，展出了由我主编、人民卫生出版社出版的一套《天然保健自制便方系列》。《华西都市报》介绍此书，称"主编为享誉国内外的中医保健专家和科普作家"，使我顿觉有白窝当帽子——顶戴不起之感。走了 30 多年的中医科普之路，虽然有些进展，但比起同道们，我还远远落后，望尘莫及。

上世纪 70 年代初，我从成都中医学院调到军区机关医院，主要从事保健工作。保健，就是养生，这正是中医的强项。《黄帝内经》开卷第一篇讲的就是养生长寿问题。改革开放以后，这一领域不再是禁区，为满足人们的需求，我开始撰写这方面的科普文章。为提高养生保健的水平，我与林乾良教授合作编写了《养生寿老集》，1982 年 2 月由上海科技出版社出版，有学者指出"它是新中国成立以来以中医理论为主阐述老年医学的专著，为创立我国中医老年保健学科作出了有益的贡献"。此书先后获卫生部优秀图书奖、省高校科研成果奖。1985 年被日本自然社译成日文，更名为《不老宝典》出版。本书重印 3 次，1991 年出第 2 版，2012 年中国中医药出版社又出了第 3 版。

1982 年阳春三月，受中央人民广播电台之约，我撰写了更适合大众的《中医长寿之道》系列广播稿，同年 10 月中央人民广播电台和中国国际广播电台分 13 讲连播，后应广大听众要求，集结成书，卫生部黄树则副部长亲题书名，1984 年由中国广播电视出版社出版。

由于这两本书在读者中反响甚好，1986 年外文出版社（北京）又约写《长寿之谜》，被分别译成英、法、意、西班牙文，于

1990 年向世界发行。1988 年台湾暖流出版社更名为《中国百岁寿星长寿秘诀》出中文繁体字版，2012 年经作者修订由广东科技出版社出中文简体字版。世界卫生组织传统医学顾问、中国科学院陈可冀院士欣然为该书作序，序中写道："蜀地刘正才君，精通我国传统医学，潜心于长寿之学久矣。所著《养生寿老集》一书，曾风行海内外，饮誉我国老年医学论坛。今又撰《长寿之谜》，上下数千年，纵论古今寿臻遐龄者之秘宗。所论实用而饶有兴味，引人入胜，广征博引，足供凡此企求健康长寿者之鉴镜焉"。全国人大常委、中国工程院院士、北京中医药大学董建华教授认为，这部书的出版，既有深远的历史意义，又有重要的现实意义，凡是有兴趣研究和实践养生长寿之道的读者都是欢迎该书问世的。本书获四川省优秀社科图书奖。

中医养生反映了中国传统文化，这是中医养生有别于西医保健的一大特点。为彰显这一特色，我编撰了《百家话长寿》，1986 年由上海翻译出版公司出版。1983 年至 1999 年我还分别在《中医报》《家庭医生报》发表《长寿史话》《古代百岁寿星养生谈》等科普文章 30 余篇。

除系统普及中医养生长寿知识外，我还对有关方面做了专题探索和普及。

饮食养生方面，1984 年四川科技出版社出版了我与彭明泉合写的《大众药膳》，1987 年日本水云社译成日文出版，获得西南西北片区优秀科技图书一等奖；1990 年香港教育出版社出版了由我主笔的《中华药膳宝典》；1991 年 4 月外文出版社出版《长寿药膳》；2002 年人民卫生出版社出版了《慢性病营养配餐与食疗》丛书 10 本；2004 年人民军医出版社出版了《保健益寿药膳》；

2013年中国医药科技出版社出版了《老年常见病食疗药膳》。

增强免疫力抗衰老方面，1982年《北京科技报》连载了我的关于中医免疫抗衰益寿的科普文章；1983年重庆出版社出版了《中医免疫》，1984年香港三联书店出版繁体字版，1993年日本东洋学术出版社译成日文出版，获全军科技成果三等奖；2004年1月人民军医出版社出版《吃与增强免疫力》；同年5月台湾咖啡田文化社出版《聪明吃出免疫力》。

经络养生方面，我于2006年撰写了自我经络按摩和艾灸经穴为主的《对抗文明病》《延缓衰老》两书，由世界图书出版公司出版；主编的《道家针灸》1999年由上海科技文献出版社出版，同年美国Blue Poppy出版社出英文版发行世界。

就这样，数十年乐此不疲，笔耕不辍，为人们奉献了一本又一本登上寿域的中医科普之书。

❧ 中医科普破神秘 ❧

我从事中医科普30余年，发表科普文章300余篇，出版科普书籍30余部，都是围绕养生长寿这条主线进行的。在这条线上苦苦探寻、长期摸爬滚打的过程中有如下几点感悟。

一、谈古尤须论今，注重科学内涵

普及中医养生之道必须先让人们知晓中医基本理论。土生土长的中医学在我国有两千多年的悠久历史，曾经是主流医学，可人们懂得中医理论的却很少，甚至有说中医不科学者。这是近百年中医科普不力的缘故。因此，必须破除中医在人们心中的神秘感，在科普中充分揭示其科学内涵。

1986 年马有度教授主编《大众中医药》一书，其中"医理篇"由我撰写。2003 年思佛先生牵头撰写中医五脏养生系列丛书，我写了《简易养肺之道》和《简易养肾之道》。前者经四川广播电台播出后由中国广播电视出版社出版，后者由中原农民出版社出版。两书对难懂而神秘的阴阳五行、四诊八纲、辨证施治作了通俗的介绍和科学的阐述，被多家老年大学选作教材，受到学员好评。

撰写中医养生之道的科普作品时，应该既介绍古人的长寿秘诀，又用现代科学知识论证其科学性，破除其神秘感，增加其可信度，以有利于中医知识的传播和应用。我所发表和出版的有关养生长寿的作品，都遵循了这一原则。

二、不尚空谈说教，寻访调研求实

中医养生之道，《素问·上古天真论》所载"法于阴阳，和于术数，食饮有节，起居有常，不妄作劳"20 个字而已，如果以文解义，就成了空谈说教，引不起人们的兴趣，所以需要大量探索古今百岁人的实例。古寿星可检索文献，活至当今的百岁老人就需要亲自去拜访调查。外文出版社约我写的《长寿之谜》，就是完全采用古今百岁人的资料。

我曾与百岁中医罗明山同吃同住数月，又寻访成都、青城、彭山、绵竹等地 30 余名百岁老人，还查阅了 330 位报刊报道的全国各地百岁人的养生经验，加以分析综合，提炼而成。让活生生的、实实在在的例子说话，才有说服力和吸引力。

三、勿忘先贤传统，突显养生文化

中医养生，不是单纯的方法问题，蕴藏着优秀的文化传统。先哲、先贤的养生常寓于诗、词、歌、赋和典故之中，所以有人

第一板块 感悟篇 中医科普名家感悟

· 73 ·

说中医养生是一门艺术。

老子"清静无为"的养生颇富哲理，庄子讲求"顺乎自然"养生有"庖丁解牛"的故事，孔子重视修身养性倡导"仁者寿""智者寿"，屈原《楚辞·远游》唱出他练功时的感受，曹操《龟虽寿》吟出他对长寿的向往，白居易的"七老会"诗充满了乐天情怀，苏东坡追求"宁可食无肉，不可居无竹，无肉使人瘦，无竹使人俗"的高雅养生……凡此等等，难以枚举。

笔者潜身浩如烟海的古籍之中，沐浴着光辉灿烂的养生文化，因而写出了《长寿史话》在报刊连载，出版了让中老年人爱不释手的《百家话长寿》一书，使人们寓养生于乐，让养生成为一种丰富多彩的文化生活。

四、饵老长年奇法　食疗药膳为先

唐代百岁中医孙思邈指出："食能排邪而安脏腑，悦神爽志以资血气。若能用食平疴，释情遣疾者，可谓良工。长年饵老之奇法，极养生之术也。"还要求老人之病，先以食治，食疗不愈，然后命药。笔者谨遵先贤教诲，致力于饮食养生，撰写了有关食疗药膳的科普文章上百篇在各报刊发表。

1994年我在台湾暖流出版社出版了《健美长寿妙方》，在《家庭医生报》《上海中医药报》《健康指南》连续刊载了慢性病食疗药膳。2006年在江西科技出版社出版了《常见慢性病饮食调养法》。2002～2006年人民卫生出版社出版了我主编的两套有关慢性病食疗药膳的书共28本。饮食养生，可以说是中医养生的核心内容。

五、科普不离临床，临床促进科普

中医科普作者大多是临床医生。只有临床好，才能写出好的科普作品；一篇好作品反过来又能促进临床水平的提高。所以一定要坚守临床，不脱离临床，临床是科普的源泉。

临床上常常遇到很多问题，不是辨证不准，就是用药不当，因而疗效平平。上世纪70年代末80年代初，国际上兴起元素医学。我因此得知缺乏微量元素会导致许多疾病，甚至加速衰老。于是率先在临床上对患者开展这项新的检查，通过上千例的检测和中医辨证对照分析，发现缺锌患者多为阴虚，缺锰患者多为阳虚，为中医辨证提供了客观依据。1983年我写了微量元素与健康长寿的系列科普文章在《文明》杂志连载。1991年在四川科技出版社出版《八卦元素妙方》一书。1993年在香港召开的中国文化与中医学国际会议上，我介绍了锌、锰元素与老年病的辨证，得到与会专家认可，《星岛日报》评价说"这无疑是近年老年病学上之一大发现"。科普不仅提高了临床水平，还促进了科研成果的取得，我也因此获得了全军科技进步三等奖。

六、授药不如授养，协助读者著书

先哲说"授人以鱼不如授人以渔"，因此除自己写科普外，我还在临床上嘱咐病人，或作养生讲座，或搞健康咨询，利用各种场合普及中医养生"治未病"的知识，并启发、鼓励和协助读者将自己的养生体会写成作品，甚至著书立说。

山西一位从事教育工作的领导姚呈虹先生读了我的《八卦元素妙方》，对其中微量元素食疗方特别感兴趣，而且身体力行，用食疗治好了他的冠心病。他从此爱上了中医食疗，并将心得体会撰文发表，还创办起了《食疗养生》刊物。

陈显华将军是我的服务对象，经常询问我有关中医养生的问题，但将军毕竟是将军，在养生实践中他不人云亦云，很有心得，颇多创见。我觉得这有利于中医养生学的普及和提高，于是鼓动

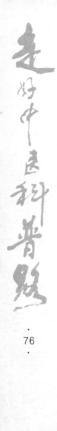

和协助这位将军写了《我的养生之道》《我的自然养生之道》两本书，分别在 2001 年和 2007 年由四川科技出版社、广东花城出版社出版。

热爱中医　献身科普

作者简介

　　徐湧浩，男，1942 年出生，浙江
兰溪人。中医科普作家。20 世纪 60
年代早期毕业于浙江嘉兴市中医专科
学校，师承浙江省名老中医潘韵泉。
60 年代中期两次至浙江中医学院、浙
江省卫生干部学校进修。90 年代初期
晋升高级职称中医师。从事中医临床
半个世纪，学验俱丰。主编《陈良夫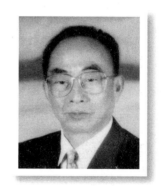
学术经验专辑》一书由人民卫生出版社出版，多次再版。先
后发表学术论文 70 余篇，代表性学术论文《略论肺胃、心
脾、肝肾之阴不同》《疑难杂病临床思维探讨》在《中医杂志》
上发表后受到学术界好评；研究清代大医学家徐灵胎学术经
验硕果颇丰，应邀出席"徐灵胎诞辰三百周年暨国际学术研
讨会"，并在会上作学术报告，论文被收入《徐灵胎研究文集》
一书（上海科技出版社）；对张仲景经方颇有研究，论文《既
要遵经又要离经》收入《当代医家论经方》一书。在中医科
普创作上，先后在国家级、省级及海外报刊上发表各类形式
科普文学作品 100 余万字。科普文学作品选集《杏林拾遗》
一书由中国文联出版社出版。曾担任中华中医药学会科普分
会常务委员、《大众中医药》杂志特约编委、《世界中医妇科
杂志》编委。

❧ 我的中医科普创作之路 ❧

我是中医科普战线上的一名老兵，从事中医科普创作三十余载。

上世纪 80 年代初，是一个改革开放、人心向上的时代，是知识分子春天的时代，也是让古老岐黄焕发青春活力的时代。在这样的背景下，我涉足中医科普创作，正是 38 岁年富力强之际。当时，我既坚持中医临床工作，又进行中医学术研究，编写学术专著，撰写学术论文；同时还投身科普创作，让古老的岐黄从抽象、枯燥、古奥神秘的殿堂中解放出来，走向华夏神州的千家万户。

1980 年，我在浙江省中医研究所主持编写《陈良夫学术经验》一书之际，萌生了创作反映中国医学之父——张仲景的电影文学剧本的设想。这个创意得到了浙江中医学院林乾良教授的赞同和支持，于 1981 年春合作（由我执笔）创作了我的第一部中医科普文学作品——描写反映张仲景一生的电影文学剧本《张仲景》。这部被选作首届中日伤寒论学术讨论大会交流的作品，是我国第一部由中医药人员自行创作、塑造和展现"医圣"张仲景风貌的中医药电影文学作品。剧本在全国中医界产生很大的反响，著名中医学家何任教授特为《张仲景》撰写了序文。当时，珠江电影制片厂十分欣赏本子，著名电影文学作家戴明贤、著名电影演员仲星火等皆力荐登上银幕，由于各种复杂客观原因未能上映。1984 年，《湖南大众卫生报》连载了《张仲景》电影文学剧本共10 期，并加了编者按。

1982 年，我与林乾良教授合作（由我执笔）创作了第二部中医药科普文学作品——反映金元四大家之一朱丹溪事迹的三集电视连续剧《朱丹溪》，在全国最大的小商品市场——浙江义乌市（丹溪故乡）的支持下出版了单行本，并在浙江省科普作协主编的《浙江科普创作通讯》上连载了该剧本。1985年，我在《健康之友》报上连载10期《怪病治痰记》（中医科普创作系列作品）后，得到全国20多个省、市读者的欢迎和好评，上千封读者（病者）的信函纷至沓来，轰动一时，收到了广泛的社会效果。以后接连发表《良医解女冤》《杏林妙手回春记》《神奇的艾灸》《古代名医内病外治记》《"将军"屡建奇功记》《书法长寿探幽记》等中医科普系列章回连载作品。不少作品被《益寿文摘》报以显要版面全文转载。30多年来，我曾在《人民日报》（海外版）《健康报》《中国中医药报》《中医报》《大众中医药》《科学24小时》《晚晴》《中国健康教育》《上海中医药报》《上海大众卫生报》《健康之友》《江苏大众卫生报》《联谊报》《钱江晚报》《山东大众卫生报》《湖南大众卫生报》《亚洲医药》等国内外20余家报刊上发表各种形式的科普作品，包括中医历史小说、医学科普小说、科普章回小说、科普影视文学剧本以及科普散文、随笔、故事、小品系列作品和科普文学评论等达100余万字。这些作品内容丰富，异彩纷呈，既用文学艺术手法描写历代医学大家精湛的医术和崇高的医德医风，塑造中华民族历史上一批医林伟人的形象，又寓医学性、文学性、趣味性于一体，揭示中医岐黄丰富宝藏和别开生面的疗法及独树一帜的学说，雅俗共赏。作品的发表，使祖国医学从神秘、古奥的殿堂中走下来，走到人民群众中，为广大读者所了解和爱戴，收到了很好的社会效果，也水到渠成地得到了社会的认可，这是我引为欣慰自豪的。

　　1988年，我被浙江省卫生厅指派出席卫生部和《健康报》在江苏连云港疗养院召开的全国首届"卫生文学创作研讨会"，并在会上作了交流。1989年，被授予"浙江省科普作家"证书，评为优秀科普创作先进工作者。1992年，浙江省中医学会理事会推荐我为全国中医科普委员会委员，并出席在重庆召开的全国中医药科普研讨会。在这次大会上，我被选为全国中医科普委员会首届常务委员，会上所做的学术讲话得到了与会前辈和同道的首肯，讲话被写入大会"会议纪要"中，讲话全文还被《大众中医药》杂志刊载。1994年秋，我再度入川，至成都出席全国第四届中医科普创作研讨会，在会上作的《言之无文　行而不远》的学术报告，被中国中医药学会评为优秀论文。1995年，我被中国科普作家协会理事会审定后授予"中国科普作家"证书，成了一名真正的中国科普作家。

　　三十余载的忘我笔耕，跋涉于中医科普创作之路，回顾前尘，艰辛之中有快慰。这快慰，不仅仅是获得全国、省、市几十次的奖项和众多头衔，也包括了给社会、给读者留下的百余万字作品。2014年初，我从这些作品中精选数十篇结集成《杏林拾遗》一书，由中国文联出版社出版，这是在我年届七旬之际引为一生欣慰的事情。中国著名药物学家、医史学家、书法家林乾良教授为该书题写书名。中华中医药学会科普分会首届主任委员、中医首席健康科普专家马有度教授写序："本书引起我浓厚的兴趣，奥妙何在呢？妙就妙在文学性强，文采飞扬。在随笔散文中，文笔优美，语言生动，叙述形象，调子轻松。本书最出彩的部分是中医科普小说，构思新颖精巧，人物形象鲜明，故事情节曲折，语言生动活泼。"

我的中医科普创作感悟

一、中医科普创作贵在"创"字上下工夫

科普作品是作者辛勤脑力劳动的产物。给读者启发和受益的优秀科普作品都是在"创"字上下工夫的结果。创作两字，顾名思义是有所"创"才能有所"作"。"创"就是创新和创造，从立意、谋篇、布局、构思到遣词造句都要有创新，这离不开作者的曲运神机、运筹帷幄。有些科普作品形式单调，人云亦云，既缺乏新意、见解，又缺乏文采，干巴巴，千篇一律，千部一腔。这样的作品内行看了觉得太浅薄，是"低水平的重复"，外行不是看不懂，就是不愿看，觉得"没有花头""没有意思"，原因就在于没有从"创作"的高度上认识。

从事中医科普创作，就要在"创"字上下工夫。马有度、柯雪帆、干祖望等中医名家的精美科普作品，至今让读者百读不厌，就是在"创"字上下工夫的典范，我对这些前辈一直敬仰不已。

二、中医科普创作要在"选材要严，开掘要深"上下工夫

鲁迅先生说："选材要严，开掘要深。"搞文学创作如此，搞中医科普创作也如此。选材要严，是指尽量不要写泛泛之说和人云亦云的题材，素材积累可多，但选材要准；开掘要深，是指对自己所写的题材内涵要挖掘得深，有一定的深度，才能给读者启发、深思、借鉴。古人说："文章自得方为贵"，这深度即指"自得"，有新意，有自己的观点和独到的见解。没有新意的文章，因袭陈词滥调，或迎合时尚、潮流，或赶时髦，或为"宣传"，或为商业炒作，或为自己图谋个奖、谋个利而写都只能制造出"文字垃圾"

一堆，显然是谈不上创作二字。

比如发怒会有损健康，这样的文章写的人颇多，而且往往是正面写忍耐的美德和好处；而我却在文章中指出，超过有限度的忍耐，就会导致情绪得不到正常的宣泄和疏通，情绪压抑和郁积就成了"郁怒"，其损害健康的危害并不亚于发怒。这样的构思就有了新的创意，有自己的观点和见解，作品就显得独辟蹊径。我发表在《中国中医药报》副刊的《超限忍耐——致人死命的隐形杀手》一文就是写"郁怒"对人体健康的严重危害，得到读者的好评。

三、中医科普创作要在"三化""二变""一个结合"上下工夫

中国医药学是一个伟大的宝库，但由于年代久远，文字古奥，拉大了和广大读者的距离。要使中医药学发挥古老而年轻的生命力，更好地为13亿人民所接受，要使中医药学更好地走向海外、走向世界，就离不开中医药科普创作这座桥梁。而讲科普创作，就离不开技巧的运用。

笔者认为中医科普创作讲技巧，关键就是要在"三化""二变""一个结合"上下工夫。所谓"三化"，即是化古奥为通俗，化抽象为具体，化枯燥为生动。中医药典籍内容古奥，医理抽象，文字艰涩枯燥。把古奥的典籍化为雅俗共赏、老少咸宜的科普作品；把抽象、玄妙的医理化为具体、显明，可以触摸，容易接受的学问；把艰涩难懂的文字化为喜闻乐见、生动活泼的语言。"二变"，即是变静态的叙述为动态的描写，变平面单调的阐述为立体多样的叙述描写。"一个结合"，即是指把医理、文采、情感有机地结合在一起。我坚持在"三化""二变""一个结合"上下工夫，努力摸索，创作出一系列中医科普文学作品。如历史小说《艺

高胆大显身手》《激怒》使医圣张仲景、华佗、大政治家曹操的人物形象栩栩如生地跃然纸上，跌宕起伏的故事情节把读者深深地吸引进去。又如《怪病治痰记》《"将军"屡建奇功记》，前者揭示中医痰病学说从理论到实践融注在一个个病人身上，充分彰显了中医怪病治痰独特而神奇的疗效；后者则把有"将军"别称的中药大黄多方面的广泛疗效，通过故事、医生、人物的叙述和描写，活泼地显现在每个读者面前。再如在《中国中医药报》上连载 4 期的章回小说《良医解女冤》，小说中女主人公横遭冤屈，情志抑郁悲伤致使闭经，众医误断为"喜"，使女主人公冤上加冤；后幸得清代大医家浙江海宁王孟英的动之以情、晓之以理，使女主角释然解郁；再经过药物治疗，月经得以正常——这就让广大读者在欣赏小说故事情节之中潜移默化地领悟到中医情志学说的奇特魅力。由于笔者在科普写作时尽可能做到"三化""二变""一个结合"，构思颇新颖，形式颇别致，故事颇曲折，收到雅俗共赏的效果，得到国内不少读者的欢迎和称道。

在这里，要说一说《怪病治痰记》连载 10 期后收到无数读者（病人）信函的事。我为此曾在《健康之友》报上发了一篇《〈怪病治痰记〉作者答读者问》的文章，为读者释疑解惑，给予学问知识上的启迪。与此同时，我选择为其中几十个病人信函治病，经过笔者一次次去信疏导、安慰，加上中药治疗，绝大多数病人收到良好效果，治愈了不少病人。病人为表示感谢，纷纷寄来钱、土特产、茶叶、月饼等。我把钱一一退回，东西则收下。湖南一个二十来岁的女技术员为了面谢我，竟从湖南某大城市乘火车至上海，再乘车船千里迢迢来到家中，并拿来一大堆礼物，可见病人心之诚和感激之深。作为一名科普作者和医生，当时见到这位女青年后，心中更是感慨万千，没想到一篇《怪病治痰记》竟在社会上、读者和病者群中产生这么大的反响，其收到的社会效果某种程度上讲远远胜过一项科研项目和一篇学术论文。这更让我深切地感受到：不要小看中医科普作品，它不仅带给读者和病者知识上的启迪和医学上的向导，而且既能疗治肉体上的病痛，又能拯治精神上的痛苦，给心灵以陶冶、情绪以愉悦。可见，一篇优秀、上乘、情文并茂的科普文学作品释放出来的软实力和正能量是不可估量的！

四、中医科普创作要在"厚积薄发"和"广收博采"上下工夫

古人说得好："水深则所载者重，土厚则所植者蕃。"周总理曾说过："长期积累，偶然得之。"从事中医科普创作和搞中医学术研究都离不开厚积打基础，广收博采开拓思路和视野。这就要求自己舍得花精力、花财力，平时多读书、多买书，尽可能博览群书。搞科普创作，读书的面不能太狭窄，除了本身专业外，文学、历史、哲学、心理学、社会学等样样都要涉猎，这样有助于开拓文思。现在是信息时代，要尽可能了解国内外医学界和科技领域的信息和动态，避免闭目塞听。同时，面对本领域和社会上汹涌而来的各种信息，要有自己的定力和鉴别力。因为信息良莠不齐、真伪杂陈，正确与谬误扑朔迷离，这就要靠自己的"厚积"和睿智。舍得花精力，就是不要被"物欲""享受欲"的狂潮迷惑，把别人喝酒饮咖啡、打麻将扑克、看电视、沉迷网络的时间放在静静地做学问、读书、搞创作上。舍得花财力，就是不吝购书买报刊。我每月订杂志、报纸数十份，每见好书往往倾囊购买。"厚积"是为"薄发"打基础，"薄发"是指出成果、出作品，"薄发"是"厚积"的必然结果。打一个比方：厚积是一张弓，薄发是箭；弓的质地好，箭才能射得远。

五、从事中医科普创作要锲而不舍，耐得寂寞，耐得清苦

有不少人认为搞科普创作是茶余饭后之事，似乎很容易，乃举手之劳。其实这是偏见，说这话的人根本不了解科普创作是一项创造性的脑力劳动。要创作一篇构思新颖的科普作品，有时所花的精力要超过写一篇学术论文。"看似寻常最奇峭，成时容易却艰辛。"对于我们搞临床的中医而言，搞科普创作是业余的事。而像我们这种有一定社会影响和知名度的医生，平时业务繁忙，到了旺季一天要诊上百个病人是常事。况且还担任不少社会职务和行政职务，社会活动和会议很多。如果几十年来没有一股子拼搏精神，没有锲而不舍的顽强毅力，就很难坚持中医科普创作，很难写出较高质量的科普作品。

我在创作《张仲景》电影文学剧本之时，正值大伏天门诊最繁重的时节。白天诊完病，晚上冒着酷暑，顶着蚊虫，汗流浃背伏案创作，此中甘苦非亲身经历实难体会。我一年四季没有休息日子，连过节都沉潜于创作或读书，见缝插针，忙里偷闲。例如在开会时（没什么重要事情）就坐在那里构思要写的东西。说来也奇怪，仿佛有神助，我的不少优秀上乘之作，就是在洗浴时、如厕时、乘车时，甚至吃饭时，忽然灵感来临，便急急忙忙把"灵感"写在纸上。韩愈说："业精于勤，荒于嬉；行成于思，毁于随。"对于像我这样创作条件颇差的人，做学问，搞创作，唯有靠"勤"、靠"挤"、靠"搏"。发表于《人民日报》（海外版）上的《寿星灿灿首推书法界》是应该报副刊主编蒋荫安先生所邀的特约稿。当时时间紧，要求极高。要在中国第一家顶级大报即将问世的海外版刊载，要求文字精练、立论显明、论据充沛、内涵深厚。我当时正忙于开会，便在会议间隙构思，连续熬夜写了出来。搞

创作是清苦的事，"爬格子"要耐得住寂寞和清苦。特别是在物欲横流、发财至上、拜金主义风行的时代，"爬格子"是被视作没有赚钱本事的"书呆子"行为。如果心中没有为了振兴中华民族岐黄之业的信念和定力，就会丢下笔杆子去搞点实惠的生财之道了。

为了实现中华民族伟大复兴的梦，为了中国的传统文化精粹——中医岐黄大业焕发青春活力，我就这样"锲而不舍、耐得寂寞、耐得清苦"三十余载，顽强、坚韧地走在中医科普创作的路上。

不畏艰难困苦　情系中医科普

作者简介

　　王启才，男，1947 年出生，湖北襄阳人。1969 年毕业于湖北中医学院并留校任教，1987 年调入南京中医药大学，先后任针灸推拿学院和国际教育学院教授。兼任中国针灸学会临床分会秘书长、科普工作委员会副主委，美国自然医学研究院荣誉院士，纽约中医学院客座教授，加拿大中医研究院学术顾问，香港大学中医药学院针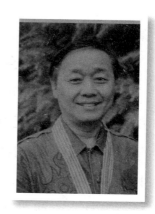灸研究生班特邀教授，香港中医药研究院学术顾问、客座教授。任新世纪全国高等中医药院校规划教材《针灸治疗学》主编，成人高等教育规划教材《针灸学》主审，江苏卫视、山东卫视中医养生栏目主讲专家。多次赴香港、台湾、美国、加拿大、法国、澳大利亚、新加坡、马来西亚、阿尔及利亚讲学、医疗。在国内外发表学术论文 200 余篇，医学科普文章 300 多篇，主编和参编著作 60 余部。2006 年荣获第四届全国科技大会"先进科技工作者"光荣称号，2010 年获首届"全国中医药科学普及金话筒奖"。

❧ 不畏艰辛，不图名利，坚守心中的科普情结 ❧

我1969年从湖北中医学院毕业留校任教，从事针灸教学工作。由于学生们普遍反映针灸学课程枯燥无味，经络和穴位知识难学难记，我就在教学中想方设法自己编写一些针灸经络歌诀、穴位谜语等，并且结合专业知识给大家讲一些古今针灸医家出神入化的治病疗疾故事，学生们都很喜欢。

一次偶然的机会，我去学生宿舍了解学生的自习情况，看到三五成群的学生们正在打牌，就问他们为什么不学习。学生回答说："整天都在教室学习，搞得头昏脑涨，现在换一个口味，娱乐娱乐。"离开学生宿舍以后我突发灵感：能不能把针灸穴位同扑克牌结合起来玩，根据穴位的重要性依次排列组合，设定一些计分玩法。在张幼平同学的帮助下，我们以特定穴为选择对象，设计了一种"针灸腧穴牌"。牌上除了穴位的名称外，还有特定穴性质、归经等内容。游戏者可以将自己手中的穴位牌换成同一种特定穴或者同一条经脉的穴位组合，我给这种穴位牌的玩法起了个名字叫"清一色"。结果，同学们开心地说："这下好了，我们可以一边打牌一边学习穴位知识了"。

1987年初，我从武汉调往南京中医学院以后，曾经为在湖北黄石召开的全国首届中医药科普研讨会写了一篇题为《以中医科普为动力，促进针灸的教与学》的文章，接到录用通知后向领导报批，可是院系二级领导都不同意，说一个大学老师应该立足于本职教学工作，搞什么科普？我坚持要去，领导说参加科普会不予报销各种费用。我就要求领导批我的假，费用由我自付，这样才同意我参会。

1992 年我又一次接到在重庆召开第二届全国中医药科普研讨会的通知，院系领导还是不支持，而且因公出差的假也不批了，算我事假，还要扣当月奖金，我还是自己解决的经费。会上，作为东道主的首届全国中医科普委员会主任委员、重庆医科大学老一辈著名中医科普专家马有度教授非常关注和支持我的科普热情，特意免除了我的会务费用，并且让我在大会上交流了如何在大学针灸教学中"寓教于乐"的心得体会和"针灸腧穴牌"。他在大会上说："王启才老师在高等学府工作，能克服种种阻力和困难，坚定不移地走科普之路，实属不易，精神可嘉！"号召全体会议代表学习我热爱和投身中医针灸科普事业的精神，并提议我担任了首届全国中医科普委员会副秘书长。马教授语重心长的话，对我的鞭策、支持和鼓励很大。

那一年单位的年终考评，我果然被学校扣除了月奖、季度奖和年终奖。为此，我对单位意见很大，家属对我的意见也不小。想到让我走得跌跌撞撞，充满艰难、曲折、坎坷的科普之路，当时我心里有说不完的委屈和难受，道不尽的悲哀和无奈！更多的还是寒心、困惑和迷茫，难道大学老师就不能搞科普吗？想当年，卫生部部长钱信忠、外科学家黄家驷和裘法祖、桥梁专家茅以升等可都是科普大家啊！为什么立志从事中医药科普工作，竟然就得不到国家的重视和单位的支持？既然国家和单位就是如此，那么，吃力不讨好、还要倒贴钱的事，家里人又怎么能不反对呢？

在以后 20 多年的工作中，我一直情系中医科普，锲而不舍，努力奋进。在担任中国针灸学会临床分会秘书长的十几年中，率先组建了全国第一个针灸科普学术委员会，多次组织全国各地的专家、教授和医生利用学术会议的机会开展针灸科普宣传、讲座、

第一板块 感悟篇 中医科普名家感悟

89

义诊,还以学会的名义出版了一套《常见病症家庭简易疗法》丛书。

除了针灸专业方面的学术论文、专著外,我还先后发表了几百篇中医、针灸科普文章,出版了近30本中医针灸科普著作。《美味不可多得》获江苏省优秀科普论文二等奖;《针灸健身常识速览》荣获中华中医药学会"新中国成立60周年全国中医药科普图书著作奖"三等奖。

2008年底我退休了,离开了自己的教学岗位,工作重点也就自然转移到了科普方面:加入了南京自然医学会并担任养生康复分会的顾问;分别在南京的金陵老年大学、华夏老年大学和南航老年大学主讲中医养生课程,虽然讲课费很少,但却体现了对社会的一种奉献精神!

尤其是2009年先后被江苏卫视、山东卫视养生节目邀请,聘为中医养生栏目主讲嘉宾,分别主讲了《中老年穴位保健》《儿童穴位保健》《耳朵养生保健》《常见病症穴位保健》《儿童病症用穴宝典》等系列专题节目,一度成为江苏卫视收视率最高(2.7%)的养生保健节目。电视台和笔者本人先后收到大量热心观众的来电或来信,对节目予以高度评价,说这个节目很实用,专家讲得深入浅出、通俗易懂,取穴、操作有示范,一穴介绍多种取穴方法和操作手法,让观众一听就懂、一看就会、一用就灵。"穴位保健"系列讲座节目的成功表明:在当前看病难、看病贵的现实情况下,广大百姓多么需要像穴位保健这样简便易学、实用性强、安全有效的简易疗法啊!

在得到广大电视观众赞誉的同时,节目的成功也受到出版业的高度关注,南京、北京、上海的多家出版社希望能将笔者的讲座尽快出版发行。其中,人民军医出版社的资深编辑王久红的来信感人至深！

　　王编辑在信中说：她从事中医针灸图书的编辑工作 20 多年，出于职业的需要，在北京只要是关于经络、穴位的讲座都去听，电视节目都要看，也买了不少这方面的书。但是看了十几年，也没真正弄明白许多常用穴究竟该怎么做才能取准。一次无意中看到电视上播我的穴位讲座，我每个穴位都要介绍好几种取法，还为不会取穴的老百姓设计了一种"松紧带测穴尺"。她当时一看就明白了足三里的多种取穴方法，因此很兴奋，也很感慨："从来没有看到一个大学教授把穴位知识讲解得这么简单明了，为普通百姓考虑得这么周到，真是太用心、太有创意了！这种着眼于百姓生活需要、扎根于社会深处的治学精神，让我心中的敬意油然而生！"这两年多来，她作为责任编辑，为我先后出版了《图解中老年穴位保健》《图解女性穴位保健》《图解儿童穴位保健》《图解灸疗穴位保健》《图解拔罐穴位保健》《图解皮肤针穴位保健》6 本家庭实用型保健丛书。每本书的开头，都有她发自内心的"编者的话"："一根'皮筋'丈量出的大爱……"

　　河南电视观众姚向杰给我来信说："教授，您好！我太喜欢您的讲座了！全面、系统，通俗易懂，是全国所有中医养生讲座中最好、最实用、最容易学会和掌握的！在您的讲座指导下，我对一些病症如颈肩腰腿痛的治疗已经取得了很好的效果，我还把中风半身不遂的病人治好让他重返工作岗位。我还有更大的梦想，如果有一天我成功了，一定是源于您讲座的推动。期待着天天都能看到、听到您的讲座，我立志做您最忠实的电视观众和出色的学生，今后会更加努力学习。"

　　电视讲座多了，公益讲座频繁了，影响大了，知名度提高了，找我咨询、看病的人也就多了。数年来，对于电话或信访咨询的病患者，我总是做到有求必应、有信必回。

南京一位咨询者信中说："真的好感动！我都流泪了。没想到在这样现实的社会里还有您这样为病人求医指路的好心教授，有您这样的好大夫我心里踏实了……"

安徽有一位农村妇女为她身患类风湿关节炎的丈夫咨询并要求治疗，我几次发手机短信向她耐心了解病情、讲解治法。她给我回信说：为了她丈夫的病，她先后给全国十几位电视讲座专家写信咨询，没有收到一个回信的。抱着一线希望又给我来信，当收到我的第一次回信时，她感动得哭了。后来我还安排她带丈夫到南京来检查治疗……

能不能放下架子，不怕干扰，不怕麻烦，谦虚谨慎，做一个有良知、有同情心、有责任感的医务工作者，这也算是对我们医德、医风、医技、医术的一种考量。

退休 5 年来，我精心准备的《科学养生 健康百年》和《从头到脚的穴位保健》等专题，已经在南京、江苏以及外省市的许多城乡和社区主讲近千场（仅 2012 年、2013 年两年间就有近 500 场次），听众数万人次，深受广大听众的喜欢和好评！南到广州、深圳，北至丹东、哈尔滨，东起上海、浙江，西至云贵、四川，都留下了我实践中医科普之路的足迹。

常言道："一分耕耘，一分收获。"2010 年 11 月，我被中华中医药学会评为首届"全国中医药科普传播金话筒奖"，既是江苏卫视中医养生栏目几十位主讲专家中唯一的获奖者，也是全国针灸界主讲经络穴位养生保健节目专家中唯一的获奖者。2012 年 4 月，在马来西亚召开的国际自然医学大会上，我被美国自然医学研究院聘为荣誉院士。2013 年 8 月，我应邀到新加坡讲了 11 场次中医养生，义诊 5 场次，受益听众 2000 余人。

🍂 讲科普一定要"科学"开道，"普及"搭桥 🍂

几十年的科普实践使我深深地感悟到，讲科普必须要明确两点：一是要求科学性，二是做到普及性。

科学性也就是知识的正确性，你讲的知识一定要科学、严谨、正确、准确，不能违背科学，要经得起推敲。

比如"亚健康"理念，本来是世界卫生组织提出来的，养生本来就是针对"亚健康"的调理行为。但是有的人讲养生却还一个劲地反对"亚健康"，这本身就是错误的。

有一些也在大学、大医院工作，既有正高或副高职称，还拥有博士、硕士学位，却没有真才实学的"砖家"，在给老百姓讲"阿胶为什么能补血"时，竟然说是因为"驴子脾气犟,具有'守而不走'的习性"；"囫囵吞枣"也竟然成了古人为了避免甜食损伤牙齿的"养生智慧"；讲穴位保健时荒唐地传授"跷二郎腿取足三里和刺激足三里穴"的方法，证明"砖家"自己根本就不知道足三里穴在什么地方；也有讲穴位保健的，一边传授错误的操作方法，一边还要口中念念有词地念咒语，这究竟是在宣传科学还是在灌输迷信？！

有的不懂中医、甚至反对中医的医生还煞有介事地讲中医养生，说什么"动脉硬化、脂肪肝、颈椎病、肩周炎、腰椎间盘脱出等都不是病，可以一两个星期不治而愈"，也是站不住脚的奇谈怪论。

还有根本就不是医生的"假行家"也不懂装懂在媒体上讲养生，传授什么"睡觉要两足心对着睡""血小板减少性紫癜要在

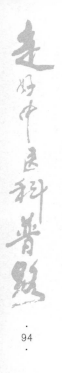

瘀斑处拍拍打打"……凡此种种，不一而足，都是些经不起推敲、忽悠人，甚至是危害人们健康的伪科学。

普及性也就是通俗易懂大众化的问题，这一点非常重要。给老百姓讲科普要多打比方、多举例子，把那些高深的学问变成老百姓的语言。老百姓要的就是简单明了、实实在在能用起来的东西。如果你讲动物实验、对照组、统计学处理什么的，或者哗众取宠、玩弄噱头，老百姓就云里雾里搞不明白了。所以，我们讲科普和从事科普创作，一定要走出课堂，到老百姓中间去。

我讲针灸的时候，"肺经""肝经"就从来不说"手太阴肺经""足厥阴肝经"，你要是说阴阳，百姓就会问你"太阴""厥阴"是什么？就会把简单的问题复杂化。"智者化繁为简，愚者化简为繁"，这一点对于我们也很重要。

还有就是穴位。我讲了这么多科普，从来不讲"腧穴"，都是说"穴位"，这样老百姓一听就懂。有一次一个针灸医师讲穴位"以痛为腧"，他说就是"阿是穴"，这种解释方法就本末倒置了。你可以先提出"阿是穴"，再用"以痛为腧"来解释就顺理成章了。

我也听过很多医学科普讲座。有一次一个专家讲眼科病，先提到一个"瞬目"，主持人问："'瞬目'是什么？"专家说就是眨眼睛，主持人说："你就说'眨眼睛'不就行了吗？"又提到"双重睑"，解释后主持人又说："不就是双眼皮嘛！"你看，只会说专业术语的医学专家，就赶不上主持人说得通俗易懂。

当然，通俗易懂讲科普，通俗得必须恰当，不能庸俗，也不能过分。比如有的科普文章将成形的大便比喻成"金黄、滑腻的香蕉"，这就很荒唐，让人恶心、反感。

通俗易懂讲科普不能违背科学性、正确性这个大原则、大前提。科普科普，一定是科学在先，普及在后。然而，这么显而易见的道理也有人认识不清，我们中医药科普队伍中即是如此。

须知，科普科普，本来就是"科"字领先，"普"字紧跟的。如果缺乏科学性，普及得再好也白搭，反而更害人。张悟本现象不正是最好的说明吗？他的书正是先姓了"普"，而违背了医学道理，信口开河，一派胡言，这才误导了众多中国老百姓，害人不浅啊！

最后还有两点：

第一，搞科普工作的人要吃得了苦，耐得住寂寞。目前在我国，绝大多数地方都不把科普纳入科技成果，也不作为晋升职称的依据，这就是很多正规的科技人员不愿意搞科普的原因。所以，促进科普发展，我们国家的体制和政策、法规也要跟上。希望国家在这些方面立法，激发大家立志科普的热情和创作积极性。现在有的地方已经开始转变了，这是好的开端。

第二，由谁占领科普这个阵地，也是一个非常重要的问题。如果我们正规的中医科技人员没有吃苦耐劳的态度和战胜艰难险阻的精神，不去占领中医科普这块阵地，这块阵地就自然而然会被那些不合法的江湖术士、骗人的假专家们所占据。套用一句中医学术语，那就是："正气存内，邪不可干；邪之所凑，其气必虚"。去年，马有度教授为我的新书《常见病症穴位自疗锦囊》所作的序中就有这样一段话："希望能有更多像王启才教授这样正宗的中医药专家行动起来，走进科普队伍，从事中医药科普创作，让那些伪专家和假大师没有市场，让我国中医养生事业能够沿着正确的方向健康发展"。

开出中医养生一片天

作者简介

马烈光，男，汉族，1950年出生，四川省都江堰市人。1977年毕业于成都中医药大学，1985年至1986年底在上海中医药大学攻读硕士研究生课程。现任成都中医药大学教授、博士研究生导师、养生研究中心主任、中医基础系主任、国家中医药管理局重点学科"中医养生学"学科带头人、国家中医药管理局中医药养生健康产业发展重点研究室养生健康理论体系及创新研究方向带头人，《养生杂志》主编，国家自然科学基金委员会评审专家，国家中医药管理局中医药文化科普巡讲团巡讲专家。被评为全国中医药文化建设先进个人、四川省中医药管理局中医药学术和技术带头人、四川省名中医。兼任世界中医药学会联合会养生研究分会会长、药膳食疗研究分会副会长，中华中医药学会中医养生康复研究分会副会长。应邀担任国际药膳食疗协会执行会长、美国世界养生学会名誉会长、世界健康促进联合会名誉会长、《美国中华医药杂志》第一副总编。在国内外期刊上公开发表论文100余篇，主编国家规划教材4部，主编《中华实用养生宝典》《黄帝内经养生宝典》《养生保健丛书》《中医养生大要》《看体质喝汤》《茶包小偏方速查全书》等科普和学术专著30余种。多次在电视、电台进行养生科普宣讲，并在多个报刊开辟养生科普宣传专栏。多次公派赴美国、日本、新加坡等国讲学，均载誉而归。

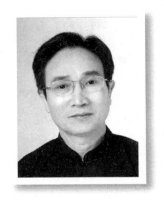

我与养生科普的"姻缘"

　　我与科普的结缘，其实是在不经意之间。作为老教师，我本来从事的是《黄帝内经》的教研工作，几十年天天研究经典、为学生们讲解经典，时常自嘲为"念'经'的和尚"。《黄帝内经》这部中医学经典古籍，"其文简，其意博，其理奥，其趣深"，专业学者通读都不易，要将其科普，太困难了。后来到了 20 世纪 80 年代，我与科普的"红娘"出现了——就是养生，又经几番因缘遇合，才成就了我与科普的不解之缘。

　　几十年来，随着中国科技进步，经济发展，社会物质极大丰富，人民生活水平迅速提高，大众对却病延年的呼声越来越高。同时，中医养生保健凝聚了前人的养生智慧和经验结晶，可以说是"取之于民"。因此，养生必须"用之于民"。养生科普宣传，就是"用之于民"的最佳途径。

　　养生这个"红娘"来得很早，我与科普的"牵手"却有点晚。成都中医药大学于 20 世纪 80 年代开始创建中医养生康复学科，我是学科创始人之一。从那时起，我的研究领域多了"中医养生学"，更想不到的是，从此它竟然成为我的主要研究领域。那个时候，养生还限于专业研究领域，而养生科普的中坚力量在社会，她总是"羞答答"地不理睬我们这些搞专业的。当然，彼时的我还较年轻，"佳人"不认识我也很正常。

　　转折发生在 2003 年。当时，国家中医药管理局决定在护理专业范围内，编写一本《养生康复学》规划教材，这个任务落在了成都中医药大学，几经辗转，又指派到我的身上。经过一番努力，《养生康复学》在 2005 年 8 月出版并在当年新生中使用。该教材是我国高等中医院校第一本关于中医养生的本科规划学历教材（此前只有试用教材），汇聚了我几十年的研究成果，也汇聚了编委们的心血。2006年，该教材被评选为"普通高等教育'十一五'国家级规划教材"。从此，我在校内外声名渐著，又先后主编出版了《中医养生保健学》《中医养生学》（汉英双语版）《中医养生学》等国家级规划教材。

想不到的是，教材的编写和专业领域的小成就，却引来了"佳人"的青睐。进入21世纪，不断有养生科普著作的编写来"约会"我，所以先后主编出版了《中华实用养生宝典》《黄帝内经养生宝典》《养生保健丛书》《中医养生大要》《看体质喝汤》《茶包小偏方速查全书》等科普著作20余种。在这些书中，《养生保健丛书》这套养生科普丛书，着实让人耗费心血。2007年岁末，成都中医药大学与人民卫生出版社联合提出要编撰一套名为《养生保健丛书》的科普著作，分为"食、乐、浴、居、性、动、静、火、药、摩"10本分册，最终确定我担任丛书的执行总编和《食》《乐》两本分册的主编。该丛书已于2010年12月由人民卫生出版社出版，共百万余字。2012年初，我去北京参加会议，化工出版社杨编审希望我编写几本养生科普书籍。经过一年多的努力，于2013年2月、11月，终于编写出版了《看体质喝汤》《茶包小偏方速查全书》《最简明黄帝内经》3本书，共64万字。这几部书风格更加灵活，图文并茂，色彩丰富，更加符合大众阅读习惯，也是我科普路上的一个尝试，还好幸不辱命，发行量可观，年内再度重印。其中，《茶包小偏方速查全书》一书，2013年11月还被台湾绘虹出版社更名为《神奇养生茶包，超对症速效》，以中文繁体字出版，并在2013年11月23日台湾地区"中央研究院"隆重召开的"2013

第四届生活方式与健康国际论坛及世界健康生活方式促进会联合总会第四次年会"上进行推介，与会者争相购买，产生了较好的社会和经济效益。近 5 年来，我参加的科普活动越来越多，还担任了养生科普月刊《养生杂志》的主编，更在媒体上及公众面前宣讲养生，平均每年有 30 多场。在养生"红娘"的牵引下，连国外学者都对其十分感兴趣，相继有日本、法国、德国、美国等国家的专家邀我去做科普宣讲，谈养生合作。踏过千山再回头，我只是一个养生的研究者，为养生科普作的贡献，其实是养生自身的良好发展促成的。不过，看着养生科普在大众中颇受欢迎，我很庆幸当初选择走上了养生研究和科普的道路。

❧ 我的养生科普感悟 ❧

这些年的经历使我深深感到，养生科普要想做到喜闻乐见，又要"沧桑沿正道"，不容易啊！

一、科普养生利己利人

在钻研国学及中医经典的过程中，我逐渐感觉到养生思想的强烈光辉。从《易经》里"君子思患而豫防之"以及未病先防、居安思危的预防为先的思想，到中医典籍里的"上工治未病"，再到其他众多非医界人士的著作中，都贯穿着这条光线，各部分相互融汇、相互辉映，形成了博大精深的养生思想！有意味的是，许多善于养生的前人多高寿，如历算家张苍 105 岁，医学家扁鹊 104 岁、孙思邈 102 岁、王冰 95 岁、孟诜 93 岁、杨济时 99 岁，等等。现代更有因不懂、不善养生而英年早逝的案例，比如企业家王均瑶去世时 38 岁、小品演员高秀敏逝世时 46 岁、香港艺人梅艳芳逝世时 40 岁、爱立信（中国）有限公司总裁杨迈去世时 54 岁、著名演员傅彪逝世时 42 岁……看来，中医养生思想对人类保持健康、延年益寿、提高生活质量极端重要。我们在门诊中也常看到，在当前的医疗环境下，许多患者为"看病贵、看病难"所困，小病拖重、治病缺钱、住不起医院、吃不起好药的窘境不少，令人更加深切地感到懂得养生、预防为主对于普通百姓健康与生活的迫切性，养生问题还事关人类财富的大幅度节省与更合理分配。中医养生学应成为大众的常识与工具，只有这样才能真正起作用，所以养生科普是利己利人之举，值得奉献一生。

二、科普创作"三要素"

在长期科普笔耕过程中，我深感科普创作要具备以下三个要素：

第一，勤于搜集。"长袖善舞，多财善贾"；反之则不然，妇虽巧不做无米之炊，将虽勇亦难作无兵之战。资料贫乏是编撰书籍的致命伤；资料充实，方能在选用时取舍自如、左右逢源、得心应手。这是古今中外治学编书的一条颠扑不破的真理。丰富的原始资料为编撰的成功创造了条件，"粪土之用，有时可与金石同功"。"泰山不让土壤，方能成其大；河海不择细流，故能就其深。"善于搜集材料者是"细大不捐"，以十当一的。

第二，精于鉴别。选材贵精，这是保证书稿质量的关键，也是衡量书稿质量优劣的重要标准之一。养生包含着大量的知识，系统庞大，门类繁多，精华和糟粕杂糅，科普创作时必须做精细鉴别。编撰过程中，"识""术""学"三者缺一不可，且三者之中"识"尤为重要。有了历史唯物主义和辩证唯物主义的"识"，才能高屋建瓴，不为古欺，不为习囿；才能吸收其精华，扬弃其糟粕；才能在真伪纷争、是非难辨的资料堆中，作出果断、正确的裁断。人不敢采，我则采之；人不敢用，我则用之。经典不载，有验必征；名著虽存，无稽必弃。这种实事求是的态度必基于编撰者卓越的"识'加大胆的魄力。

第三，善于编撰。整理创作科普书籍，既要言之有理、持之有据、编之有序，现代科普著作还要求读之有味、图之有趣。古人见解常常是大道多歧，其中孰当存，孰当废？孰为经，孰为纬？孰为主，孰为从？孰为先，孰为后？这些都应搞清楚，写得明明白白，从而收到"览之者易为功，征之者易为力"的事半功倍的客观效果。而现代人的阅读习惯已经与从前大不相同，喜欢轻松幽默、色彩丰富，喜欢知识的片段化，喜欢用通俗的语言表达深刻的内涵，令人思之有理、读之有味。因此，编写科普书籍要比专业书籍下更大的工夫在文字和版面的修饰处理上。

三、众人拾柴火焰高

科普，需要阵地，更需要团队合作。令人欣喜的是，这么多年的科普工作，围绕着《养生杂志》月刊，我也拥有了一个成熟的团队，这也是我的科普之缘。2009年时，我在门诊接诊了一位早期肝硬化伴脾肿大的患者，年近40岁，是某传媒集团的董事长。他当时腹胀便溏，也曾多方医治，自知病情较重，颇觉了无生趣。这类疾病，确实需要像俗语所说的"三分药七分养"，还要结合心理疏导。我在开药外，还给他讲了许多养生知识。并叮嘱他坚持实行，开慰他虽然药物只能缓解症状、延缓病情发展，但只要坚持平日保养，带病延年、带病长寿也是有不少先例的。其实，他因为病情需要，平常就十分注意搜集养生知识，此时再经我点透，顿时对生命重燃信心，明晰了养生方向，而且产生了合作的想法。恰巧该集团正准备创刊一本《养生杂志》，他就趁复诊时，邀我合作，希望能聘请我为杂志主编，为杂志的专业性和权威性把关，并利用杂志平台，共同推广养生，做大养生事业。其实我当时是有顾虑的，因为定期出版的科普杂志比科普著作更加费神，在科学性的把握上稍不留神就可能出现偏差。不过，毕竟养生科普是造福大众的好事，几经考虑，我最终应允。合作至今已4年多了，《养生杂志》也逐渐成熟，为业内外各界人士广知，也使得更多人通过杂志了解了养生、喜好养生，一步步实现了合作初衷。

四、养生科普不离文化

历史上，历朝历代都有专门研究、践行养生的学者，不少卓越的思想家也都为丰富、发展养生作出过贡献。所以中医养生学受传统文化影响极深，其基本观念，如生命观、寿夭观、整体观等，肇基于传统文化，经历代养生家、医学家的不断完善才得以形成；其具体方法，如情志养生法、运动养生法、行为养生法、导引气功等，均来自诸子百家及其传承者的思想和实践，尤其是儒、道、释三家，对养生影响更甚。中医养生学是以古代的天、地、生、文、史、哲为深厚底蕴，以中医理论为坚实基础，融汇了历代养生家、医学家的实践经验和研究成果，从而才形成了博大精深的养生理论体系。因此，养生科普宣传绝不能脱离传统文化；否则，离开中华文化的国学思维方式与术语系统，中医养生学根本无法表达也无法思考，我们也难以传递给大众真正的中医养生。可以断言，无国学则无国医，遑论养生！近几年来，随着对养生学文献整理范围的不断扩大，在非医学文献中，已经发掘出了许多宝贵的养生思想及经验，一些典籍已逐渐列入了中医养生学的必读书目中而为学界和社会公认，如《老老恒言》《遵生八笺》《闲情偶寄》等。我总是对学生们说："研究中医养生学，不能脱离传统文化这个根源，不能剥离其文化性。"将中医养生与传统文化结合进行科普宣传，正是多年以来我率领的团队努力的重要方向。这些年出版的科普著作中我也在尝试着如何将养生文化科普化，尤其在《养生杂志》的主编工作中，更获取了不少宝贵经验。

五、留心处处皆学问

生活中处处都有养生，文化中点滴都是养生，养生科普宣传应该广开思路，着力在儒、释、道等国学经典中继续发掘传承。我们这一代小时候太艰苦了，教育制度也与现在不一样，大多从小练过大量背诵的"童子功"。但这种教育制度，也促成了我们对文化典籍的熟悉，甚至熟读背诵，日积月累，成为一生的宝贵财富。成年之后，研究中医经典，也要旁参文化典籍，这么几十年来，于文化方面确实有所积累。养生出自文化，古代诗歌中就有颇多养生佳句，如唐朝大诗人白居易的诗句"自静其心延寿命，无求于物长精神"，北宋思想家邵雍的诗句"爽口物多终作疾，快心事过必为殃，知君病后能服药，不若病前能自防"，南宋陆游的诗句"吾身本无患，卫养在得宜，一毫不加谨，百疾所由滋"以及"遇事始知闻道晚，抱病方悔养生疏"，等等。中国还有一个很特殊的现象，上自帝王将相，下至平民百姓、文人哲士，很多人都是养生有成的高寿者，也都有养生经验记录，远如春秋战国时的老庄与孔孟，近如清朝乾隆、曹廷栋等。大量搜集和研读这些高寿者的资料，从中挖掘他们的养生精髓，才能使科普言之有物。另外，这些年四处演讲，宣传养生，无形中饱览了祖国壮丽山河，增长了养生见识，领略了其中蕴藏的养生智慧，为我的养生科普提供了感悟和素材，真是留心处处皆学问。

六、养生科普要走出国门

实际上，每个人都需要养生，虽然养生源于中国，但应属于全世界，应该广泛科普，造福全人类。近年来，在先后与日本、法国、德国、美国等国家相关领域人士的接触中，我深深感觉到了这一点。尤其是在美国举办"中国周"活动时，我应邀参加并在多处作养生宣讲，更令我坚定了这一想法。此次活动是由我与美籍华人张元明先生联合发起的。张元明从事的领域是气功与养生，2010年来访成都时，与我相约见面，畅谈养生，甚是投缘，有了合作想法。此后双方远隔重洋，仍保持联系。2012年9月，张元明从美国回中国练功长住，与我有多次接触和思想碰撞，我们突发奇想：何不在联合国总部召开一个世界养生大会，将养生真正推向世界呢？于是，2013年4月上中旬，我办妥签证，顺利赴美主持和参加多项养生学术活动，传播来自遥远东方的养生文化。首先在纽约州立大学发表了题为《〈黄帝内经〉性衰老的超前认识》的主旨演讲，以中医理论经典《黄帝内经》为理论源头和基础，以《素问·上古天真论》为主，兼及《黄帝内经》其他篇章，系统讲述了《黄帝内经》对人的性衰老的认识，并与现代认识相比较，指出了其超前之处。整个演讲务求言之有理、持之有据，语言风趣幽默、妙趣横生，会后讨论气氛热烈，演讲受到了大家的一致好评。其后，我还在康奈尔大学宣讲和演示了药膳烹饪。当时演示的药膳是出自《伤寒杂病论》的一首著名方剂——"当归生姜羊肉汤"。该药膳的原料、制作都十分简单，但是汤鲜肉嫩，色香味俱佳，更有温中补血、祛寒止痛的功效，能强健身体，尤其适合冬天食用。现场观众品尝之后都对汤的味道赞不绝口，对中国药膳产生了浓厚的兴趣，达到了我预想的科普目的。我在美国还出席了在联合国总部召开的世界养生大同修活动，会上携手张元明先生一起传播中医养生及道家养生功法的修炼。不少人都觉得这套养生方法很实用，在身体的运动过程中心情也得到了放松，达到了"形与神俱"的养生目的。由于健康是全世界共同的关注点，所以养生也得到了全世界的认可，那么养生科普就应该走出国门、走向世界，展现养生的魅力，展现国家的风采。

七、科普应该立体化

只要能承载文字的方式都应该是养生科普的阵地。科普应该充分利用各种媒体，包括纸质的、影视的、网络的，现场的、录像的，公开的、半公开的、小团体的等，形成立体的养生科普宣传，尽可能地扩大宣传范围，惠及更多的人。近几年，我收到的演讲、参会的邀请越来越多，加上旅途及住宿花费的时间，几乎占据了日常时间的一半。不过，只要是有利于科普宣传，我就感觉挺有意义的。我经常在电视、电台做养生专题演讲，还应邀在多个报刊开辟养生科普宣传专栏。在立体化的科普活动中，结交了许多专家学者乃至大师级人物，与不少人成了朋友，扩大了养生科普的影响。其中，有几件事情颇值得回忆。

2011年，广东与台湾联合举办的第二届"海峡两岸养生高峰论坛"在台湾圆山饭店召开，我应邀参加。做大会主旨演讲时，借两岸实现"三通"的话头，我提出《养生贵在"三通"》的题目，顿时引起听众好奇。我根据经典，又引用了一些诗词歌赋和历代养生名家名言，将养生当"观念通、气血通、思想通"的"三通"内容略作发挥。想不到，引起了在台下就座的年近九旬的香港道教养生大师朱鹤亭老先生的关注。待我演讲完毕，朱老便拉住我的手兴奋地说："马先生，我终于找到真正懂养生的人了！"并亲笔书写"中国四大国粹，中医学居首位。余拜会过诸多名医，若论融会贯通、触类旁通，若谈实践验证理论、理论指导实践、神意相融而应用者，可谓烈光君耳"的条幅送给我，真是惭愧啊！进一步交流下，十分投缘，遂结成忘年交。此后，一直电话、书信、邮件往来不断，朱老还将平生所著悉数发来，真令我受宠若惊！

2012年8月13日，我应邀赴香港参加世中联国际药膳食疗研讨大会，正逢朱鹤亭老先生为国学大师饶宗颐祝寿。经朱老引荐，我见到了饶宗颐老先生。面对年届97岁高龄的国学大师和长寿老人，我真是求解若渴，于是请教养生问题，可惜我听不懂粤语，不过还是从饶老的手势动作中读懂了耄耋老人的养生感悟。饶老以手指心，我便说："您是说养生重在修心吧？"饶老点头同意。我接着感慨地说："饶老，养生重在修心，也难在修心啊！"饶老立即伸出大拇指表示十分赞同。并即兴书写"道法自然"条幅送给我。与饶老相见虽短，但我感觉两颗养生的心已然激起了强烈的共鸣。

2011年5月20日，在北京大学博雅苑召开了"第一届诚信大会"，我也有幸参加。北京大学儒学研究院院长、中央文史研究馆馆员、中华孔子学会会长汤一介先生受邀作了题为《诚实守信，返本开新》的主旨演讲。会议休息时间，我慕名专寻汤先生攀谈，结果十分投机。汤先生给予了我很多鼓励，更对我主编《养生杂志》表示了肯定和支持，之后还为文史馆及多个中央部门订阅了《养生杂志》，令我备受鼓舞。

最后，自拟小诗一首，作为此文结尾，以飨同道：

清心为治本，

四大尽空虚；

一笑容天下，

顿然无所居；

流水户枢鉴，

顺时风寒却；

醪馔勿求丰，

寿域方可期。

架好中医药通向大众的桥梁

作者简介

宁蔚夏，男，汉族，1956年出生于北京，祖籍山东淄博。1982年毕业于青海医学院中医系，从事中医、中西医结合工作30余年，现为成都市第二人民医院副主任医师，具有丰富的医疗、教学、科研、健教、科普、翻译（日）、管理经验。现为中国科普作家协会会员，中国文字著作权协会会员，四川省科普作家协会常务理事、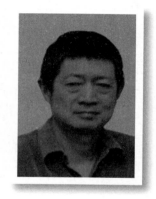医卫科普创作专委会副主任，四川省老科技工作者协会科普创作中心成员，成都市科普作家协会常务理事、副秘书长。曾任中华中医药学会科普分会首届委员，四川省中西医结合学会青年工作委员会副主任委员，四川省全科医学研究会理事、副秘书长，四川省康复医学会委员，成都市社区卫生服务专家组成员（分管健康教育），成都市医药卫生科普协会理事。3项科研成果获得科技进步奖。发表学术论文20余篇、科普文章2500余篇、译文（含学术与科普）400余篇，独著、协编医学科普图书4部，26篇科普文章获奖。先后被授予"成都市优秀科普作家""四川省九十年代优秀科普作家""四川省十佳科普作家""21世纪前十年四川省杰出科普作家"称号。

中医科普——一个终身无悔的选择

在人生旅途中，难免会遇到许许多多的事情，并做出不同的选择，而有的选择，则会决定人的一生。记得那是 1988 年的事，我通过了北京中医学院（现北京中医药大学）硕士研究生的入学考试。接到录取通知书时，内心有说不出的喜悦，硕转博、搞科研、出国……一种难以形容的憧憬随之而来。然而，事与愿违，由于家庭原因，我未能就读。此后，心存不甘的我，并未因此而丧失对事业的追求，阴差阳错地由科研改道走上了科普之路，一干就是 25 年。

俗话说，初生牛犊不怕虎。刚踏上征程不久，我参加了一次全国环保小品征文，一篇有关中药保护的征文继获得成都市二等奖后，报到国家环保局，又获得了一等奖。首战告捷，使我无比兴奋，信心大增，于是就甩开膀子大干了起来，一篇篇中医药科普文章随之而出，飞向了神舟大地一百多家报刊。在创作过程中，我发现季节保健稿子格外受群众欢迎，于是就根据群众的需求，爬上了四季养生的格子，唱出了一首首群众喜闻乐见的"四季歌"，取得了意想不到的效果。25 年从未间断，年年出新，群众更是百听不厌，由此也形成了我独特的短小精悍的"豆腐干"写作风格。对这些形状虽小但营养颇大的"豆腐干"，群众表现出了极大的兴趣，求教和咨询的电话、书信接踵而来，有的甚至将我发表的文章专门剪裁下来，装订成册，而被各种媒体转载的文章更是数不胜数。由此，四川科普界给了我一个"豆腐干王"的雅号。有道是，有心栽花花不开，无心插柳柳成荫。群众的信任和鼓励，以及对营养的充分吸收，使我深深领会到了培根那句"知识就是

"的箴言，也真切地感悟到，科学只有在普及的过程中才能增值，科学只有成为人民群众手中武器的时候才能真正体现出它的价值。

在我的"豆腐干"营养转换成群众防病治病武器的同时，它的能量更是使我眼界大开，惊叹不已。1994年，我分别从药物、植物、食物的角度，拟就了三篇有关桑叶的中医药科普文章，没想到刊出后，这三块小小的"豆腐干"，如石击水，在掀起了一个个小小的浪花之后，终于变成了一股波涛翻滚的巨浪。只见，从南到北，由东向西，上述文章竞相被转载、摘抄、引用、改写，纷纷见诸报端，可谓蜂拥而至，不一而足。很快这三篇文章的信息漂洋过海，传到了日本。嗅觉敏锐的日本人，因"人体所需的三大营养物质在冬桑叶中含量最高"，于是在第二年冬天大量收购中国的冬桑叶，我国桑叶对日出口也因此在这年创下了纪录。这样，三块不足挂齿的"豆腐干"，不仅在海内外产生了巨大反响，而且给国家带来了颇为丰厚的物质回报——外汇。这也成为我国中医药史上的一段趣话！

尤其令我始料不及的是，从上个世纪90年代中期到末期，我根据日本广岛用鱼腥草救治原子弹爆炸伤特别是放射病的经验，撰写的系列鱼腥草治疗放射性损伤的中医药科普文章，进入到本世纪后，竟引起了国内有关科技人员的重视，并进行了动物实验与临床研究。研究成果先后发表在学术期刊上，主要体现在两个方面：一是鱼腥草对实验动物辐射损伤后免疫功能、细胞遗传学、外周血象效果的研究以及鱼腥草总黄酮抗辐射效果的研究；二是鱼腥草对肿瘤患者进行放射性治疗发生的放射性肺炎、放射性口腔炎等放射性损伤治疗。这一成果，使我国在这一领域的研究走在了世界前列，小小"豆腐干"居然推动了我国放射医学和核医学的科技进步。这使我深切感受到，科学只有在普及的基础上才能提高，只有研究—普及—再研究—再普及，科学的雪球才会越滚越大，科学才会飞得更高更远。

为了全身心地干好我热爱至深的中医科普事业，2005年在我工龄满30年时，我向领导提出了离岗待退的申请。医院领导为了挽留我，开出了非常优惠的待遇，不仅要解决我的正高职称并为我提一级工资，还要给我优厚的奖金。但这些都没能打动我，我义无反顾地对领导表示感谢后说："这是我参加工作后第一次、也是最后一次向领导提出要求，请放我回家，我要专心搞科普，干我的事业！"在我的一再恳求下，最后终于如愿以偿。

我放弃研究生未读，至今我的亲朋好友和老师同学无不为我感到惋惜。而我的同事得知我正于当打之年的49岁就办理了离岗待退手续，未能享受名利双收的应有待遇，也无不为我感到遗憾。我的回答很简单，一个人一辈子专心致志做好一件最热爱的事情就行了，中医科普这件事既然做了，我就要做到底。我为此前失去的一切都不感到遗憾，反而为自己能成为科技战线的"轻骑兵"和"特种兵"感到无比自豪，也为能成为深受群众喜爱的"治未病"的"上工"感到无上光荣。

岁月蹉跎，人生无悔，中医科普是我终身的伴侣，是我生命的终极。

❀ 小小"豆腐干"制作不一般 ❀

"豆腐干"的营养和能量是毋庸置疑的，位居全国科普图书出版前列的四川省科普作协曾做过一项科普读物影响力调查，结果出乎调查者意料之外，名列前茅的并不是屡屡获奖的大部头科普图书，而是名不见经传的小块头科普文章。几百字的"豆腐干"，是生龙活虎的"轻骑兵"，短、小、灵、巧为其集中体现。要想制作好上佳的"豆腐干"，并非易事一件，据我25年创作经验体会，需要做到以下十点：

一是**勤学苦练**。人从孩儿到成人的种种动作和行为，无一不是从模仿开始的。要想写好"豆腐干"，也不例外。首先就是要多学、多想、多仿，从学习别人的作品开始自己的写作，看得多了，眼就熟了，以至心领神会，将别人的写作方法进行筛选，融入自己的思维中。在此基础上，接下来就要动手写。要多提笔、广播种、勤耕耘，写得多了，自然就熟了，所谓熟能生巧、百炼成钢就是这个道理。在写作中，千万不要因屡次失败而泄气，须知失败乃成功之母，只要有恒心，必定能成功。成都为全国三大科普基地之一，也是目前国内唯一的世界性科幻基地，这里云集着国内著名的科普、科幻作家，我的中医科普创作生涯就是在这得天独厚的"培养基"中起步的，从中备受锻炼，获益匪浅。

二是**温故知新**。在写作中，要博览群书，博采众长，广泛阅读古代医籍中的养生保健和防病治病知识，汲取其中的营养，填补大脑中的空白，化古人经验为己有，成为自己写作的基础和能量。另外，要根据时代的发展，勤奋学习和研究中医药新知识、新理论、新方法、新技术、新成果，不断开阔视野，将古今经验有机地结合起来，积极开拓新领域，向大众传播新旧俱佳、连贯一致的中医药知识，真正为大众所用。我个人认为，要想做好中医药古为今用的普及工作，这二者是缺一不可的。

三是**选好主题**。无论干什么事情，都要有目标，要有的放矢，目的明确，尤其是短小的"豆腐干"，更要突出重点，切忌大打包围圈，面面俱到。也就是既要有针对性，角度又要小，立意还要新。比如，本人在参加全国环保小品征文中，先是投去了一篇与论文相仿的科普文章，其中包括中医药受环境影响的三个内容。后来，眼看就要截稿，而我的文章仍未刊出，情急之下，找到了编辑。热心的编辑告诉我，我的文章范围太大了，不如就只写受环境影响最大的中药。这一提示，令我茅塞顿开，三天后一篇题为《中药匮乏——当代岐黄的燃眉之急》的科学小品交到了编辑手中。最终此文获得了国家环保局评出的一等奖。此后，当许多人谈及此事时，众口一词地说，主要是题材选得好。

　　四是**锤炼标题**。俗话说，题好一半文，可以说，标题取胜占文章的 50%。特别是现在已经进入了标题时代，读者阅读习惯发生了很大变化，对于铺天盖地的信息，人们尤其看重标题。越是好的标题，越能吸引人的眼球，越能起到画龙点睛的作用。这就要求标题一定要精心锤炼，做到新、奇、巧、趣。比如我曾构思过的标题《冬天的"三点式"防寒》《暑天勿忘御"炎"寒》《"枇杷"善奏"止嗽曲"》《舌尖上的三秋》《中庸之道——长寿之路》《他山之"食"》等，新颖别致、朗朗上口、引人入胜、韵味无穷，对文章的阐释起到了奇特的效果，得到读者的赞许。

　　五是**短小精悍**。小巧玲珑、轻盈洒脱、简明扼要、干脆利落是"豆腐干"的主要特点。对于这种只有巴掌大的文章，贵在短而精，这是制作"豆腐干"的基本功，也是它立足和取胜之处。随着时代的演进，信息的大爆炸，以及阅读物迅猛增多而相对阅读时间缩短，以前所谓的"千字文"，在许多百姓看来，也显冗长，而他们最喜欢现在已经变为小得不能再小的 500 ～ 700 字的"小豆腐干"短文。这就要求作者顺应这一潮流，行文不能有任何拖泥带水，要精益求精、短中求短，从选题到内容，从段落到字句，都要量体裁衣、字斟句酌、去粗取精、去伪存真、精心推敲、细心打磨，只有这样才能更好地发挥"豆腐干"在防病治病中无可替代的"轻骑兵"作用。

六是**突出实用**。实用性无论对科研还是科普都极为重要，特别是科普，更是重中之重。也就是说我们所普及的中医药知识，广大群众必须看得懂、学得会、用得上，一定是有用的。随着生活节奏的加快和自我保健意识的增强，对于越来越多的中医药养生保健和防病治病知识，群众不仅变得越来越实际，而且越来越讲求实惠，他们没有过多的要求，只要对自己、对家人健康有用就行。这就要求中医药知识的普及必须深入浅出、通俗易懂，必须切合群众实际、符合群众需求，与群众的日常生活密切相连，他们需要什么，我们就提供什么。突出短小实用，是"豆腐干"的优势，是其惠及百姓、立足于世的核心所在，离开了它，哪怕是一点点，"豆腐干"即无任何特色可言。当然，要做到这一点，还要和编辑建立良好的联系，因为不同的媒体有不同的读者群，只有这样，才能做到准确无误。

七是**点缀色彩**。文章出彩，是中医药科普文章与中医药学术论文不同的显著标志之一。这是因为它不仅姓"科"，而且姓"文"，从题材上，属于科学的范畴，从文体上，属于文学的范畴，是"用科学全副武装起来的文学"。作为中医药知识的传播，必须要雅俗共赏，要有可读性和趣味性，这样才能吸引读者，产生巨大的艺术感染力，使其百看不厌、百读不烦、爱不释手、弃之不舍，从而达到最佳普及效果。需要指出的是，尽管"豆腐干"是最经典不过的科普文写作形式，即说明文，由于其短小，很难出彩，但必须抓住重点进行描绘和雕琢，也就是说，哪怕是在普及一个很小的中医药知识和方法的同时，都要给大众以美的享受，留下难以忘怀的印象。比如标题的精选，或是开头三言两语讲一个小故事，或是文中引用一句古诗、民谚、格言，或是收尾高度概括地来一句点题的醒言，均可达到这一效果。

八是**善于取舍**。对于人生来讲，也许最难办的就是面对诸多选择时的取舍，做事如此，行文亦然。可以说此二字应该贯穿在"豆腐干"写作之始末，是制作"豆腐干"必须做的不可省略的重要工序。所谓"肥胖是百病之源"，文章过于臃肿，与人体一样，既有碍观瞻，又有害健康，会大大降低整个文章的效果。取舍时应该围绕"豆腐干"短小精悍的特点，从选题时就开始"瘦身"，直至文章完成后的修改。哪怕是至爱，只要是多余的赘肉，哪怕再痛，也要舍得切除，割而弃之。制作"豆腐干"，既要有一丝不苟的精神，又要有大刀阔斧的勇气，该砍的就砍，该伐的就伐，特别是对文章的修改，就是要拿出"舍生忘死"的胆量，进行必要的删除，这样才能充分发挥"豆腐干"以小取胜的优势。

九是**发掘提高**。毛泽东同志曾讲："中国医药学是一个伟大的宝库，应当努力发掘，加以提高。"对此，中医药学术研究与中医药学术普及概莫能外。当然，对于发掘而言，二者出发点和立足点完全一致，但对于提高和发扬，普及的难度较之研究要难得多，因为二者的目的不同。中医科普的任务主要在于把架设在历史电杆上的高压电，通过变压器，转化为 220 伏电压的现代生活用电，实际上就是古为今用，将深奥难懂的古代中医药知识进行"白话"，解读给大众，成为他们手中防病治病的武器。需要有根有据、原汁原味，不能随心所欲进行发挥。然而，随着时代的发展，中医科普也不能仅仅停留在古人的基础上，拘泥于古人的经验，要推陈出新，根据现代生活的特点，加以提高和发扬。比如，本人在研究古人季节养生经验时发现，夏冬的气候特点非常明显，表现为热和寒，而春秋则不同，除了有温凉区别之外，由于是向夏冬的过渡，所以季节的变化非常大，还可以继续划分。于是，本人将春秋分别分成早、中、晚三个不同阶段，创作了春秋饮食养生和春秋防病保健的文章，结果在国内引起了强烈的反响。尤其是《春季饮食三部曲》一文，从上个世纪发表至今，16年来，转载者和抄袭者从未间断，成为目前国内被转载和抄袭最多的科普文章，读者数以亿计，产生的社会效益绝不亚于一项重大中医药科研成果。衡量一篇学术论文价值的客观标准是被别人引用的次数，衡量一篇科普文章价值的客观标准是被媒体转载的次数，在此还应加一句，即被抄袭的次数，盗版越多，说明正版越好。

十是**勇于创新**。事业的发展需要有所发现、有所发明、有所创造，创新是中医进步的灵魂，是中医兴旺发达的不竭动力。学术研究如此，学术普及亦然。本人基于多年中西医结合临床工作经验，发现大众不仅需要现代医学防病治病的保健方法，以及现代医学对生命与健康研究的新成果，也需要源于自然的传统医学养生方术，特别是非药物疗法和无创伤疗法。显然，向大众普及上述医学知识时，采用以往那种单一西医或单一中医的方法，已不能适应时代前进的步伐；而二者兼而有之，才能同时更好地满足群众的需求，尤其是在群众需要了解二者之间的关系时。于是本人本着"洋为中用"和"衷中参西"的原则，不仅于1994年率先在国内提出了中西医结合科普创作的观点，而且在写作内容和写作手法上大胆革新，在中医科普创作中大胆进行中西医结合尝试，不仅创作了大量中西医结合科普文章，而且将其贯穿在本人编著的《春夏秋冬　顺时养生》一书之中。这种新型医学科普表现形式，深受广大群众欢迎，取得了令人满意的效果。

中医科普——心与心的沟通交流

作者简介

金世明，男，汉族，1950 年出生于湖南长沙，祖籍江苏苏州。1978 年毕业于湖南中医学院（现湖南中医药大学）医疗系，1987 年湖南中医学院研究生班毕业，医学硕士。全国著名老中医夏度衡教授的学术助手。1993 年被评为副主任中医师。发表医学论文数十篇，主编、副主编、参编医学著作 10 余部。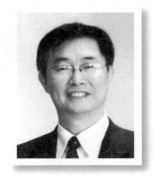1992 年调至广东省中医药学会、广东省中西医结合学会工作。先后担任 4 次世界卫生组织与中国的合作项目和 8 次国际中医药学术大会秘书长。现任中华中医药学会理事、中国中西医结合学会理事、广东省中医药学会副会长兼秘书长、广东省中西医结合学会秘书长、广州中医药大学客座教授、广东药学院客座教授、新加坡科艺中医药学院客座教授、德国天能生命信息能量科学研究院特聘研究员。近年来一直从事中医药文化，特别是中医养生文化的研究，为广东省优秀侨刊《广州华声》杂志《养生古今谈》专栏作者，其《天人合一——中医学的生命观、健康观与方法论》《问道生命，寻回健康——中医养生保健的智慧与方法》等讲座深受欢迎，先后应邀赴美国、加拿大、德国、瑞士等近 10 个国家和我国北京、上海、天津、湖南、湖北等众多省市以及香港、澳门地区作专题学术演讲。2011 年 5 月被国家人力资源和社会保障部与中国科协授予"全国科协系统先进工作者"称号，2011 年 10 月当选为中华中医药学会首席健康科普专家。

🌸 我的中医科普之路 🌸

——科普之路也是学习之路

1975 年，我进入湖南中医学院医疗系学习，毕业后分配到湖南中医学院第一附属医院从事中医临床工作。1992 年调至广东省中医药学会，先后任常务副秘书长、秘书长、副会长兼秘书长。

学会工作可概括为"三主一家"，即学术交流主渠道、对外民间学术交往主代表、科学普及主力军以及科技工作者之家。其中普及科学知识是学术团体直接服务于广大人民群众的一项十分重要的工作。

2005 年，有感于社会上一些人打着"中医科普"的招牌，干着谋取不义之财、欺骗人民群众、严重损害中医声誉的勾当的现象，我开始试写一些中医科普文章，不知不觉踏上了中医科普之路，一晃走过了 9 年的历程。

刚踏上中医科普路，原以为有 30 年中医工作经历，行走不会太难。然而没走多远，就发现自己的知识既不扎实、又不系统，实为贫乏。在这心生惭愧、举步维艰、甚至令人沮丧的时候，却意外发现科普之路也是学习之路，而且是一条最容易激发求知欲望和学习热情的路。

解读中医科普问题的答案在中医，在具有多学科特点、实为生命科学的中医学。于是，我带着中医科普路上一个又一个问题开始了自学之旅。先从各学科最基础的教材学起，继而登门拜访，找名师求教。向《换个方法读〈内经〉》的作者刘明武老师学习国学，

第一板块 感悟篇 中医科普名家感悟

向《疫病钩沉——从运气学说论疫病的发生规律》的作者顾植山教授学习运气学，向《生命（医易）百年历》的作者靳九成教授学习古天文学，向《内经的哲学和中医学的方法》的作者刘长林研究员学习哲学，向《当代中医药生命动力学》的作者金日光教授学习化学，向在上海世博会上引起强烈反响的德国天能生命信息能量科学研究院院长卡尔·海因斯·睿博教授学习物理学，向《人体再生复原科学》的作者徐荣祥教授学习生命科学，向众多的中医、西医、中西医结合医学专家学习医学，向众多的中、西药学专家学习药学，向植物学专家学习植物学，向生物学专家学习生物学……为了更好地学习和掌握生命科学的相关知识，我先后阅读了奥地利科学家埃尔温·薛定谔的《生命是什么》、英国科学家 D. 诺布尔的《生命的乐章——后基因组时代的生物学》、李岭教授的《从 DNA 到中医》等专著，并订阅了中国科学院科学出版社主办的《科学世界》杂志进行学习与研究。

几年自学，使我对"建立在宇宙人生的阴阳五行学说之上"（卢嘉锡、路甬祥语）的中医学有了较为深刻的重新认识，并对她产生了更为真挚的民族情感，深深体会到作为博大精深的中华文化的重要组成部分，中医学的很多大智慧确实应该深入研究、努力践行、发扬光大。而让更多的民众受益，这就是中医科普的出发点与落脚点。

明确了目标，有了方向，还需要寻找方法。

宇宙由 4% 的显物质、23% 的暗物质与 73% 的暗能量组成。而中医学历来强调每个人都是一个小宇宙，强调生命信息与能量和人类的健康息息相关。相对于仅以显物质为绝对研究对象的某些"科学"而言，中医学可称之为一门超前科学，需要紧紧盯着世界科学研究前沿去研究她、揭示她、阐释她、解读她。我逐渐感悟到：抓住中医学所具有的多学科相互交融的特点，充分运用与之相关的各学科的最新研究成果，结合中医养生保健、防病治病的智慧与方法去开展中医研究和中医科普创作，可开辟一条人民群众喜闻乐见的中医科普新途径。

9年来，我边学习、边研究、边感悟、边创作，注重体察群众反映，虚心听取群众意见，慢慢积累经验，认真写好每一篇科普文章，认真准备好每一堂科普讲座，努力将自己融入群众之中，也得到了广大群众的关心与支持。我的科普讲座从广东到省外，再到国外，先后应邀到广东省"岭南大讲坛·文化论坛"、深圳市"幸福人生大讲坛"、佛山市"南风讲坛"、中山市"科协论坛"、东莞市"健康大讲坛"、江门市"市民大讲坛"等讲坛作中医健康科普讲座，四次被广东省委宣传部、广东省科协主办的"广东省文化、科学、卫生三下乡活动"组委会邀请，分别赴广东省阳江、清远、韶关、揭阳地区为当地公务员作中医养生科普讲座，应邀到中华中医药学会主办的"国学国医岳麓论坛"、云南省"首届兰茂中医药发展论坛"作《中医养生保健、防病治病的智慧与方法》专题讲座，并应邀到美国、加拿大、新加坡、马来西亚、泰国和我国北京、上海等省市及香港、澳门地区作中医科普讲座。9年来作科普讲座近200场。2011年应邀在广东省优秀侨刊《广州华声》杂志上开设了《养生古今谈》专栏。同年10月当选为中华中医药学会首席健康科普专家。

❧ 我的中医科普感悟 ❧

——溯文化源头，悟中医真谛

一、医学首先是文化的产物

走好中医科普路，首先要认准并走上中医这条路。

2005 年，我到欧洲参加学术会议。会议交流中，有几位丹麦的西医研究生希望我能用一句话对"什么是中医学？"作一个概括。为了回答他们的问题，我琢磨了一个晚上，概括出这样一句话："中医学是中华民族关于人类生、老、病、死这个课题的思考、实践与总结"。第二天，我和翻译将这句话告诉他们后，他们相互议论了一番，点了点头，算是通过。

那什么是"生、老、病、死"这一课题呢？反复思考后我们就会发现："生、老、病、死"是人类的第一个研究课题，因为自从有了人类，就有了这个课题；"生、老、病、死"还是人类最大的研究课题，因为古往今来几乎所有的人都在自觉不自觉地参与这项研究，没有哪一个课题能有如此多的研究人员；"生、老、病、死"又是一个永恒的研究课题，因为关于"生、老、病、死"有太多的奥秘需要我们去探索、去揭示，而且随着时空的变化，"生、老、病、死"的规律也在发生变化。

世界上所有的民族都在研究"生、老、病、死"，其目的都是追求健康长寿，包括追求个人的健康长寿，追求家人的健康长寿，追求人民的健康长寿。健康长寿又与我们日常生活中的衣食住行、喜怒哀乐密不可分，不同的民族有着不同的生活经历、经验以及由此而产生的生活方式、生活习俗与信仰，最终形成了各具特色的民族文化。医学的宗旨是为人类健康长寿服务，故世界各民族的文化都一定包含有其民族的医学文化；也可以说，没有民族医学文化的民族文化实际上是不存在的。由此推论，医学首先是文化的产物。

中国科学院第三任院长卢嘉锡、第五任院长路甬祥在他们共同主编的《中国古代科学史纲》序言中指出："世界上不同的自然地理环境孕育出了不同文明的源头，也形成了不同的对客观世界认识的思维方式。西方的科学注重归纳、演绎、抽象、分析，而中国传统的学术思想则注重有机整体、融会贯通、综合总体和相生相克，以及依靠悟性产生的智慧，深入认识客观世界的本质。这两种学术思想体系的区别，一个最典型的例子有如西医与中医。西医是建立在细胞学说和解剖知识之上；而中医是建立在宇宙人生的阴阳五行学说之上，以调节人体的阴阳、表里、虚实、寒热的平衡、和谐而达到健康。"

西医学产生于西方文化，中医学产生于中华文化。文化是和而不同的。因此研究中医与西医，如同研究中华文化和西方文化一样，应该是取长补短、扬长避短，相互尊重、相互学习、相互促进，而不应该以一种文化去取代另一种文化，当然也不应该以一种医学去取代另一种医学。而研究中医，首先应老老实实、深入地学习、研究、认识、继承、发扬博大精深的中华优秀文化。

习近平主席（时任国家副主席）2010年6月在澳大利亚出席皇家墨尔本理工大学中医孔子学院授牌仪式时的讲话中指出："中医药学凝聚着深邃的哲学智慧和中华民族几千年的健康养生理念及其实践经验，是中国古代科学的瑰宝，也是打开中华文明宝库的钥匙。"想要真正认识经得起五千年时空检验的中医学，掌握好打开中华文明宝库的这把钥匙，需要学习和研究的知识太多太多。

通过对中医本源的探讨，我们更加清楚地看到：中医学既是创立于远古、从未间断、历史悠久的科学，又是不断思考、不断实践、不断总结、不断发展、海纳百川、与时俱进、历久弥新的科学，故千百年来一直受到中华儿女的爱戴。20世纪以来，也受到世界上越来越多的国家和人民的青睐，受到国内外越来越多的科学工作者的高度重视。从瑞典科技史专家李约瑟的《中国科学技术史》、德国慕尼黑大学东亚研究所所长曼福瑞德·波克特的《人类不能缺少中医》、德国信息能量物理学专家卡尔·海因斯·睿博的《信息能量与中医学》，到中国著名物理学家、两院院士钱学森的《论人体科学》，著名化学家金日光的《当代中医药生命动力学》，中国工程院副院长、著名消化病专家樊代明的《整合医学与传统中医相似》，遗传学专家李岭的《从DNA到中医》，国学大家刘明武从天文历法入手的《换个方法读〈内经〉》……随着多学科对中医的深入研究，随着整个科学的不断进步，中医学所蕴含的养生保健、防病治病、健康长寿、乐享天年等中华大智慧也被越来越多的世人所认识、所接受、所惊叹。

二、我对中医大智慧的粗浅认识

中医学博大精深，充满大智慧，需要我们一辈子去学习和感悟。下面是我近几年对中医大智慧学习、感悟的粗浅认识。

《黄帝内经》开篇《上古天真论》首先论述了健康的完整概念："上古之人，其知道者，法于阴阳，和于术数，食饮有节，起居有常，不妄作劳，故能形与神俱，而尽终其天年，度百岁乃去……故合于道。所以能年皆度百岁而动作不衰者，以其德全不危也。"早在几千年前，中医学就强调完整的健康概念应是生理健康、心理健康与道德健康的总和。试问：一个人道德不健康，他心理会健康吗？一个人心理不健康，他生理能健康吗？所以片面追求生理健康的做法是行不通的。古今中外无数事实也证明：一个人能否健康长寿、乐享天年，道德健康是关键。

"治未病"是中医学的又一大智慧。"治未病"即养生保健、未病先防，"治欲病"即调理亚健康，"治已病"即医疗干预。养生如防火，治病如救火，防火肯定比救火更重要！故千百年来中医学始终强调养生保健为上策，所谓"上工治未病，中工治欲病，下工治已病"。养生离不开生活，《素问·上古天真论》所提倡的"食饮有节，起居有常，不妄作劳""恬淡虚无，真气从之，精神内守"的健康生活方式理论，比世界卫生组织提出的"合理膳食，适量运动，戒烟限酒，心理平衡"的健康四大基石理论足足早了两千年。

中医治病，针对的是患病的人，而不是将"病"抽离于人体孤立对待。中医治病，不提倡盲目、激进的对抗疗法；而是从整体出发，全面地分析因由，动态地审视事物，因时、因地、因人制宜，辨病与辨证结合地进行调治。具体防治疾病，首选食疗，所谓"药疗不如食疗""药补不如食补"；次选针灸、推拿、按摩等各种非药物疗法；当运用药物治疗时，其绝大多数的中药为自然界的花草果实、树根树皮，处处体现自然疗法的特点。

身心同治、身心同养是中医学的传统特色。中医认为，发生在人体的疾病，病因很多，病因各异，但都离不开一定的心理精神因素。患病后，病痛又会引起病人的精神心理产生波动与变化，故治病一定要身心同治。我们每个人都是由形神（形体与精神）组成，故养生也一定要身心同养，而且养生先养心，养生重在养心。

"将心比心"是中医学对历代中医药工作者的严格要求。"见彼苦恼，若己有之，深心凄怆。勿避险巇、昼夜、寒暑、饥渴、疲劳，一心赴救，无作工夫形迹之心。如此可为苍生大医，反此则是含灵巨贼。"（孙思邈《大医精诚》）要成为一名真正的中医药工作者，精湛的医术很重要，但高尚的医德比精湛的医术更重要。

天人合一、道法自然是中医学的理论核心，强调从日常生活到养生保健、防病治病，均应遵循、效法和顺应天地大自然的规律。"顺天者昌，逆天者亡"，我们应牢牢记住天人合一、道法自然这一中医学的大道。

三、《黄帝内经》是一座养生保健的大智库

人民军医出版社出版的《首席专家话健康（二）》一书刊载了我的《养生古今谈四则》一文，其中第三则的题目为："中华五千年的养生总纲——《黄帝内经》论述的第一个问题"。（因此文已发表，故不重述）一些同道阅读后给我来电话，说真没想到岐伯仅用了235个字就将中医养生保健的核心问题阐述得那样清晰而深刻。其实，《黄帝内经》是一座养生保健、防病治病的大智库，每一个从事中医研究和中医科普创作的同道，只要结合自身实践去认真学习、悉心钻研，都一定能从中获得智慧，受益良多。

四、一切科学行为（包括科普）都应自始至终以道德为规范

科普即科学普及，其核心是科学。

科学是人类不断探索大自然客观规律而总结出来的方法论、知识体系和不停止地深入研究并勇于修正自身错误认识的科学精神这三者的总体体现。

人类创造了科学，不断发展的科学又使人类社会得到了飞跃式的发展与进步。今天，科学几乎已经渗透到人类社会的每一个角落，几乎影响到我们每一个人的生活，冲击着每一个人的思想。

面对前人不辞辛劳，甚至不惜牺牲自己生命而创造的科学成就，大多数人怀着崇敬感恩的心情，并继承前辈科学家们那种尊重事实、坚持真理的实事求是的科学态度，继往开来，对大自然的客观规律不断深入地进行探索与研究。他们懂得大自然是人类的创造者与主宰者，其规律是客观存在的，人类不可能发明和创造大自然规律、而只能学习大自然、敬重大自然，老老实实地研究大自然规律、揭示大自然规律，并努力顺应大自然规律去生活，这样才能获得健康、乐享天年。

　　大自然规律是无穷无尽的，面对大自然，人类到今天可能连其规律的万分之一都没有认识到。但某些别有用心的人却以"科学代言者""科学审判官"自居，习惯于用"万分之一"去解释"万分之万"，（实际上这些人连亿分之一的大自然规律都没有认识）不时地挥舞着"科学"大棒砸向一批又一批探索大自然规律的人，连自己的老祖宗也不放过。他们常常给不同方法和见解的研究者扣上"伪科学"的帽子，其实他们自己才是真正的伪科学代表，因为伪科学不仅包括"封建迷信"，同时也包括将某些已知的甚至是过时的局部科学知识绝对化、宗教化的"科学迷信"。这些自居为"科学代言者""科学审判官"的很多卑劣做法与欧洲中世纪迫害布鲁诺等科学家的罗马教廷和宗教审判所的刽子手与宗教卫士们的做法如出一辙。"偏见比无知离真理更远"，这些披着"无所不知的科学家"或"知名科普作家"外衣的科学大骗子最终一定会受到历史和人民的审判，成为民族与科学的败类。

　　科学是把"双刃剑"，既可以为人类造福，也可以使人类遭罪。无数事实证明，高科技犯罪比一般的犯罪给人类造成的破坏更大、影响更恶劣。大量血的教训警示我们，科学如果脱离了道德的指引与监督就会被膨胀的私欲与不义的钱财所利用，其结果不仅是学术论文的做假、科技成果的掺假、各类产品的造假，发展下去是用"苏丹红""孔雀绿""瘦肉精""人造黄油""三聚氰胺"等制造出大量毒害善良人民的日常食品，是使人类的生存环境惨遭破坏，甚至被某些"科学狂人"用来挑起战争、掠夺资源、滥杀无辜、毁灭异族。

"天无私覆，地无私载，日月无私照。奉斯三者以劳天下，此之谓三无私。"（《礼记·孔子闲居》）古代先贤们根据天地日月无私等规律而凝练出人类应大公无私等系列道理。道德，是祖先探索并总结出来的最崇高的大自然规律，是人类的共同价值观。我们需要科学知识，需要科学方法，需要科学精神，更需要科学道德。一切科学行为（包括科普）都应该自始至终以道德为规范。

五、用心学习、用心思考、用心研究、用心创作、用心沟通、用心交流

科普之路从来不孤独，因为绝大多数的民众为追求科学知识早已走在科普路上。科普路上大家都是同行人，都在学习，都有感悟，都是学生，也都可能成为老师。我们的科普文章有没有人看？大家喜不喜欢看？科普讲座有没有人听？大家喜不喜欢听？关键在于我们是否关心民众、了解民众、贴近民众、与民众的心真正相通。

科普，普及的是科学知识，解读的是大自然规律。中医科普更是直接关系到民众的健康，故容不得半点虚假，切不可浅尝辄止、急于求成，更不能道听途说、以讹传讹。科普工作者的每一种观点、每一次解读、每一回推介均应该深思熟虑、实事求是，并有实实在在的亲身体验和可靠的科学依据。"己所不欲，勿施

于人"是每一位科普工作者应遵守的基本道德。

好的科普作品一定是厚积薄发之作。厚积薄发离不开深厚的知识积累，深厚的知识积累离不开持之以恒的学习。"学习"一词提示我们：学要成为习惯。每一位科普工作者都应该具有良好的学习习惯。

思路决定出路，"思路"即思维的路径，"思维"即思想的维度。线性思维为一维，平面思维为二维，立体思维为三维，三维加上固定不变的时间为四维，三维加上流动的时间为五维，五维加上人的情感为六维……不同的思维方式决定了不同的生活方式，也决定了不同的科普创作的结果。每一位科普工作者除了勤于学习之外，还应该善于思考，养成良好的多维思考习惯。

科普路上不会孤独，因为我们与众多追求科学、渴望健康长寿的民众同行，我们也是这庞大队伍中的一员。在这条路上，大家需要相互学习，互为学生，也互为老师。大家都有渴望解决的问题与困惑，需要相互了解，相互帮助。当我们真心贴近民众的所思、所想，用心学习、用心思考、用心研究、用心创作、用心沟通、用心交流，我们就能永远和广大的民众心连心，收获丰富而有意义的人生。所以我给自己的这篇心得取了一个题目《中医科普——心与心的沟通交流》。

乘上新兴媒体之风　拓展中医科普之路

—— 我从纸媒到自媒体的中医科普创作之路

作者简介

　　戚广崇，男，汉族，1956 年出生于江苏扬州。1976 年毕业于上海市中医学校，1984 年毕业于上海中医药大学。上海中医药大学附属岳阳中西医结合医院主任医师，全国著名中医男科专家，国务院政府特殊津贴专家。现任中华中医药学会男科分会主任委员、全国科学技术名词审定委员会中医药名词审定委员会委员、世界中医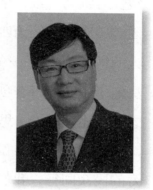药学会联合会男科分会副主任委员、中华中医药学会科普分会副主任委员。从事中医男科临床与研究 30 余年，为我国中医男科学及中医男科学会创始人之一。历任中华中医药学会男科分会不育症专业委员会主任委员、上海市中西医结合不育症特色专科主任、安徽省中医跨世纪学科带头人培养对象首批指导老师、新加坡中华医院技术顾问等职。曾获中国首届百名杰出青年中医称号、颜德馨医学人才奖、上海市职工技术创新成果奖，被评为上海市"三学"状元、上海市新长征突击手标兵。编著或主编出版《实用中医男科手册》《袖珍中医男科处方手册》《男性性功能障碍的自测与防治》等专业和科普著作 9 本。在海内外发表论文逾百篇。

作为一位从事中医男科临床工作近 40 年的医生，发表论文主要是给同行看的，发表科普文章则是给老百姓看的。前者可展示自己的学术研究水平；后者主要是普及中医知识，尤其是中医专科知识，让患者了解中医科普知识的同时，减少误诊和上当受骗的机会，另一方面也等于给自己做了宣传，让更多的老百姓了解你的专业。

❧ 撰写中医科普文章的肇启 ❧

说起我最初撰写科普文章，要追溯到上个世纪 70 年代初。当时我最敬重的徐真先生是我的临床带教老师。他的临床带教颇具启发性，娓娓道来，深入浅出，且治疗颇有效验。徐先生年轻时师从苏州名医李畴人，还曾在上个世纪 40 年代主编《苏报》医药副刊《吴中医药》，文章撰写者大多为医坛宿耆或后起之秀。他本人也不时用笔名或本名发表文章，所撰写的文章大多为中医科普文章，通俗易懂，尤其是医案医话，可谓字字珠玑，引人入胜。我曾复印过这套《吴中医药》，不时翻阅，获益良多。

受此启发我也开始热衷于撰写一些医学小知识在刊物上发表，先是在内部刊物上发表，次数多了就逐步向公开发行的报刊及电台等投稿。记得 1982 年我撰写的一篇介绍中医知识的文章刊登在《健康报》上，不久被某地的一位医生剽窃发表。

30 余年撰写科普文章的经验，使我获益颇多，实际上给自己的专业不断地做免费"广告"。很多患者及家属就是看到我撰写的科普文章，或是听到或看到我在电台、电视台做的科普宣讲以后才了解我的专业，到医院找我诊病，使得我的专科病种愈加集中，临床经验愈加丰富，为自己成为著名男科临床学家打下了扎实的临床基础。迄今诊治的男科患者，尤其是不育症患者逾 40 万人次，可谓很少有人可及。

中医男科是一门新兴学科，尤其是 30 年前从事这项专业的业务人员寥寥无几，而男性专有疾病非常需要有专业医生的诊治。除了针对平民百姓进行中医科普宣教外，为了普及中医男科的知识，我从 1978 年起在国内率先举办了全国中医（中西医结合）男科（不育症）学习（提高）班，至今已经举办了 18 期，参加者包括来自日本、新加坡、泰国、马来西亚、港澳台等的海外学员在内逾 1800 名，并带教研究生和进修医师百余人，被同行誉为中医男科的"黄埔军校校长"。我的学生中有不少人已成为省市乃至全国中医男科的学科带头人之一。

出于信任，海内外的很多同行及学生纷纷将疑难杂症患者介绍到我这里就诊，他们往往对患者讲，我这里是中医男科的最高"法院"，预后如何要看我的判断了。

由于在报刊上发表的男科学方面的科普文章较多，《家庭用药》杂志在 2005 年一段时间里，让我开设了《广崇谈性》专栏，获得读者好评，很多文章在网络上转播。

2012 年 10 月 28 日"男性健康日"前夕，应上海东方广播电台《名医坐堂》专栏节目邀请，我做了一期中医男科科普节目，收到了很好的反响。《名医坐堂》遂邀请我作为嘉宾，又连续做了 8 期中医男科方面的科普讲座，取得了很好的社会效益。

在诊疗之余，我还编著或主编出版了《男性性功能障碍的自测与防治》《实用中医男科手册》《中医不育症现代研究》《中医性医学研究与临床》《中医男科研究与临床进展》《袖珍中医男科处方手册》等科普和学术著作 9 本，在海内外发表论文近 100 篇，发表科普文章逾 500 篇。

由于长期从事中医科普的宣教工作，取得了一些成绩，2010年 2 月在中华中医药学会科普分会改选大会上我当选为副主任委员。

🌸 从纸媒到多媒体的发展 🌸

随着自媒体的异军突起，仅以新浪微博为例，截至 2013 年 2 月注册用户已突破 5.03 亿，而微信截至 2013 年 7 月也有逾 5 亿用户加入，可谓势不可挡。由于自媒体互动性强，传播迅速，而且普通用户不需要广告费，这既给我们中医药学者带来了中医药科普宣传的便捷，也给一些大大小小的"张悟本"们窥视到骗人的机会。如何发挥我们中医药学会的主力军作用，抵制虚假科普知识，揭露假专家真骗子的伎俩，我们为此进行了一些探讨，深刻体会到随着自媒体的兴起，中医科普更需要乘上新兴媒体之风，拓展中医科普之路。

由于网络上的所谓科普文章不经采编人员的编审就可以自行发布，不少科普文章似是而非，很容易让不明真相的读者上当受骗；加上现在不少无良的民营医院为了蛊惑患者上当受骗，也看中了这个市场，经常撰写一些似是而非的文章，或者夸大其词，将一些正常现象误导为病症，一些不明真相的读者因此被"检查""治疗"，甚至无病治出病来。我就利用论坛、博客、微博及微信进行针对性的科普，避免了许多患者上当受骗。

多年来男科领域是一些假专家真骗子最活跃的场所，全国各地的电台、电视台、报刊、网络上充斥着治疗不育症、性功能障碍、前列腺疾病的似是而非的科普知识及虚假广告和骗人专家。最为猖獗的是由于百度等搜索引擎实行竞价排序，让无良医院靠烧钱总是排在最前面数页，很多患者由于不明真相，上当受骗的事儿屡见不鲜。

如阴茎珍珠状丘疹属于正常的症状，而无良医院往往说是性病，进行所谓的治疗，结果导致阴茎的正常敏感性降低，影响了患者的性生活。他们还鼓吹某些中成药可以增大增粗阴茎；对包皮不分青红皂白一律切除；将不育症、性功能障碍等均归咎于前列腺炎，从而采用微波、短波、抗生素、贵重中医药进行治疗，榨取患者的钱财，很多患者甚至到了倾家荡产的地步。为此我撰写了《无辜的前列腺》《治疗阴茎短小最便捷的方法》《莫把正常当性病》《包皮不可一切了之》等科普文章，以正视听。

随着网络的兴盛、自媒体的发展，我于 2007 年 5 月 11 日在新浪网开设了博客，至今撰写医学科普及其他文章逾 1100 余篇，不少文章被新浪网推荐到首页，引起较大的反响。现在我的博客已成为新浪博客的健康名博及元老博主。

2006 年 2 月 13 日我还在广播论坛注册，在谈论广播收音机的同时经常发表一些中医男科的科普文章，并回答网友们的问题，获得论坛网友们的欢迎，也给自己带来了很多好友。

随着微博的兴起，2009 年 10 月 12 日我又开设了新浪微博，不久新浪微博自动给我加 V。2011 年 2 月 16 日至 2 月 22 日期间我还在新浪网开设了三个微群：一个是针对普通网友的"男性健康俱乐部"微群；一个是针对中华中医药学会男科分会会员的"中华中医男科分会"微群；还有一个是我的业余爱好"收音机爱好者乐园"微群。三个微群相比较还是"男性健康俱乐部"微群最为热闹，主要面向网民，宣传男科保健知识，同时回答网民提出的男科方面的问题，目前加入微群的网民已近5千人。我和学会的常务委员兼副秘书长王古道教授、男科专家张文卫教授等人利用业余时间回答网友提出的有关男性健康的问题，解除了很多男性的困惑，取得了较好的社会效益。

2011年3月3日我又在好大夫网站开设了个人网站，撰写医学科普文章的同时利用业余时间亲自回答患者的问题。至今回答了4600余位患者的问题。访问个人网站的网友逾260万。有很多患者处在祖国的四面八方，有些患者的问题只需指导一下便可解惑，不需要到医院就诊。有些患者需要诊治的，我利用我们中华中医药学会男科分会的优势，凭借对很多专家的了解，尽量介绍到我熟悉的当地专家那里就诊，免除了患者的车马劳顿及时间与金钱。

2013年7月21日我又开设了微信，进一步在微信中普及中医男科等医学科普知识，让朋友圈的好友们了解中医男科知识，指导家人的求医问药。

2013年11月我又成为《大众医学》杂志网络版的签约作者，将我新撰写的科普作品及以往发表的医学科普文章，源源不断地发到网络版上。

2014年2月13日我又开设了微官网，将自己以往写的文章及现在写的科普文章及时地发到微官网上，可以方便地利用移动视屏进行观看交流。

由于门诊患者较多，患者就诊的时间相对较少，很多专科知识往往来不及给患者宣讲，我就对患者讲："我的博客、微博及个人网站上有很多相关的文章，您可以查找一下，如有不明白的地方，下次就诊时可以提出来"。如此节省了就诊时间，可以为更多的患者服务，也弥补了门诊时间短、讲解不充分的不足。

很多名人大 V 的个人网站及微博、微信等回答患者的提问往往是由自己的团队或学生回答，而我却每个问题的回答都是自己亲力所为，意在减少差错，由于比较权威准确，获得患者的好评。

🌸 突出特点创造品牌——《双万斋医话》🌸

从医 40 余载感悟颇多，为了突出微博的特点，形成品牌效应，我在新浪微博还开设了《双万斋医话》专栏。说到双万斋名的来历，那还是 30 多年前，当时我喜欢陆以湉的《冷庐医话》。那时的夏天，我的小书屋兼卧室酷暑难当，既无风扇，更无空调，几无静心看书之可能，所以曾将"书斋"名之为"热斋"，与"冷庐"相对。结婚搬家后居住环境稍有改善，没有酷热之苦，遂改书斋名"双万斋"，寓"读万卷书，行万里路"之意。

《双万斋医话》专栏以随笔的 140 字形式，记录临证心得、读书体会、治病验案、逸闻趣事等，现略举 10 例如下：

第 1 则：孔子曰："食色，性也"，饮食与性欲、生育密切相关。长期素食者往往性欲、生育低下。出家人素食一则避免杀生，二则持久素食会影响睾丸分泌雄性激素及精子，这两类东西往往由动物蛋白合成，由此可以"六根清净"。因此性欲低下及不育患者需检讨饮食方面的问题，荤素搭配，庶几事半功倍。

第 2 则："旷久情浓，积久精厚。"前句喻夫妇久别后情浓似新婚，后句喻久旷后精不得泄积蓄较多之谓。很多不育不孕医生往往嘱咐患者平时禁欲，等排卵期再行房事。其实研究发现精子活力最好的时候是禁欲三四天，超过一周活力明显下降，反而降低受孕的可能，因此随心所欲胜于机械排卵期房事。

第3则：为男孩的将来幸福计，做家长需关注孩子外生殖器。今天遇见一28岁结婚3年不育男子从温州赶来上海诊治，查为双侧隐睾并于年前做了隐睾下降术，然精液检查多次均为无精子，生育希望渺茫。由此告诉家长，在婴儿时就需关注外生殖器是否正常，若发现隐睾，在2岁前动手术对以后的生育相对影响小。

第4则：余沥两滴又何妨？常有男性询问，小便后总有一两滴尿液余沥弄到内裤，为此烦恼不已，有以为前列腺炎或前列腺增生，有以为老之将至惶惶不可终日。我常说你们家的自来水龙头关了以后是否也会滴下几滴，尤其用了一段时间？人也如此，乃为正常情况。只需保持卫生，每天清洗，内裤天天换便可。

第5则：不射精症属中医精关开阖失灵，现较之25年前大为减少，那时我调查占不育症的21%，现仅不到1%。以往不射精大多因性知识缺乏而致，患者绝大多数无自慰而有遗精；现时不射精绝大多数有自慰而无遗精。前者治疗相对简便，性知识指导加中药，疗效颇佳。后者复杂，需禁欲等性指导加中药庶几有效。

第6则：医生要给患者信心，有的人阴茎偏小，患者有自卑，不能雪上加霜地说是偏小了，我往往说谁说偏小了？我看蛮大，只不过你的角度不对，或者说你看得少，我见多了，不小！如此可以解除很多患者一辈子阴影。实际上也是，阴茎如体型，有高矮胖瘦之分，没有好坏之别。只要能进入阴道性生活都是好阴茎。

第7则：未雨绸缪需预防。下午遇见一位结婚9年、避孕8年、准备生育1年的患者，查精液发现无精子，睾丸检查很小。

这种情况时常遇见，建议患者在计划生育前对自己的生育能力要有一个评估，如果有问题应该尽早治疗或考虑不要延迟生育。似这位患者不说白白戴了8年的避孕套，即使治疗预后也不佳。

第8则：借广播电视网络报刊传播，保健品在中国大行其道。我将其归纳为以下四类：男人补肾壮阳，女人美容丰乳，小孩益智增高，老人延年益寿。由于监管不力，广告往往夸大其词，主持人能说会道，和"托"互动，对于不明真相者有很大的蛊惑性。经常遇见一些人服了保健品，旧疾未除，又添新病。

第9则：门诊与网络上经常有人把尿分叉作为前列腺炎的依据，其实两者没有关系。简单比喻：用水管浇花，捏住水管前面水流才会分叉。捏住后面不会分叉，只会使水流缓慢。同样道理，前列腺在后面怎会引起尿流分叉？可能为尿道球腺分泌物引起。但一些无良民营医院往往拿此说事，招揽不明真相的患者。

第10则：疗效的好坏主要有以下三个因素影响：一是病症的轻重；二是医者水平的优劣；三是是否遵医嘱坚持治疗。其一最重要，病轻易治，病重难治，甚至神仙难以援手。其二，医生优者痊愈者多，劣者不愈者众，慎选医，《黄帝内经》中早有言及。其三，不遵医嘱坚持治疗，三天打渔两天晒网者，疗效难以佳良。

❧ 发挥学会主力军的作用 ❧

我作为中华中医药学会男科分会的主任委员及科普分会的副主任委员，不断思索怎样发挥学会团体主力军的作用，充分利用分会强大的专家群优势，与虚假科普知识以及假专家真骗子争夺新媒体的战场。尤其是在每年的10月28日男性健康日之际，我都要联系报刊、电台、电视台、网站，组织学会的委员撰写中医男科方面的文章发表，举办中医男科知识专题讲座并组织义诊活动，获得了很好的效果。

为了利用一切机会宣传中医药科普知识，扩大我们正规军的力量，我鼓励中华中医药学会男科分会的委员和会员利用微博、博客、微信、论坛等积极开展中医男科知识的科学普及活动，并对一些宣传男科健康知识的好微博互相顶贴，扩大影响。

此外，我还充分利用好大夫网站的平台回答患者提出的问题，并将一些真正的专家介绍给患者，既扩大专家的声誉，也使得很多患者避免被一些骗人的广告忽悠。而这些回答可以同时转发到微博上。通过近3年的运行，取得良好的社会效益，学会的不少委员获得了患者的赞扬，在好大夫网站上给予赠送红花的表扬。

2012年10月我到海南博鳌参加了由中华中医药学会主办的以"关注男性健康"等为主题的"全国第七次中医科普高层论坛"，这是中华中医药学会科普分会历史上第一次专题高峰论坛。适逢第13届"男性健康日"，在开幕式上我做了《全社会要关注男性健康》的主旨演讲。

漫漫中医科普之路已逾30年，既有写作的艰辛，又有发表的快乐，更有读者认可的欣慰。

有幸成为不幸的中医

作者简介

　　曹东义，男，1958 年出生，河北衡水市人。1988 年毕业于中国中医研究院，取得硕士学位。河北省中医药研究院副院长、主任中医师，河北中医学院硕士生导师，河北省第四批师带徒指导老师。兼任中国哲学史学会中医哲学分会常务理事，中华中医药学会亚健康分会副秘书长，河北省中医药文化交流协会副会长、中医学会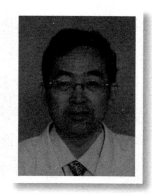常务理事、中西医结合学会呼吸专业常务委员，《燕赵中医药丛书》执行主编、《中医药与亚健康》杂志主编、《国医年鉴》副主编。拜国医大师邓铁涛、朱良春先生为师，临床善治呼吸道疾病、风湿病，调理亚健康。主持国家和省级多项课题，发表论文 80 余篇，出版《中医外感热病学史》《中医群英战 SARS》《回归中医》《捍卫中医》《关注中医》《中医近现代史话》《永远的大道国医》《中医大智慧》等著作 12 部。

时光飞逝，转眼之间我步入医林已近 40 年了，没想到会成为一名中医科普工作者，无论是业余的，还是专业的，都不曾奢想过。最初走上科普的道路，说起来，还要算 2006 年经历反中医思潮的沉渣泛起，像是偶然，也是必然。回看往事，值得感谢的人和事很多，应该汇报的体会也不少。

一、经历反中医思潮，为捍卫中医成了科普宣传员

我清楚地记得，2006 年 5 月 12 日是星期五，下午 6 点钟左右，李恩教授给我打了一个电话，长达 20 分钟。他告诉我，当年的《医学与哲学》杂志上刊登了一篇《告别中医中药》的文章，是中南大学科学技术与社会发展研究所张功耀教授写的。这篇文章的内容很有问题，要"以文化进步的名义、以科学技术的名义、以生物多样性的名义、以人道主义的名义"批判中医，得出结论说"我们有充分的理由，彻底告别中医中药"。

听着李恩先生的电话，我先吃了一惊：发生大事了！

李教授接着说，他认为张功耀这样做太出格、太过分了，对中医、中西医结合的成就一概不知、不谈，只说古代中医的缺点，看问题太片面。这个人还是个大学的教授，竟然写这样的文章，可是已经发表了。最后，李教授让我回头找这篇文章看看，再和他一起找几个人商量商量，用什么形式予以批驳。

我上网查询这篇文章，它正以"征询意见稿"的形式广为散发。很多青年人，由于对中医不太了解，或者虽然学习过中医但体会不深，或者目前处于正在找工作的彷徨迷茫阶段，到处转贴这篇文章。"郑声"足以"乱雅乐"，更何况该文肆意歪曲历史，蓄意污损中医中药，并且高举着四面显赫的旗帜，来势迅猛。许多网站以"废除中医""废除中医中药"为主题词，以"中南大

学、北京大学'校报'强文"为招牌，大肆传播。就像电脑病毒一样，各大网站竞相传播，已是满城风雨。

这篇文章的影响是显而易见的。

说实话，我当时对网络并不熟悉，见到了这篇文章，初看之后就震惊了。决定出击，仓促上阵，撰写了12000字的《奉劝张功耀：迅疾告别固执与偏见》，并且在石艺杰科长的指导下贴到了网上。文章的主旨就是灭火，跟着张功耀转，就事论事批评他的错误，指出他有违史实的大量错误，也说了他立论不当，有损中医事业的重大危害。

5月16日周二，我的研究生朱胜君帮我找到了《告别中医中药》及同期的几篇文章。仔细对照，发现了更多的问题，一股意在否定中医的思潮在泛滥。

张功耀已经由地下结网扩张转到了地面上，明目张胆地向中医界挑战了。他说："没有任何一个'爱国者'具备了理解和保守中国旧文化的能力"。我批判说："张功耀的目的十分明确，毫不掩饰，就是要'告别中医中药'。因此他采取的措施与余云岫一样也是硬刀子。只不过余氏的硬刀子是提案，而他的硬刀子是网络。他们都不是批评中医'不科学'的地方，不是帮助中医改良，而是要革中医的命。"张功耀在这段话之后得意地说："何必绕圈子，拐弯抹角呢！"

看到他的疯狂，我坐不住了，连连出手。紧接着发出了《不能放任张功耀〈告别中医中药〉泛滥》，希望招引战友，一同应战。同时把稿件发给邓铁涛先生、朱良春先生、《中国中医药报》和《医学与哲学》，不久就来了回音。从此也就步入了捍卫中医的战斗，写了很多好的科普文章，出版了一些宣传中医的作品。

经历过这次反中医思潮，我认识到：中医被歧视的历史已经有一百多年，长期被认为不科学，受到不公正待遇，需要世人重新认识中医的价值。我也因此逐渐走上科普的道路。

二、热心中医临床和科研，没有准备做科普

我出生在河北省衡水市，从小生长在仲景村，却没有想过要当一名中医。记得我1975年初进入公社医院学医的时候，我的启蒙老师张西平先生是个西医，而且他是长篇小说《平原枪声》里肖家镇教会医院传教士培养的西医，曾经是县医院内科颇有声望的医生，因为五七年反右下放到了我们的小医院。他对三位老中医很客气，也经常开他们的玩笑。我住在药房里，负责抓药、进货和输液打针，也管做饭和消毒，甚至还是计划生育小分队的宣传员。不忙的时候，三位老中医常和我聊天，给我讲高血压分几型、感冒需要辨证论治的时候，我就如坠五里雾中，理解起来很吃力。上大学之后，还经常追问"肾是如何纳气的？""如何证明肝属木？"等等，让老师一时难于回答。

恢复高考后，我成了"河北新医大学中医系"的大学生，后来这所学校变成了河北医学院、河北中医学院，再后来又合并成河北医科大学，2014年中医学院又分出来，成立了独立的河北中医学院。河北中医的命运，也在这颠来倒去的变化里，起起落落，坎坎坷坷。

我在大学期间，随着学习的深入，逐渐矫正了看问题的角度。毕业后很长时间，才痛苦地认识到：学习中医，必须穿越时空，回归本源，从古人看世界的方法论里，找到解开中医术语的窍门。要正确理解中医，必须从还原分析的微观探索，上升到人与天地相关的整体思考。1985年，我考取了中国中医科学院余瀛鳌先生

的硕士研究生，在研究生部上基础课的时候重温中医经典，在导师的引导下系统学习中医历代名著，并且到北大进修古代汉语、目录学、版本学、校勘学等，才逐渐理解了中医学术理论的独特价值。我的硕士论文也从研究《肘后方》的文献构成，转变为对"宋金元伤寒学术源流"的探讨。

毕业后，我到了河北省中医药研究院工作，一边跟随高灈风、马新云等名老先生临证，同时接受了一个很"吃功夫"的课题——"扁鹊秦越人生平事迹研究"。扁鹊是司马迁认定的"中医宗师"，围绕着他的生平事迹、学术贡献，前人众说纷纭，形成了一系列的谜团，等待后人破解。为此，我在河北省图书馆里查阅各种书籍、资料，前后长达两年多，查阅了大量的古代文献。该课题研究成果得到京、津、冀、川、陕、湘十几位医史文献专家的好评，也获得了河北省卫生厅 1993 年的科技进步一等奖。

这些学习和锻炼的经历，丰富了我的古代文化知识，提升了我的古代文化素养。

为了开展临床工作，单位派我到河北省四院进修神经内科、心血管内科，为我成为中西医结合硕士导师提供了一些基础支撑。

三、拜师问道，传承中医为中华

我 2001 年晋升为主任中医师，此前一年已经"具备"了研究生指导老师的资格，站在了传承中医的前沿。如何接过接力棒，不走样地把中医学术传承下去？这是历史的责任，也是时代的难题。

2003 年初 SARS 疫情爆发了。多年没有发生传染病的大流行，中医历史上的伤寒学派、温病学派大展神威的时代不存在了。面对如此凶险的新疫情，当代中医如何应对？从一开始，我就关注这个事情，并且在信息逐渐公开、北京疫情十分严重的时候，也试着三次上书卫生部建议重视中医现实作用，重视中医历史经验。后来，申报了河北省和国家的相关课题，撰写了系列评论文章，出版了《中医外感热病学史》，主编了 50 万字的《中医群英战 SARS》。在此过程中我还有幸认识了著名中医学家邓铁涛教授和朱良春先生，再后来参加优秀临床人才项目，得以拜师门下，使自己的认识和水平得到了很大的提高。

2004 年 11 月，我去广州参加邓铁涛学术思想国际研讨会，邓老在会上作主题演讲《中医与未来医学》，深深地震撼了我的思想。从他的论述里，我感到了中医战略思想的力量。我认识到：一个人应该被点燃，如果不被点燃，就永远是堆柴火，既不能发光，也无法放热。

2005 年，我到南通参加"首届著名中医药学家学术传承高峰论坛"，30 多位弟子在台上讲继承体会，名师台下指点迷津，别开生面。"名师高徒聚首南通，传承中医为我中华"的会标，把中医的胸怀展示给世人。我滥竽其间，受益匪浅。2006 年初，我主编的《中医养生读本》出版了。同年年底在广州召开的名师与高徒大会上，出席会议的几十位中医药专家联合署名，发表了《告全国青年中医书》，以回应网络签名取消中医的闹剧。这个闹剧的出现，反映了中医传承的严重问题，也引起国家高层领导的关注。我有幸参与起草该文，得到了很大的锻炼。

2007 年，我出版了《回归中医》《捍卫中医》《关注中医》；为配合"中医中药中国行"活动主编了《中医药知识普及读本》，这本书的主要内容被国家中医药管理局网站"文化"栏目转载，并获得中华中医药学会"新中国成立 60 周年全国中医药科普图书著作奖"二等奖。

2008 年，朱良春先生讲述、由我整理的《走近中医大家朱良春》出版，该书图文并茂地展示了当代中医学家的风采。《走近中医大家路志正》也用同样的手法写成，并于 2009 年出版。2010 年河北省中医药管理局组织编写"燕赵中医药丛书"，我担任执行主编，出版了《河北中医五千年》《河北中医名师图录》《养生保健手册》；同时我还编写出版了献给建国 60 周年的《中医近现代史话》《永远的大道国医》，试图用现代语言，把中医的成就与学术原理介绍给大众。

四、宣传中医，必须重视现代传媒

一百多年来，很多名人有意无意地抹黑中医、丑化中医，使大众逐渐远离中医、不选择中医，这也是近代以来中医药逐渐淡出人们的视野，被边缘化的重要原因之一。即使新中国成立后出台了中西医并重的好政策，在现实生活之中，中西医并重仍未能完全实现。这就需要广大中医药从业人员，利用各种途径宣传中医，向大众做中医药的科学普及工作。

学术创新是中医事业发展的动力，科学普及是中医药事业繁荣的重要手段。当代的科学普及工作，一是要将中医药知识纳入中小学教材，二是要重视现代新传媒的作用。利用电视、广播、互联网宣传中医药知识，其方便快捷、受众广泛的优点，是书籍、报刊等传统平面媒体所难以具备的，是当今非常重要的传播途径。

2011 年，我受国家中医药管理局机关服务中心孙涛主任委托，担任《中医药与亚健康》杂志的主编。这本双月刊的大科普杂志图文并茂，凝聚了很多时尚元素，开卷之后有一股视觉冲击力，让人难以割舍，不得不读；细读之后，很多科普文章直奔心田，得到了苦苦思索的养生大道，看了还想再看。该杂志目前已经出版了 14 期，侧重介绍亚健康防治知识，传播中医文化，介绍名医名科名院、名厂名店名牌产品，并且每期都是国医大师做封面人物，深度介绍他们的感人事迹。善莫大于救人，国医大师们在治病救人的繁忙工作中，成就了事业，践行了中医的养生之道，在耄耋之年还在传道解惑，传承中医学术。他们不仅是中医学子心目中的典范，也是广大民众渴慕的养生明星。在此前后，我还担任《国医年鉴》的副主编，主持《特色医案》与《杏林故事》栏目稿件的采编。

2012 年，由我担任执行主编的《河北中医名家经验集》《河北中医高徒经验选粹》出版。我还主编了《挺起中医的脊梁》，批驳方舟子的"废医验药论"；出版了《中医大智慧》，宣传中医历史成就。

我参加了河北卫视"爱健康"电视讲座，作为嘉宾，介绍中医药如何预防感冒，如何调理身体、治疗咳嗽。5 集视频资料放在网上，很多观众来电话咨询有关问题。我还在山西卫视、新浪网、河北电台等做访谈节目，宣传中医知识。此外，我在中医药论坛网"曹东义"专版当版主，实名注册回答网友们的提问。这个论坛在中医界影响很大，我主持的板块非常活跃，既扩大了自己的视野，也在一定程度上传播了中医药知识。

回首近 40 年的中医路，得到的帮助非常多，应该感谢的老师、朋友也难以计数。今后我将一如既往地继续努力，不断学习，做好科普，把中医的优良传统承接过来并传递下去，弘扬中医学术，造福广大民众。

寓专业知识于中医药科普之中

作者简介

梁永宣，女，1963年出生，山西太原人。北京中医药大学1985年本科、1991年硕士、2006年博士毕业。现为北京中医药大学医史文献学教授、博士生导师、图书馆副馆长，兼任中华医学会医学史分会主任委员、农工党北京市第十二届文化工作专门委员会副主任委员、北京市中医管理局中医药文化科普研究基地负责人。被评为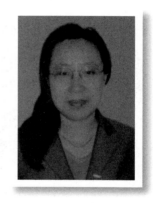国家中医管理局中医药文化科普巡讲团巡讲专家，国家中医药发展综合改革试验区工作先进个人，全国中医药文化建设先进个人。长期从事中国医学史、世界医学史教学，研究方向为宋代医学发展史、中外医学交流史。在各类专业及科普杂志上发表论文70余篇，2006年6月博士论文《宋以前金匮要略方流传史研究》获香港求是科技基金会求是科技奖学金一等奖。主编《中医药学简史》《带您走进〈金匮要略〉》《元邓珍本〈新编金匮方论〉》《医林撮要》等著作，2012年主编人民卫生出版社十二五规划教材《中国医学史》。曾重点参与北京市中医药数字博物馆建设，并主持完成养生保健馆任务。主创《青少年中医药文化知识普及读本》《中医启蒙三字经》《中医健康养生谣》，主要应用于北京市中医管理局主办的地坛中医药文化节。

中医药学是中国传统文化中遗留的瑰宝，也是极为少见的、其理论和实践知识自诞生之日起跨越千年后直至今天仍然能发挥很大作用的神奇体系。进入 21 世纪后，随着中国经济的飞速发展，人们的健康养生意识逐步增强，在中医自身理论和治疗思路研究尚未完美的情况下，社会各界也开始纷纷关注中医药的理论思维和治病原理。因此，作为一名专业从事中医基础学科教学与研究的学者，在自觉与不自觉之间，走上了中医科普之路。

我的中医科普之路

笔者的中医科普之路是在研究医学史专业的同时逐渐起步的。2002 年，北京市中医管理局组织建设了中医界独具特色的北京中医药数字博物馆（http://www.tcm-china.info），经过若干次反复改版，最终形成了目前的名医馆、医疗馆、宫廷医学馆、中药馆、针灸馆、教育馆、科技馆、养生馆、国际交流馆等虚拟博物馆，之后又在中文各馆的基础上于 2006 年 8 月启动了英文版，经过一年时间完成了 9 个主题展馆建设。整个工作取得了可喜的成绩，受到中医界的一致赞赏，特别是英文版还获得了 2011 世界信息峰会大奖。该奖是国际上唯一由联合国教科文组织专门针对数字内容的大奖，是全球互联网领域的最高奖项。北京中医药数字博物馆角逐"电子健康与环境"组别大奖，从 160 多个国家报送的 460 个参赛作品中，被评为该组别的 5 个最优秀作品之一，成为当年中国获奖的 2 个项目之一。

截至 2008 年，笔者主持完成了上述数字博物馆中养生保健馆的建设项目，并重点参与了总馆建设和许多协调工作。由于工

第一板块 感悟篇 中医科普名家感悟

149

作中需要反复与制作网页、动画、视频等的计算机公司人员接触，要将较为深奥的中医药知识向不了解中医的合作者表达清楚，同时还要与他们合作，共同用丰富多彩的形式表现中医，因而深刻体会到普及中医药知识的重要性，同时我也在工作中逐步积累了中医药文字科普化的初步思维。

众所周知，2006年年末，互联网上以中南大学张功耀为首，采取征集取消中医的签名措施，掀起了反对中医的浪潮。此举受到了国家中医药管理局的强烈谴责，并由此出现全国各界关注和学习中医药知识的热潮，可以说这是历史上前所未有的中医发展机遇，特别是医史文献专业出身者，逐步有多种机会参与面向社会各界的中医药知识宣传工作。2009年1月15日，北京市人民政府出台了《关于促进首都中医药事业发展的意见》，在推进中医药文化建设与国际交流的具体任务中，提出"中医药知识要在中小学进教材、进课堂，提高对中医药文化的普遍认同"。这些措施立刻得到了北京市中医管理局科教处的贯彻落实，屠志涛处长希望笔者能牵头编撰针对青少年的中医药知识读本。重任在肩，又没有太多可供直接借鉴的写作经验，但还是迎着困难，立即组织了以北京中医药大学年轻学者为核心的团队承担了文字写作任务。在专家顾问团的建议下，我们参考了以往出版的各种中医名家名人故事、中国文化精华文库目录等书籍，经过几次修改，最终确定以"博大精深的中医""历史悠久的中医""贴近生活的中医"为主线来描述中医；在具体写作过程中，获得青年教师教学竞赛一等奖的赵歆博士创造出三段式写作手法，即采用"读一读、学一学、想一想"的格式，受到大家的一致赞同，有效地提高了原文的可读性。

《青少年中医药文化知识普及读本》文字完成后，经北京出版社中医编辑室文字加工处理，并组织花火动漫画工作室构思插图，最终由北京市中医管理局科教处统一部署协调，2009年5月由北京出版社正式出版发行。这是较早针对青少年的中医药文化知识普及读物，在2009年"第二届北京中医药文化宣传周暨首届地坛中医药健康文化节"上，由小学生代表接受了赠书，并于同年9月荣获中华中医药学会"新中国成立60周年全国中医药科普图书著作奖"特别奖。目前此书已应用于北京市中小学的中医药知识学习环节中，并被国家中医药综合改革试验区——北京市东城区卫生局广泛应用。

有了创作经验，团队成员又再接再厉，继续承担重任。2009年末，我与本校的赵歆、甄雪燕等人又联合创作《中医启蒙三字经》，这是另外一种风格、面向中小学生及广大群众的中医科普读物，分为序、医理篇、诊治篇、四季篇、起居篇和名医篇共六小节，重在引导习读者学医理、修品德、塑健康。作品分别在2009年12月29日"国家中医药发展综合改革试验区"东城区建设启动会、2010年5月"第三届北京中医药文化宣传周暨第二届地坛中医药健康文化节"开幕式、2010年9月国家中医管理局"中医中药中国行"启动会等仪式上由小学生朗诵，同时还在地坛中医药健康文化节中以展板形式宣传，收到了意想不到的效果。

2011年5月，笔者又组织团队创作完成了《中医健康养生谣》，在"第四届北京中医药文化宣传周暨第三届地坛中医药健康文化节"开幕式上，由小学生代表、医护人员代表、解放军代表、中医药文化服务志愿者代表、健康市民代表与主持人组成的6人小组共同配乐朗诵此作品，成为文化节的一大亮点。这一成果被多家新闻媒体报道，引起社会各界的极大兴趣。

鉴于笔者组织的团队在中医药科普宣传方面做出了一些业绩，北京市中医管理局决定在北京中医药大学成立"中医药文化科普研究基地"，这是由市中医局在北京市内授予的第一家以宣传中医药文化知识为核心的科普研究基地。2012年3月10日，"北京中医药文化科普研究基地"授牌仪式在北京中医药大学图书馆举行。它的成立，充分体现出管理层对高校中医药文化科普工作的关爱与重视。当天，北京市中医管理局和大学领导，以及来自中国中医科学院医史文献研究所、日本茨城大学、北京大学、中国科学院、中国社科院、中华中医药学会、北京藏医院、华夏出版社、中医古籍出版社、故宫博物院图书馆等各行业、多学科的40多位专家学者出席启动仪式。之后，基地聘请了36位名誉教授，充分开展了多种活动，其指导思想在于以中医药知识的科普研究为重点，宣传中医药知识手段多样化为核心，培养中医药科普研究人才为导向，更好地传承和发扬以首都为核心的中医药优秀文化，打造具有北京特色的中医药文化宣传教育阵地。

2013年以来，科普研究基地邀请各行业人士举办了九次人文讲坛，分别围绕国外医药传入，印度医学，日本汉方医学，周易与藏象学说，中医传承之路——施派祝氏传承，汉画像石与中医学，中医古籍研读点滴心得，文革时期的中草药运动，媒体认识、传播、思考中医的方式等主题，进行了中医药知识的多视野、开拓性宣传，收到了良好的效果，极大地提高了广大师生对中医体系中人文知识内容及医学发展史的客观认知。

🦋 我的中医科普感悟 🦋

中医药知识深奥复杂，涉及知识面广，一般人容易望而生畏，因此撰写中医药科普作品时，构架其主要内容是非常不易之事。在从事创作和推广宣传过程中，笔者有以下体会：

一、充分利用原有的教学经验和知识结构

作为中医医史专业出身的教师，笔者自 1992 年起开始从事中医史教学，所教授的学生均为理科毕业的大学一年级新生，课程安排基本在九月份入学后的开课第一周。学生中除个别家庭背景外，几乎都没有学习或了解中医药知识的途径，也无相关基础，但他们对祖国医药学体系充满热爱，倾注了深厚感情。这些情况与科普书籍所面对的读者非常相似，因为无论是青少年还是一般社会人士，在中医药知识面前，其知识背景是相同的。因此大学的教学基础成为写作时的良好参考，由此也可为构建中医药科普知识读物写作大纲奠定良好的基础。同时，笔者在每年的教学活动过程中，都会在授课前和课程结束时充分征求听课学生的意见，分别请学生填写两份材料：课前征求他们的建议，了解所希望学习的中医药知识的具体内容；课后听取建议，看他们通过学习医学史课程是否增加了对中医思维的了解。这些调查内容后来成为编写中医科普书籍时的重要参考。

中国医学史课程虽然是中医院校学生入学时的必修课程，但因与中医学基础、解剖学等医学专业课安排在同样的时间，学生在重视程度上必定会出现差异，这迫使老师在教学中必须注意讲究授课的趣味性。与此相同，在写作中医科普书籍时也会出现类似现象，文字创作中需时时注意内容的通俗性和故事性，做到生

动有趣。平时授课时所讲述的中医发展中的重点，自然也成为科普知识的核心内容，如书籍——《黄帝内经》《神农本草经》《本草纲目》；人物——扁鹊、华佗、张仲景、李时珍、孙思邈；事件——中国历史上第一个国家药局校正医书局，中国医学的分科知识，近代取消中医的运动，中医对传染病的认识等。上述这些都是大家所关注的热点。事后经调查了解证实，这些内容得到了阅读者的充分认可。

二、关注中医药知识中令人好奇的知识

中医史内容的描述，主要目的在于使读者理解中医的基本思维，一般读者对中医药的好奇和不理解之处，也是科普创作中最需要加强说明之处。如中医基础理论知识中的"八纲"所包含的阴阳、寒热、表里、虚实等概念。而平时接触最多的中成药，也是向大家传授基础知识的入门捷径，如众所周知的"六味地黄丸"，其来历、用法、治病原理等，都是十分生动的专题。但是，应避免写作时直接解释中医概念的方法，最好从人们了解的自然现象入手，在此基础上再描述中医理论。如从药铺门前的招幌谈到阴阳，从医生开的处方谈到不同中药的功效等，应注意循序渐进。同时，与中医相关的其他学科知识，也是讲解、宣传中医药知识的重点话题，如道教、儒教、佛教知识对中医药的影响，外来药物传入中国对中药、方剂学的影响等，也是非常值得深入探讨的问题。

三、讲解中医药可采用中西医对比思路

中医药知识内容丰富、思维独特、体系复杂、学问深奥，但其疗效显著，引人入胜，使学习者产生极大兴趣。在宣传过程中笔者还发现，由于中国多年来的教育模式，大多数人已经形成了

习惯于接受西方思维的特点，对中医药框架模型十分陌生。因此，面对首次接触中医的人群，需要利用其已经具备的知识基础对新知识加以说明。如讲述中医的望闻问切四诊、情绪致病、因人因时因地治疗等较专业的内容时，可将其适当地分类比喻为西医的生理检查、病理诊断、对症治疗等形式，可加深对中医深奥理论的理解，避免对中医体系的望而生畏，也可使听众抛弃误解，达到正确认识中医的效果。

四、从事科普宣传要热情加谨慎

近十年的中医药科普之路使笔者深刻认识到这是一条漫长、艰辛之路。特别是在宣传现场或者媒体传播较为广泛的情形下，往往会因听众的咨询热情而出现语言表述时的不慎重，这一点更须引起科普工作者的高度重视。在宣传过程中，笔者经常提醒自己要注意：科普讲解不等于随意发言，通俗易懂不等于信口开河，专家不等于通才，要充分了解科普宣传与疾病治疗的关系。根据读者或听众的不同，应正确引导人们客观认识中医，不过分夸大中医药的诊疗作用；对于一些因苦于疾病而急于诊治的患者，应减少在非医疗场合为其做出结论，更不适宜过度教授治疗方法和处方用药细节。应重点建议患者前往正规医院就诊，防止出现意想不到的事件，这是为患者着想的切实举措，也是保护中医药科普宣传人员的可靠手段。

总之，中医药科普之路虽然坎坷不平，但付出的同时也会有很多收获。作为中医人，特别是医史研究者，应该感谢科普平台使原有的专业知识又有了新的用武之地。笔者愿徜徉于此，坚定不移。

在中医科普创作中快乐一生

作者简介

　　王国玮，男，1960年出生，北京市人。首都医科大学附属北京中医医院内科主任医师。出身中医世家，自幼随父王鸿士教授（北京市名老中医，著名中医疑难病、肝病专家）学习中医，1987年毕业于北京中医药大学。现为北京中医医院副院长，兼任中华中医药学会亚健康分会副主任委员，北京中医药学会师承工作委员会主任委员、肝病专业委员会副主任委员以及科普专业委员会副主任委员。

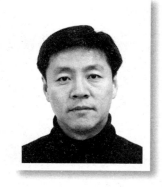

在治疗慢性乙型肝炎、肝硬化、脂肪肝、酒精性肝病方面积累了丰富经验，提出"百病从肝治，治肝先实脾"的治肝思路。在《中医杂志》《中医药学报》上发表论文30余篇，主编《伤寒瘟病燕京医学四流派》《肾病诊疗》《王鸿士肝病临证精华》《王鸿士临证经验实录》。参加中央电视台《健康之路》、北京卫视《养生堂》、北京广播电台等多家媒体节目录制，在《北京晚报》等报刊上发表科普文章1000余篇。2006年以来出版《50种常见病的饮食疗法》《十大常见病的中医调养》《上医治未病》《食物是天然的药物》《中医体质的饮食调理》《王国玮肝病中医调养》等科普著作。2010年获"全国中医药科学普及金话筒奖"，2011年入选39健康网"中国健康年度总评榜年度优秀科普院长"，2012年获健康时报年度科普风尚奖。被评为中华中医药学会首席健康科普专家、北京健康科普专家。

科普让我改变生活

从 1991 年我发表第一篇科普文章至今已是 23 个年头了。从当初的喜欢写文章到现在的热爱写文章，从不会写科普到现在善于写科普，从写科普只是一种爱好到现在已是我生活中的一部分。从科普中感悟人生，改变人生。

作为一名中医医生，我在长期的临床实践中发现，许多疾病在治疗过程中，配合治疗很关键，而这些患者并不知道，从而影响到治病的疗效，甚至加重了病情。如我的第一篇科普文章《咳嗽禁食橘》。当患呼吸系统疾病产生咳嗽时，一般人认为橘子是止咳化痰的良药，所以就拼命吃橘子，岂不知止咳的良药是指橘皮而非橘肉。《本草纲目》指出，橘子生热生痰，橘皮清热化痰。而人们生活中肯定是吃橘子，把皮丢掉，其结果是咳嗽逐渐加重。把这个生活中的误区告诉患者及其家属，不但让他们消除了误解，还提高了临床治疗咳嗽的疗效。这篇文章的发表，除了帮助提高临床疗效，也给了我继续写作科普文章的动力和快乐。此后，我又写了许多疾病治疗中患者如何配合治疗的文章，受到读者欢迎。我的第一本科普著作《五十种常见病的饮食疗法》2006 年出版，2008 年又在韩国出版发行。成功的喜悦溢于言表，以后又先后出版了《十大常见病的中医调养》《上医治未病》《食物是天然的药物》《九种体质的饮食调理》《王国玮肝病中医调养》，其中《食物是天然的药物》《十大常见病的中医调养》还在香港出版发行。

小时候，自己曾有个愿望，就是长大要当播音员。而我的父亲是全国名老中医，从小就让我背诵中医书籍，长大了子承父业，做了中医大夫。但是，儿时的愿望却没有忘怀。于是我就在电台做科普直播，讲中医疾病的预防和养生知识，一干就是5年，在北京电台、中央人民广播电台讲了近百期节目，回答听众上千个问题。在这期间也督促自己学习了许多医学知识，提高了临床与患者的沟通能力。在电视上做科普应该是2001年开始的，第一次非常紧张，甚至腿直抖动，以至后来都不敢看这期节目。后来逐渐适应了电视节目的录制。记得有一年秋末冬初，媒体报道，北京的冬储大白菜卖不出去，于是我就与一位营养专家一起在中央电视台做了一期《萝卜白菜各有所爱》的节目。因为电视台的传播影响非常大，因此，大白菜销路很好，自己没想到做科普不但可以传播知识，还可以做公益事情，这给了我意外的惊喜。

作为中华中医药学会首席健康科普专家及北京市健康科普专家，近20年来我一直坚持在报纸、杂志、电台、电视台、网络上开专栏、写文章、做节目。先后在中央电视台《健康之路》和《生活567》栏目、北京电视台《健康北京》和《养生堂》以及《身边》栏目、山东卫视《养生》栏目、辽宁电视台综合频道《健康一身轻》栏目以及中央人民广播电台、北京广播电台录制、直播节目，在《人民日报》《健康报》《法制日报》《北京日报》《北京晚报》等报刊上发表科普文章1000余篇，被中央人民广播电台聘为百家医学顾问。2010年获得"全国中医药科学普及金话筒奖"；2011年入选39健康网"中国健康年度总评榜年度优秀科普院长"；2012年获年度公众最喜爱科学传播人提名奖，当年还获健康时报年度科普风尚奖。

近10年来，在科普写作的同时，我还在清华大学、北京大学、中央党校、国家行政学院等高校和外企各大公司、企事业单位、社区举办中医养生讲座几百场，收获很大。比如给东城社区的百姓讲了 3 年，每月讲 1 次，从疾病预防到四季养生，从中医文化到《黄帝内经》，从 50 人的小课堂讲到 150 人的大讲堂，使中医文化内涵、中医养生深入人心。在给青年企业家讲课时，我总是强调"生病起于过用，养生重在坚持"的道理，讲得最多的一个课件就是《养生从中青年开始》，使他（她）们深受启发。我的体会是，科普使专业知识不断丰富，与患者沟通更加顺畅，临床疗效不断提高，对医学最新进展也有很好的了解。可以这样说，科普帮助我与患者之间架起了一座沟通的桥梁。

写科普、讲养生就必须身体力行。"法于阴阳，和于术数，食饮有节，起居有常，不妄作劳"是《黄帝内经》的五大养生原则，我将之翻译成现代语言就是四化——"**生活规律化、饮食科学化、运动坚持化、心态平和化**"。我是这样说的，也是这样做的：作息非常规律，晚上 11 点睡觉，早上 6 点起床；饮食不挑食、不偏食，定时定量；平时走路上下班，每天走 5 公里或 1 ～ 1.5 小时；心态平和。按此方法坚持了 20 余年，到目前为止，我身体良好，一切慢性病均未发生，亲身体会到了中医养生的智慧。科普让我感悟人生；科普使我增长专业知识、提高临床疗效；科普让我改变生活方式，有一个良好的心态和健康的身体，使我深刻领会中医的博大精深。从事中医科普已是我生活中重要的组成部分，今后我要在中医科普创作中快乐一生。

🌿 我的中医科普感悟 🌿

从事中医科普创作至今已有 20 多年，这期间让我感受到做医生的责任，感受到普及医学知识的快乐，感受到人生的价值。

从早期一篇百余字的小文章到后来的几千字大论述，从一篇文章的发表到在多家媒体开专栏，不断实践探索，积累了一些写作经验，愿与同道分享。

一、科普写作生活化

科普写作必须生活化，因为广大的老百姓没有学过医，有的对医学知识只是一知半解，要想把复杂的医学简单化，让普通百姓看得懂、用得上，就必须生活化。比如，我曾经在一家报纸开设专栏《王大夫私家菜》，讲的是常见病的食疗。开这个专栏的灵感是因为我曾经写过的一本书《五十种常见病的饮食疗法》卖得非常好，于是想到，民以食为天，食疗养生是大众的关注点，所以才开了这个专栏。而选择的食材大都是人们日常生活中的水果、蔬菜、肉类，方便易行是其特点，也就是说，老百姓看后马上能做到，因此受到读者的欢迎。在中药里有近百种既是中药又是日常人们生活中的食物，如何把它们真实的功效告诉大家是中医人的责任。于是我写了《食物是天然的药物》一书，内容涉及山药、萝卜、木瓜、山楂、蜂蜜等20种常见的食物。后来在电视中也曾经讲过"神仙之食是山药""润肺止咳话百合"等多种药食同源的食物，这些与市民息息相关，收到了很好的效果。

二、理法方药要清晰

写文章最主要是中心思想突出，层次分明，类似于中医所说的理、法、方、药和君、臣、佐、使。比如我写的第一篇科普作品《咳嗽禁食橘》，一看题目就一目了然，完全知道这篇文章告诉大家的主题。内容是佐证中心思想的。我在《北京晚报》开设的《二十四节气养生》专栏，主题分明，贯穿一年的主线，但每一个节气各有区别。虽然每篇文章都分节气民俗、节气特点、节气养生三个部分，但是每篇都会结合当时节气与往年的不同以及人们的关注点来写。如有一次乘坐公共汽车时，看到三个小学生手里拿着冰棍，一边坐车一边吃，当时是四月底，还有几天是二十四节气中的"谷雨"，于是我就写了一篇文章《谷雨夏未到，冷饮莫先行》，文中列举了过食寒凉对儿童身体的危害。这样的文章读者看后就会感觉很有趣味。

三、面对人群要分清

针对不同媒体的科普文章，因读者群不同，写作的方法和内容也不同。如报纸科普分三类：一是大众性的晚报、晨报。这些报纸写作要讲时效性、大众化，换句话说就是要把专业术语变成大白话，让所有年龄的人士看得明白。二是医学行业报纸，如《健康报》《中国中医药报》等。这些报纸读者大多是专业人士，只是所学、从事专业不同，因此在这些报纸写科普要达到一定专业水平，专业人士看后觉得有水平、有内涵，而非专业的大众人士也能看得明白。三是非行业报的健康类报纸，如《健康时报》《生命时报》等。它们刊登的全是医学科普文章，读者以具有一定健康知识的老年人及慢性病患者为主。他们更需要的是看得懂的专业文章，能从中找到针对自己的有关预防疾病、配合治疗的知识与方法。我在《北京晚报》上就发表了一系列有关儿童就医的误区的文章，如《儿童患病家长不能代其就诊》《儿童患病家长不能自加药量》等。在广播电台做科普与写文章又有所不同，它大多是直播。因此，要积极准备，以提纲为主，要有时效性，语言要生动，中心思想、逻辑思维清晰，有层次感。此外，在准备阶段要把与本期节目主题相关的内容准备充分，因为广播还有一个职能，要回答直播中听众电话或短信提出的各种问题。通过上百次的广播科普直播，我不但积累了播音做科普的经验，也通过查资料做准备，提高了中医基础知识、专业知识的水平。

四、通俗易懂是关键

近年来，在电视上做中医科普，使广大观众认识了中医，了解了中医文化的魅力所在，也使百姓认识了我。在医院里、大街上、商场中，经常被百姓认出，自己也有了成就感。与写科普文章、在电台做科普相比，在电视上做科普要求要高很多：一是选题要新颖，符合观众需求；二是准备要充分、严谨；三是要注意节目形象，讲得要生动，吸引人的眼球，同时要克服紧张，避免生活中的一些习惯动作和口语。通过几十次的电视节目，尤其是不同电视台、不同栏目的实践，我的中医药科普逐渐走向了专业化、大众化、立体化的传播。在中医养生讲座中，要根据不同人群采取不同的演讲方式。如对于退休的老同志，在讲课通俗易懂的前提下，还要与生活密切相关；对于中青年企业家们，讲课更要用数字说话，把发病率告知他们，使他们认识到健康的重要性；对于知识分子，要把讲课内容系统化，可以讲深入一些，举例说明，事实胜于雄辩。

总之，通过近年来报纸、杂志、电台、电视、网络等大众媒体的科普传播，我的写作水平、传播能力有了很大提高。通过几百场的科普讲座，拉近了我与百姓的距离，了解了大众对医学知识的所需。而最大的收获是明确了科普的重要性，提升了专业技术水平，感悟到中医的博大精深，认识了中医的文化内涵与魅力所在。

科普在专业深造中升华
专业在科普创作中提升

陈四清，男，1967年出生，江苏
射阳人。中医学博士，主任中医师，
国家中医药管理局中医药文化科普巡
讲团巡讲专家，全国首批百名中医药
科普专家，江苏省中医优秀临床研修
人才，江苏省六大高峰人才，全国中
医优秀临床研修人才。国医大师周仲
瑛教授嫡传弟子，1999年以来一直随
师临诊学习。曾任《南京晨报》卫生
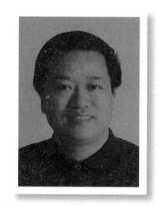

保健版编辑、《乔医生信箱》专栏主持10余年。熟练运用中
西医双重手段抢救各种危急重症，专攻肝病、肿瘤、腹泻、
亚健康、瘙痒性皮肤病等中医药防治，提出了"湿热疫毒是
乙肝的根本病因""癌毒是导致肿瘤发生发展加重的根本因
素，祛邪消癌应贯穿肿瘤防治的始终""治疗痤疮非清肝泻
火解毒重剂难以取效"等学术观点，擅长运用麻黄治疗各种
疑难杂症。参与编写《中医内科学》函授教材、《中国传统
临床医学丛书：中医内科学》《中国传统临床医学丛书：中
医急诊学》、新世纪全国高等中医药院校规划教材《中医内
科学》以及《乙肝防治没有那么难》。

164

我自 1986 年上大学后，就开始利用业余时间从事科普创作，迄今已近 30 年。回顾自己科普创作的历程，从当初只能发表在学校校报上的小豆腐块，到后来成为《南京晨报》的兼职卫生版编辑、首批全国百名中医药科普专家、国家中医药管理局中医药文化科普巡讲团巡讲专家，享有大量约稿和应接不暇的科普讲座等。伴随科普创作的成功，我已从当初一位普通的大学生，成长为如今中医内科学临床博士毕业、拥有高级职称的中医肝病学专家。科普创作虽然花去我不少业余时间，但并没有影响我专业方面的发展，相反却促使了我专业研究的深化，科普创作与专业深造相辅相长，科普在专业深造中升华，专业在科普创作中提升。

❧ 我的中医科普之路 ❧

一、科普在专业深造中升华

专业知识是科普创作的基石与源泉，我的科普创作历程大概可分为三个阶段，而每一阶段的飞跃，都与专业水平的升提有关。

第一阶段：豆腐块文章阶段，时间：1986 ～ 1996 年。

我在 1986 年考入南京中医药大学中医系专业后，就开始尝试给校报投稿。第一篇发表的文章题目是《夕阳正红》，是我大学一年级结束后的暑假采访老家村医务室的一位老中医后写的社会实践稿，没想到真的会变成铅字在校报上刊登出来，尤其是当学生会的干部夏有兵将五毛钱稿费交到我手中时，我十分激动与兴奋，以至于将那五毛钱放在笔记本里珍藏了好几个学期都没舍得用掉。因为这是我的第一笔稿费，也是我人生第一次自己挣的钱，因此现在想起来仍然心潮澎湃。

之后，在大学阶段我又写了一些小豆腐块文章，既有医学科普方面的，也有一些新闻报道，在学校也渐渐有了点小名气。

真正标志着我进入科普创作领域是在我工作以后。1991年我大学毕业被分配到江苏省中医院，我的恩师——南京中医药大学的王启才老师介绍我加入了省科普作家协会。王老师是我国资深科普专家，科普创作经验十分丰富，他耐心辅导我进行科普创作，教导我如何选题、如何向报刊投稿等。在他的指导下，我的科普创作知识迅速丰富起来，科普创作量也开始加大。那时我在医院急诊科工作，由于学的是中医，而接触的病人往往需要采用西医手段，我因此对各种急诊病种的中西医诊疗手段有了全面认识与掌握。季节更换、气候变化，则急诊病种亦随着变化，这为我提供了大量真实、有趣的写作素材。我写得最多的是一些时令保健方面的文章，从中医、西医两方面讲清道理。如春天肝火易旺，提醒人们防范高血压病、溃疡病的发生；冬春更替气温变化快，提醒市民"清明前后要防旧病复发"；夏天提醒人们不要过于贪冷，写出了"盛夏勿忘护阳气"；秋天气候干燥，"要防燥邪伤人"；冬天如何"吃得暖洋洋"等等。由于这些文章切合时令，因此很受读者欢迎。

第二阶段：报纸专栏主持阶段，时间：1996～2005年。

1996年，为了进一步提高自己的专业水平，我毅然放弃优厚的工作条件，脱产攻读硕士研究生。因为以前在急诊工作近6年积累的经验，以及200余篇科普文章创作的经历，自己对医学科普文章的创作方式、选题已得心应手了，一些复杂的医学问题往往也能用很通俗的语言表述出来。那时正好新华日报社新办了一份早报——《每日桥报》，其中有一版是卫生保健专版，当时的责任编辑胡泊在编写一个《乔医生信箱》，知道我对内、外、妇、儿各种疾病的诊治原则均有一定了解，因此就邀请我做了该栏主持，这一做就做了15年。

《乔医生信箱》是一个导医栏目，"乔"的含义有二：一是瞧病、看病的意思；二是取《每日桥报》的谐音。该栏目自从《每日桥报》创刊以来，一直保持着当初的风格、宗旨未变，采取一问一答的方式，每日一出，每天四篇左右，而且不插广告，读者来信基本保持"原汁原味"，尽量坚持来信必答，因此深受读者的欢迎，一直是《每日桥报》（现《南京晨报》）的名牌专栏，2003年曾被《新华日报》评为最佳专栏。

由于在医学科普方面做出的成绩，本人也被南京科普创作协会吸收为理事，被南京自然医学会委以食疗养生分会副主任等职，也经常被外单位邀请进行一些科普讲座。

第三阶段：报纸兼职编辑阶段，时间：2005～2010年。

2003年我博士毕业，2004年进入医院感染科工作，临床经验也更加丰富了。2005年5月《南京晨报》卫生保健专版编辑外调，考虑到本人长期担任《乔医生信箱》专栏主持，并经常为卫生保健版撰写文章，又是临床一线医生，中医内科临床医学博士毕业，晨报领导就聘请我担任该版兼职编辑。

担任了《南京晨报》的兼职编辑后，由于要负责组稿、审稿，视野一下开阔了许多，不但自己撰稿、写稿能力提高了，写作的范围也更广了，再加上本人是临床一线医生，因此更能把握预防保健方面的动态以及疾病防治的最新进展，文稿的科学性也得到了保证，故而深受广大读者欢迎。许多读者甚至明确表示，他们订《南京晨报》，就是为了看卫生保健版，就是为了看《乔医生信箱》。正因为如此，2007年初，《南京晨报》在激烈的竞争中，获得了"江苏手机报"的举办资格。

一分耕耘，一分收获。由于自己在科普领域的不断努力、探索，科普创作经验日趋成熟，除先后在《扬子晚报》《服务导报》《南京日报》《金陵晚报》《家庭医生报》《中国中医药报》《新华日报》《新民晚报》《生活与健康》《家庭中医药》《祝您健康》等10余家报纸和杂志上发表各类科普文章外，我还先后担任了《常见疾病信号》《家庭常备药》《教师健康手册》《的士司机健康手册》《对付乙肝没有那么难》《乙肝病毒八大克星》等20余部中医药科普著作的主编或副主编工作。曾被评为《家庭医生报》优秀作者，2006年11月又荣获首批"全国百名中医药科普专家"称号，2007年9月任中华中医药学会科普分会委员，2009年9月主编的《新农村卫生保健》荣获"新中国成立60周年全国中医药科普图书著作奖"一等奖，2010年10月荣获中华中医药学会"全国中医药科学普及金话筒奖"，2003年3月被聘为国家中医药管理局中医药文化科普巡讲团巡讲专家，定期获邀赴各地进行科普巡讲，科普之路越走越宽广。

二、专业在科普创作中提升

科普创作的过程十分辛苦，要花费很多业余时间。开始我以为会影响自己在专业方面的发展，但随着科普创作不断取得成果，我发现科普创作不但练熟了我的写作技法，更促进了我专业知识的深化与拓宽。概括起来讲，有三个方面的能力得到了显著的提升。

第一，科普创作拓宽了知识面，提高了诊治疾病的能力。

科普创作涉及的面很广，尤其是《乔医生信箱》，读者会咨询各种各样的问题，生理的、病理的，范围涉及至内科、外科、妇科、儿科、耳鼻喉科、骨科等几乎所有临床科室，什么问题都有人问。为了回答这些问题，倒逼我去查阅相关书籍与论文，时刻关注一些疾病的最新诊治进展，久而久之就提高了自己的知识面，当临床遇到其他科的一些疾病时就十分轻松了，不知不觉中提高了诊治疾病的能力。

第二，科普创作提高了与病人交流的能力。

科普创作必须使用通俗、浅显的语言，尤其是一些医学知识十分深奥，不经过反复酝酿、修改，很难表述清楚、完美。而与病人交流也是这样，病人对医学知识往往一窍不通，用过多的医学术语病人往往很难理解。自从进行科普创作后，这些问题对我来说就十分轻松了，不需费过多的口舌就可以让病人听懂、理解，从而能够很好地配合治疗，无形中也就提高了治疗效果。如在对慢性肝病患者宣教时，一些病人常常对同时进行肝功能检查、B超检查、病毒数量检查不能理解。我就把这些检查比喻为对一个公司、一家单位的评价。肝功能检查结果好坏与否相当于该公司的经济状况，肝功能越好，说明越有钱，但光有钱，还不能说明问题；B超检查则是评价公司房屋结构的好坏，房子结构坏了，则有钱也没有用，随时可能倒闭、坍塌，要尽早修补好；查病毒数量则是看公司内部隐藏了多少蛀虫、破坏分子，蛀虫、破坏分子越多则潜在危险越大，最好能想办法清除掉这些"病毒"。经过这样的比喻，病人都能理解了，也就欣然接受检查和治疗了。

第三，科普创作提高了专业写作能力。

科普创作讲究通俗性、趣味性，因此，写作多了，驾驭文字的能力就提高了，最后在写作专业文章（论文）时就较为轻松了。

大学二年级时我就根据当时学的《医古文》教材中的《楚惠王吞蛭》一文，写了一篇题为《再辨楚惠王吞蛭》的论文，发表在了《医古文杂志》上。大学五年级时又写了一篇有关马钱子临床应用进展的综述性文章发表在《实用中医杂志》上。这两篇论文为我大学毕业分配增加了很重的筹码。

2000年9月，我考取了著名中医药学家周仲瑛教授的博士研究生。在周老的指导下，成功地将其治疗肺癌的学术经验整理成文，并将其关于"癌毒"概念的内涵、外延论述清楚，在《新中医》杂志上发表，得到周老好评。毕业时我回顾了自己的学习过程，深感能跟随周老学习4年是我一生之大幸。我总结后认为，导师之所以能成为一代名医、中医巨匠，与其"实事求是""精益求精"的科学精神是密不可分的。这一点亦深得周老认可，他欣然将我毕业论文之跋作为《中国百年百名中医临床家周仲瑛》一书之序，创下学生为健在老师著作作序之先河，引起很大反响。

2004年2月开始，我又将以前跟随周老学习时的病案陆续整理出来，在《江苏中医药》杂志上开辟《周仲瑛案》专栏进行连载，每月1篇，连续5年，在学术界引起一定影响，一度成为《江苏中医药》的名牌专栏。

2008年9月，我们迎来了恩师周仲瑛教授的80华诞，为了给老师祝寿，我组织其他师兄弟，花了将近1年时间，将跟师学习时收集到的病案整理出来，合计约40余万字，编撰成《周仲瑛医案赏析》一书，由人民军医出版社正式出版。本书成了周老生日庆典上最为厚重的礼物之一，深受周老喜爱，为周老的生日增添了浓厚的学术氛围。

哲学家弗朗西斯·培根有句名言："知识的力量不仅取决于

其自身的价值，更取决于它是否被传播以及被传播的深度与广度。"作为一名医生，抽出点时间做一些科普工作，就是向社会传播自己的专业知识，就是在为社会大门诊里的更多人"治未病"，其价值和意义决非专家门诊多看几个病人所能相提并论的，更重要的是还能潜移默化地提高医生自身的专业水平。如此互辅相长之好事，何乐而不为呢？

❧ 我的中医科普感悟 ❧

作为一名省级三甲医院的临床大夫，医疗、教学和科研三项工作是我必须完成和做好的分内任务，如何利用有限的业余时间"忙里偷闲"地创作出大众喜闻乐见的科普作品，个人认为一定要"有感而发""有感要发""有感即发"。

一、有感而发

虽然科普作品的要求没有科学论文那么苛刻、精益求精，但科学性是所有科技作品的生命，科普作品也不例外。科学必须揭示事物的客观规律，探求客观真理，作为认识世界和改造世界的指南。而科普作品则担负着向大众普及科学知识、启蒙思想的职责，更应保证其科学性。失去了科学性的科普作品也就失去了其存在的价值。因此，对于科普作品的创作者而言，应尽力发掘自己的专业所长，从自己熟悉的领域开始，用全面发展的观点，把成熟的、切实可行的知识介绍给广大读者，坚决反对"外行人"那种靠抄袭、粘贴的方式写科普的现象。科普创作者对所要表达的科学技术理论与知识、思想和方法，一定要经过慎重选择，连细小之处也不能疏漏。实践证明，那些闭门造车、纸上谈兵式的科普作品往往会出现"差之毫厘,谬以千里"的错误,混淆视听。

"台上一分钟,台下十年功。"一篇成功的科普作品往往是作者多年临床经验与医疗工作、生活中遇到的问题碰撞出的火花,语言虽然通俗易懂,但其中包含着作者对此问题的深刻理解。我早年在急诊工作时,经常会接诊到中风病人。不少病人家属诉说病人中风是因为不小心从凳子上摔下来引起的,还有不少老人告诉后辈发现老人倒地不能立即去搀扶,而要让跌倒的人自己爬起来,结果往往延误了最佳治疗时机。其实,中风并不是跌倒引起的,而恰恰是先中风了,脑血管发生了梗死或破裂出血,导致大脑中枢功能失常,不能指挥肢体活动了,结果自然就站立不稳而倒下了。后来我就以《中风不是跌倒引起的》为题目写了一篇科普文章,发表在《服务导报》上,既纠正了人们的错误认识,更主要的是提醒人们发现家中老人突然倒地后要尽早送医院急诊,不要耽搁了最佳治疗时机。

二、有感要发

很多人认为科普文章是小豆腐块,意义不大,加之科普作品在职称评审中基本没有价值,甚至别有用心的人还说从事科普创作的人是"不务正业",导致现在真正的医生很少愿意从事科普创作,而一度让"马某某之生吃泥鳅""张某某之绿豆、茄子"等伪科普登上了主流媒体"祸害百姓",进而导致众人对中医中药也产生了疑惑,甚至否定中医起来。

有一名男性乙肝患者,是南京某高校的计算机老师,经过我用中医治疗,他的肝功能恢复正常,HBV-DNA 转了阴,肝纤维化指标下降至正常范围。但不久,他却莫名其妙地出现了"支气管哮喘"。起初他不肯讲实情,直到我后来又帮其治愈了哮喘

第一板块 感悟篇 中医科普名家感悟

后，才向我透露真实原因，原来是看了"马某某"的书后，吃了生泥鳅而引起的。一个传授计算机知识的大学教授，在我们采用中药治疗效果明显的情况下，竟然被伪科普者洗了脑，这是我以前万万没有想到的。后来我就在博客上写了篇《茹毛饮血与生吃泥鳅》的文章，告诫大家不能再去做此尝试了。这件事更让我深深懂得了中医大夫做好科普工作的重要性。当我们在临床工作中发现问题，有了点滴想法后，一定要让其尽快成文，广告于天下，以便让更多的百姓免受其害、免受其误。

因此，作为一名有责任的中医大夫一定要重视科普创作，自觉承担起科普创作的重任，有感要发。

三、有感即发

中医科普与百姓生活息息相关，因此有了感悟、有了"火花"，一定要及时整理成文并投稿，延误了时间就失去了其传播价值，也失去了科普本身的意义。前几年，当甲型 H1N1 流感肆虐时，南京的上空笼罩着一派恐怖的气氛，大家既担心疫情会像非典一样得不到有效控制，更担心自己和家人受到感染。我立即写了篇题为《"围追堵截"感冒病毒》的科普文章，第二天就见诸于南京各大报纸，电视台、广播电台也蜂拥而至要求采访，在一定程度上起到了安抚民心的作用，同时也让很多人掌握了预防感冒的正确方法，达到了中医"未病先防"的效果。

2006 年 10 月 30 日，我和江苏省中医药学会黄亚博、李家宝同志一起赴京参加"全国中医药科普高层论坛"。会议期间，进一步认识到了广大农民朋友的身体健康关系到保护农村生产力、振兴农村经济、维护农村社会发展和稳定的大局，对提高全民族素质、全面建设小康社会和构建社会主义和谐社会都具有重大意义。我们于是商定编写一部科普图书，切实帮助解决农民朋友"看病难、看病贵"的实际困难。这一想法得到了江苏省中医院等8家医疗单位共20余位临床医学专家、科普专家的大力支持。在大量调查研究的基础上，历经两年时间酝酿、讨论，几易书稿，最终编撰完成了我国第一部直接面向新农村农民的健康类科普专著——《新农村卫生保健》。2007年9月，该书由东南大学出版社出版。江苏省科学技术协会拨专项经费支持图书的出版，参加编写的8家医疗单位也积极向农民朋友送爱心送健康，使得《新农村卫生保健》一书得以全部免费赠阅，没有增加农民朋友一分钱负担。2009年国庆前夕，从北京传来了令人振奋的好消息，《新农村卫生保健》荣获了中华中医药学会颁发的"新中国成立60周年全国中医药科普图书著作奖"一等奖。总结起来，这本书的成功就是紧扣住了国家的大政方针，和新农村建设接上了口。后来，我们又抓住国家社区建设的政策导向，编写了《实用社区卫生保健》，同样也受到热烈欢迎，印刷已愈两万册。

博采众长　中西融合

作者简介

　　李斌，男，1966年出生，安徽蚌埠人。1988年安徽中医学院本科毕业，1997年上海中医药大学博士毕业，主任医师、教授、博士生导师，上海中医药大学附属岳阳中西医结合医院皮肤科主任。上海市优秀学术带头人、上海市中医药领军人才、国家中医药管理局"十二五"重点学科带头人。兼任世界中医药学会联合会皮肤科专

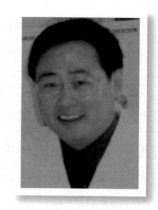

业委员会副会长、中华中医药学会皮肤病分会副主任委员、上海市中医药学会皮肤科分会主任委员、国家中药保护品种审评委员会委员、中国中西医结合学会皮肤性病专业委员会常委、上海市药理学会皮肤药理专业委员会副主任委员、上海医学会皮肤科分会委员。担任新世纪全国高等医药院校中西医临床医学专业临床课程规划教材《中西医结合皮肤性病学》副主编、《中国中西医结合皮肤性病杂志》编委。主编《银屑病防治》《湿疹防治》《荨麻疹的中西医特色治疗》等科普图书。被评为首届"中华中医药学会科技之星"，所撰写论文获首届颜德馨中医药人才基金优秀论文奖。

我的中西医结合科普之路

　　我清楚地记得，那还是在大学实习的时候，当时我正踌躇满志地诊治一个胃部疼痛的病人。在向患者解释病情时，我用了很多在课堂上老师所用的"胃火壅盛""虚火上炎"等中医术语，这时这个病人突然问道："医生，你讲的'火'是什么意思，'火'在哪里？"在我没有反应过来该如何回答的时候，旁边的带教老师面带微笑地说："火上加火，就是西医所说的的炎，就是说明胃部有炎症了"。老师言简意赅的解释，至今令我记忆犹新。

　　出身中医世家的我，1988 年从安徽中医学院中医系毕业后，在蚌埠医学院附属医院从事中西医结合临床工作，在西医皮肤科及内外科等领域打下了坚实的基础。通过中西医学密切合作，学科之间相互交叉，多角度、多层次地观察与思考，我对中西医结合有了更深层次的理解，也在中西医学科普方面有了更深的认识。

　　怀着梦想，带着对知识的渴望，上世纪 90 年代初，我有幸成为沪上顾氏外科传人唐汉钧教授的开门弟子。攻读硕士、博士期间，在跟随唐教授系统学习顾氏皮肤外科的同时，我利用休息时间，跟随西医皮肤科名家罗邦国教授、郑捷教授门诊抄方学习，后来唐教授又专门安排我到瑞金医院皮肤科进修学习，由此打下了扎实的中西医结合皮肤病学基础。

　　1997 年我博士毕业后，进入到上海中医药大学附属岳阳医院皮肤科工作，又拜师于沪上夏氏皮肤外科传人孙世道教授，由此将沪上最具权威的顾、夏两家中医皮肤外科学术理论进行了系统的学习与融合。由于自己勤奋好学、为人勤恳，得到了国内中西医结合皮肤病学界泰斗秦万章教授的赏识，并在系统整理秦教授的临床经验中获益匪浅。

在临床实践中，我越来越感到，医生不仅要会"看"病，还要会为患者"说"病、"解"病，就是用通俗易懂、恰如其分的比喻，为患者解除疑虑。我曾遇到一位荨麻疹的患者追问自己的病是怎么回事？我当时回答是人体的一种"变态反应"，但患者却无法理解什么是"变态反应"。于是我就将"身体"和"免疫"分别比喻成"国家"和"军队"。任何一个强大的国家都有一只强大的军队维护国家安全。人的身体也是一个"国家"，会受到细菌、病毒等"敌人"的进攻，因此我们的身体也有一支防御军队——免疫系统。荨麻疹的发生不代表人体免疫力的强与弱，而是"军队"一直处于紧张、戒备的状态，使得身体一直处于免疫"超敏"状态，这样容易发生过敏反应，这也是机体失衡的一种表现。中医药通过调节机体的平衡，使得机体"超敏"归于正常，从而达到治疗疾病的目的。这样的解释使得患者茅塞顿开，理解了荨麻疹的发病机制。

记得在 2000 年"五四"青年节时，上海教育电视台《名医坐堂》节目组需要请一位年青的医学专家现场直播一档《青春痘》的节目，我有幸被邀请来做这个节目。在节目现场，我从中医、西医以及中西医两套理论的交融来回答患者所提出的问题，受到广大观众的一致好评。由此我开始在上海中西医结合治疗痤疮方面崭露头角，拥有了众多的"痘痘"粉丝。之后，我写了《中年女性也长痘》《青春何惧痘》等有关痤疮的科普文章，其中有关"肺主皮毛、肺与大肠相表里""肺热是痘发病机制"等理论至今仍广为流传。

随着时间的推移，很多患者由于看到我写的有关中西医结合的科普文章，慕名到岳阳医院皮肤科诊治，科室门诊量急剧增加，从 10 年前的几万人次，迅速发展到近 20 万人次。我深刻体会到了科普所带来的社会和经济效益是一般学术论文所无法比拟的。如《银屑病患者的不解与困惑》一文为广大牛皮癣患者解决了许多烦恼，《填平地中海，焕发青春续风采》则为众多脱发患者带来了希望。在写每一篇科普文章时，我都会查阅大量的资料和文献，以临床和文献依据作为科普文章的支撑。

我专为患者写的《银屑病防治》《湿疹防治》《荨麻疹的中西医特色治疗》等书籍一直很畅销。仅《银屑病防治》一书，我就免费赠送给牛皮癣患者 500 余册。我还成立了"上海岳阳医院银屑病俱乐部"，对广大患者定期进行科普教育，对广告中所说的"专治、包治、根治"予以有力批判。

与此同时，我要求研究生在读期间，除了完成学位论文之外，每人还要完成 3 篇以上的科普文章，从而使他们养成写科普、爱科普的习惯，从科普中受益，深刻感到写作科普文章是成为名医大家的必由之路。这样一来，我们科室的科普文章每年都是全院数量第一、质量最好。随着学术地位的提高，我本人也被推选为世界中医药学会联合会皮肤科分会副会长、中华中医药学会皮肤科分会副主任委员、上海市中医药学会皮肤科分会主任委员以及中华医学会科学普及分会委员等职，其中中华医学会科学普及分会委员一职我更加看重，国内中医界担任此学术兼职者可谓凤毛麟角。

❧ 我的中西医结合科普感悟 ❧

一、切合临床需要

在医学科普的选题上，我一般是写临床上患者最常问的问题。

例如，对于冬季老年性皮肤瘙痒症患者，最常问的问题多是：多长时间洗一次澡最合适？水温多少适合？用什么类型的肥皂？饮食上需要注意什么？等等，就上面相关的问题，我在《解放日报》《自我保健》等报纸杂志上发表了《难以洗去的瘙痒》《秋冬季节如何预防皮肤瘙痒症》等文章。临床上牛皮癣患者最常问的是：牛皮癣会不会传染？会不会遗传？洗澡多好还是洗澡少好？多晒太阳好还是少晒太阳好？等等诸如此类的问题，我在《银屑病患者的困惑和不解》中做了一一解答。有时我还把这些科普小文章印成单页纸，在门诊时送给病人带回去慢慢阅读，由于针对性强，受到广大患者的一致好评。科普文章和临床密切结合，才能有的放矢，而不是泛泛而谈，我们所回答的正是这类患者最想了解的内容。皮肤科的疾病往往季节性强，在不同季节容易发生不同的疾病，如春天的桃花癣、过敏性皮炎，夏季的体癣、足癣和夏季皮炎，秋天的皮肤干燥症以及冬季皮肤瘙痒症等都是皮肤科科普常写的话题。我是一名临床医生，选题切合临床需要是我的优势，同时也帮助我在临床中深入一步思考。

二、系统查阅文献

确定一个医学科普文章题目后，不能信手拈来、不负责任地谈论自己的看法，而是要进行一些相关医学文献的查询和阅读，再在科普文章中体现出来。举个例子，以前大家对银屑病忌口问题非常重视，而现在越来越多的文献表明，银屑病并不需要过分强调忌口，除了在疾病发作期间适当忌食海鲜、辛辣之外，在缓解期可以不用忌口。我曾在门诊遇到一位80多岁高龄的痛风患者，他说自己已经有两个多月没敢吃荤了，痛风仍然是发作不停，自己身体也是逐渐虚弱，问我这到底是怎么回事？我当时就劝这位高龄患者，他需要放开饮食，中医认为脾胃为"后天之本"，年龄这么大，过多地控制饮食，痛风没有控制好，自己身体的免疫力却会明显下降，不利于疾病的康复。这位老人根据我说的，适当放开饮食，不仅身体抵抗力增强不少，经过正确的治疗，痛风也很快得到控制。科学研究已经证明，嘌呤溶于水，痛风患者的食物外源性嘌呤仅占20%，我们可以把要吃的食物在沸水里过一下，嘌呤就会大大降低；因此，痛风患者要做到有所吃，有所不吃。我总结出痛风患者需要"多喝水，少喝汤，不喝酒"三句话，在临床上很实用。

三、科学客观具体

医学科普文章的写作除了通俗性是必要的，更重要的是科学性，因为科普文章受众更加广泛。现在电视、广播、报纸上充斥了大量所谓医学科普文章，往往是和自己的产品相关联，或者是为了追逐某种利益，含有一些不科学的成分，不能客观、具体地进行评价、说明问题。我的观点是：医学科普作者一定要是一定领域内的专家，在全面熟悉、科学掌握本专业最新进展的基础上，能够将复杂、深奥的专业问题用通俗易懂的语言表达出来，让更多人熟知。我深深体会到，科学论文可以有瑕疵、不足，科普文章必须科学、客观、具体，不成熟的东西可以不写，但不能想当然地乱写，以防对读者产生误导作用。好的医学科普应是医学知识和文学创作的完美结合。

四、中西相互阐释

中医和西医是完全不同的理论体系，如何把两者有机地结合在一起，在诊断治疗疾病上最大限度地发挥其优势是个难题。而中西医结合在皮肤科疾病诊疗上优势特别明显，可以相互取长补短。在临床上，对于患者不理解的问题，有时需要把中西医两套解释的方法融合起来。比如说痤疮在中医上讲是由于肺热、血热，在西医上用内分泌失调、痤疮丙酸杆菌感染等来解释。在2013年全国中西医结合皮肤病大会上，我和著名皮肤病学家、中华医学会皮肤科分会候任主任委员郑捷教授一起，从中西医角度来阐释银屑病的病因、病理及治疗，引起了国内中西医皮肤科同行的共鸣。

在医学科普文章中更需要深入挖掘中西医学的内涵，让两者能够相互贯通、相互融合、相互解释，变成通俗的文字，由浅入深地对疾病进行分析。中医是中国的特色医学，深入地进行研究，是我们这一代人义不容辞的责任，中西医结合科普更是需要我们这一代人共同努力，才能不断出成绩！我欣喜地看到在皮肤科临床中，有许多西医同道也用中医术语比如内热、湿热、虚火等向患者解释，也有很多中医皮肤科医生用变态反应、过敏原等西医术语。从某种程度上讲，或许皮肤科能够成为中西医结合科普的突破口。

五、力求通俗易懂

医学科普文章通俗易懂也是非常关键的。记得有句名言说："把简单问题复杂化是专家，把复杂问题简单化、通俗化是大师所为。"可以看出，中医科普、中西医结合科普作者要求知识面非常广，涵盖了中医、西医、文学等很多方面的素养。我的体会是：写作科普文章，需要有换位思考的习惯，写好的作品一则要看看是否能够说明问题，同时也要看看是否通俗易懂、言简意赅。我深深体会到科普作品的生命力在于专业与通俗相结合。

近十年来，我一直坚持在我国许多知名的科普杂志、报纸上用通俗易懂的语言撰文，科学介绍有关中西医皮肤病的防治知识，宣传普及中医药治疗皮肤病的特色、方法和机理，贡献出大量由多年经验积累而成的验方，解答、分析了许多读者、患者提出的"祖传秘方"，分清辨浊，取得了良好的社会反响。我先后在《大众医学》《家庭用药》《家庭医药》《上海大众卫生报》《健康财富》等报纸杂志上发表各类科普文章合计100余篇。此外，还和东广电台、上海广播电台、东方电视台、上海教育电视台等媒体合作，作为特邀嘉宾参加有关健康节目，进行皮肤病的科普宣传。特别是2011年应全国百名将军县——金寨县县委宣传部邀请，到金寨电视台做了中医药防治皮肤病的电视讲座，受到广大老区人民的一致赞誉。我们还组织了银屑病患者科普俱乐部，定期举办有关讲座，宣传科学防治银屑病的知识，指导银屑病患者正确的生活方式，增加患者之间彼此的交流，加强治病、生活的信心，改善了许多患者的整体生活质量，得到广大患者及其家属的好评，甚至有远在外地的患者专程前来参加俱乐部活动，取得了良好的社会评价。

我的中医科普之路

作者简介

于铁成，男，1950年出生，天津人。1983年天津中医学院硕士研究生毕业，教授、博士生导师。历任天津中医学院办公室主任、副院长，天津中医药大学第一附属医院党委书记。主编《全科中医学》《中西医结合治疗男科学》《天津中医药史略和学术思想》《中医药文化选粹》等著作，其中《中医药文化选粹》2009年由中国中医药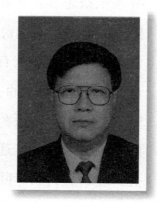出版社出版，2010年获得中国医院协会医院文化专业委员会授予的"第三届全国医院（卫生）文化建设优秀成果奖"。多次赴日本、韩国、美国等国讲学，进行学术交流。多年来一直致力于《黄帝内经》的教学与研究，尤专长于中医药人文科学研究，同时对《周易》及中国古代哲学亦有独到研究。为推进中医药在广大群众中的普及，做客山东卫视、天津电视台等的养生栏目，从自然、社会、群体等多维的角度研究生命，从《黄帝内经》折射到现实生活，从饮食中领悟养生精髓，强调要与人自身所处的环境相顺应，充分体现了中医的人文特色。在《中国技术市场报》开辟专栏，普及中医文化，在读者中产生很大影响。

2011 年国家中医药管理局组建了一支由全国中医药文化科普专家组成的中医药文化科普巡讲团，我被选定为第一批巡讲团成员。名单公布后，很多熟识的朋友问我，为什么要热衷中医药科普？

回想我做科普的原因

一是我在青年时代从科普著作中受益不小。

1966 年 6 月，我完成了初中的学业，正在升入高中的复习考试期间，一场轰轰烈烈的文化大革命开始了，考试取消，学校停课，其后便是游行、串联、上山下乡。

很多东西只有在失去以后才觉得珍贵。上学时无休止的考试、写作业，确实让人有点烦，但是连续几年的无所事事，使我从心中涌动起一股对求学的渴望。1972 年我从黑龙江生产建设兵团被选调回天津学习中医，回到阔别许久的课堂，那种感受是难以言表的。尽管当时教学条件还很不完备，可以看到的书籍还很少，但是这样的学习机会对我来讲还是弥足珍贵的。

毕业后，我被分配到刚成立的中医学校任教师，由于学校刚刚成立，师资匮乏，留校后即被分派了教学任务。在学校有这样一句俗话，"教师要给学生一碗水，自己必须有一桶水"。可当时的我也只能说有半碗水，走上讲台只能是照本宣科，生怕学生提出问题。尽管还算庆幸，自己学满了初中的全部课程，比起后面的几届算是幸运，但总是感觉腹中空空，尤其是对其他自然学科的知识知之甚少。为了求得更多的知识，逛书店成为我业余生活的主要去向。

有一天，我在新华书店发现一本《碳的世界——有机化学漫谈》。这本仅仅8万多字的小书确实写得好！它以非常浅显的语言颇有深度地讲述有机化学的故事，秩序井然地介绍了五花八门的有机化合物（汽油、酒、醋、维生素、糖类、香料、肥皂、油漆、塑料……）与人类的关系。我被书中的内容深深吸引，于是毫不犹豫地就买下了。由此我也知道了阿西莫夫这个人，知道了他是现代美国最著名的科普作家，于是只要见到了他的著作的中译本，我就毫不犹豫地买回来。他的科普作品让人百读不厌，正如阿西莫夫逝世后一位评论家所说："他的作品愉悦了数百万人，同时改变了他们对世界的看法"。从阿西莫夫的科普著作中，我获取了大量的天体、地球、物理、化学、生物、生命、思维等科普知识，弥补了自己知识的欠缺，同时也找到了寻求自己专业之外知识的途径。我由此深深感到，科普对于寻求知识的人来说，是何等的重要！

二是在2006年，社会上出现了一股"废止中医"的逆流。自清末有人发表《废医论》一百多年来，关于中医的争论几乎没有停止过。此次中南大学一位哲学教授领衔发起《促使中医中药退出国家医疗体制签名的公告》，在社会上引起了轩然大波。反对中医者有之，支持中医者更是大有人在。当时《今晚报》记者约我就中医的存废问题做了访谈，并发表了一篇访谈录。很多人看到这篇文章后，支持同意我的观点。有的朋友说，现在无论是反对中医还是支持中医的人，大多数对中医并不真正了解，基本上都停留在感性认识的表层，因此需要专家对中医药的文化内涵做大量的科普宣传，使得公众能够更深入地认识中医、了解中医，尤其是对中医文化的核心价值有比较透彻的了解，这才对讨论中医的存废有实质性帮助。也有朋友建议我做一些科普工作，原因是我曾多年做中医的教学工作，有这方面的便利条件。也许是作为一名中医工作者的责任心和对阿西莫夫的崇拜促使吧，自己于是萌动了做中医科普的决心。其后山东卫视、天津电视台也相继邀请我做一些有关中医养生和中医文化的节目，我欣然答应下来，并做了认真的准备。没想到节目播出以后，在社会上反应还不错，于是越发不可收拾，应一些报刊的要求，撰写了一些中医科普文章，得到读者的好评。其中最主要的是在《中国技术市场报》医药卫生专版开设了《中医百题》专栏，不间断地发表了 100 多篇，在社会上反响很好，其中一些文章在网络上也有转载。

❧ 下里巴人更需心血浇灌 ❧

如果把国家课题的科研视作阳春白雪的话，科普当然只能算下里巴人了。我感觉能够把古奥的中医理论深入浅出地让普通百姓都能够听懂，也并非是一件轻而易举的事情。在这里我谈几点做中医科普的体会。

一、中医科普应该注重的是话语体系的转换

这里我们引进了"话语体系"的概念。什么叫"话语"？简单地说，话语就是某种特定的现实生活中的语言活动，它既是一种表述方式，也是一种思维方式和行为方式。不同的行业或社会生活领域有不同的话语。

话语体系主要有以下几个方面的特征：

一是**时代性**。不同的时代，有不同的话语表达的主流，体现了这个时代的话语的基本特征。

二是**行业性**。每个行业都有自己的话语体系，这就是所谓的"行话"。行话指社会上的一些集团、群体，由于工作上、活动上或其他目的上的共同性，在相互之间交往交流时，会创造、使用一些不同于其他社会群体的词汇、用语或符号。有些"行话"外行很难听得懂。

三是**地域性**。不同的地区和民族有不同的语言和不同的表达方式，因此就产生了不同的话语体系。

中医学是产生于两千多年前的理论，虽然几经历史的变迁和语言环境的变化，在话语表达上也随着历史的进程有所变化，但传统的思维方式、话语表达方式依然变化不大。到了现在，社会的进步、人们思维方式的改变，对于没有学习过中医的社会大众来说，理解传统的中医学理论确实有一定的难度。所以对于中医药的科普，首要的就是进行话语系统的转换，把古老的语言表达和思维方式用现代话语系统通俗地表达出来，这样才能使大众容易理解。

比如说，中医讲"肺与大肠相表里"，从现代人的理解，总是喜欢从解剖的角度去寻找肺和大肠的结构联系，其实中医讲的"肺与大肠相表里"主要是从功能上来联系的。再如中医传统的思维方式是"象思维"，通常惯用的是以"象"类比的方式，即用人们日常生活中熟知的现象和各种事物的表象去比拟那些难以直观看到的各种生理、病理的现象。由于生活环境的变化，现代人可能对于古人熟知的各种象，觉得古涩难懂，这也需要话语表达系统的转换，把这一点做好了，你所做的中医科普，也就成功了一大半。

再举个例子，中医把人体的内脏分为脏、腑和奇恒之腑三类，现代人虽然已经熟知了这些内脏的名称，但古人为什么要这样划分，却难以理解。其实古代人们对内脏的认识，也是从最原始的解剖开始的，通过解剖，古人发现人体的内脏，有一类是中空如囊袋状的，如胃、大肠、小肠、膀胱等，这类脏器中空，其中容纳的是从体外摄入的饮食物，就像府库一样，所以称为"腑"；还有一类看起来是实着的，有比较充实的体态，里面不能容纳摄入的饮食物，是储藏精华的，所以这些内脏就称为"藏"，即后来的"脏"；此外，另有一类在形态上似腑，但功能上是储藏精华的，类似脏，所以把这一类的内脏就称为"奇恒之府"，也就是说不同于一般的腑。这样一讲，人们就比较容易理解了。

二、必须溯流寻源，解释清楚中医理论的原创思维

在中医理论产生的那个年代，由于自然科学和生产技术水平低下，对于生命和人体生理、病理的认识，不能用实验实证的方法，只能用思辨的方法去加以解释。这对于从小就在现代科学思维影响下成长起来的现代人来说，是一道不好逾越的鸿沟，这也是一些人斥责中医不科学的主要缘由。

但是中医思辨的过程，与现代所说的脱离社会实践的思辨有着本质的区别，中医思辨是与实践经验的积累和感受密切相关的。中医的思辨不是凭空的冥想，而是通过大量的生活经验推导出来的。

比如说中医阴阳学说常常被人误解，其实传统的阴阳理论，有一阴一阳，表达了一正一负，这一正一负叠加组合，其实是模拟了人的思维过程。现代计算机科学用 0 和 1 的叠加组合，不就是模拟人脑的思维吗？这也是计算机被称为"电脑"的缘故吧。如果我们剥去蒙在阴阳表面的那些卜算迷信的内容，溯流寻源的

话，就会对阴阳学说有一个比较正确的认识。

我在做科普时，就是详细剖析从阴阳观念的起源上升到哲学观念的过程，以及阴阳就是古人用符号表达思维的过程等方面来讲解，并结合二进制数学的原理和应用，使听众能够对阴阳学说有一个全新的认识。

三、必须对古代自然科学有一个全面的认识

无论西医还是中医，都是在当代其他自然科学学科的基础上发展起来，现代西医如果没有现代物理、化学、生物学，就不会有今天的发展。中医也是一样，在其创立的初期也是仅仅依靠当时的自然科学知识，尽管这些知识还比较肤浅。古代哲学、古代天文气象学、古代数学、古代的解剖认识是中医学创立的基石。

作为中医基本理论工具的阴阳五行学说，我们必须从古代哲学的角度去揭示其合理的内涵，而运用阴阳作为推理依据的是《周易》，因此了解和掌握周易原理是很有必要的。周易哲学的产生，与古代先民生殖崇拜有着密切的关系。在古代，人口和粮食一样是财富和力量的象征，对于生殖和性的重视，使得性文化深深渗透在每一个领域，所以世界各个民族的早期都经历了一个生殖崇拜的阶段。男女交合生育后代，在古人看来是非常神秘的，久而久之，人们就开始用这种现象来解释自然界万物，包括有生命的和无生命的一切生生化化的变化。他们把天看做是男性象征，把田野、河流、大地看成是女阴和女性的象征，天地间万物的产生，就是天和地像男女交合那样，交感产生的。如《易·系辞下》说的"天地纲缊，万物化醇；男女构精，万物化生"就是这个意思。了解这样的一个认识过程，我们再讲阴阳也就得心应手了。

中医的病因学与古代天文气象学也有着密切的关联，认识了

这一点就能够很好地解释中医"天人合一"的理念。所以做好中医科普，知识广博是非常重要的。

四、必须坚持科学的态度，切不可故弄玄虚

不可否认的是，中医理论并不是完美、完善的，其中也有一些糟粕。但是瑕不掩瑜，中医药理论是科学的，这是我们做中医科普的基本出发点。宣传中医是科学的就必须坚持科学的态度，切不可故弄玄虚。

比如现在一些热门的所谓中医养生讲座，我们时常可以听到一些人把一些未经过实践验证的东西，或者把一些个例的经验甚至是糟粕当做养生的经典宣讲，把中医养生说得神乎其神，出现了一些"伪专家"，在一定程度上败坏了中医的形象。

如果按照《黄帝内经》的说法，养生其实很简单，"故智者之养生也，必顺四时而适寒暑，和喜怒而安居处，节阴阳而调刚柔，如是则僻邪不至，长生久视"，说白了就是要建立一个健康合理的生活方式。但是有些人为了吸引人的眼球，偏偏要强调坚持吃什么，如吃茄子、绿豆、泥鳅，还要推销什么保健药品，其实这本身就违反了中医的养生科学。

我在做中医养生科普讲座时，坚持宣传养生就是建立合理科学的生活方式，坚持宣讲"法无常法，因人而异，道有常理，顺其自然"，不迎合低俗，不推销商品，更不为自己做广告。我在媒体做过一些讲座，反馈的意见还是比较好的。

比如我在讲养生时，常常是从养生观念的产生讲起，溯源到道家庄子的《养生主》，剖析道家养生的理念，宣传《黄帝内经》的养生思想，使大家能够对养生有一个正确的认识。

总之，这几年我在中医药文化科普方面做了一些工作，在实

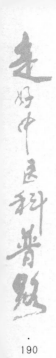

践中感到，对于大众来说，进行中医药文化科普是非常重要的，能够使广大群众对中医药有一个比较深的了解，让中医药在人民心中扎下根，这是中医药生存和发展的重要条件。

我的中医科普感悟

——"触电"·巡讲·双泉周末

作者简介

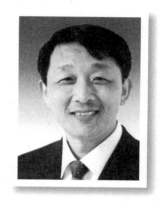

刘更生，男，1962 年出生，山东蓬莱人。1985 年毕业于山东中医学院中医系。现为山东中医药大学教授、硕士生导师，主要从事中医文化、中医文献研究，兼任中华中医药学会医史文献分会秘书长、中医药文化分会常委，世界中医药学会联合会中医药传统知识保护专业委员会常委。被评为中华中医药学会首席健康科普专家、国家中医药管理局中医药文化建设先进个人、山东省优秀研究生指导教师、山东省高校 2013 年十大师德标兵。任《世界中西医结合杂志》《中医文献杂志》编委。在中医科普方面，作为国家中医药管理局首批中医药文化科普巡讲团巡讲专家，先后赴河南南阳、内蒙包头、陕西铜川、福建柘荣等地进行宣讲；发表科普类文章 20 余篇；主编中医入门著作《中医必背红宝书》《中医必背蓝宝书》，被评为 2011 年度全行业优秀畅销书；参编《首席专家话健康》《齐鲁非物质文化遗产·传统医药》《人文百川》等中医科普著作。自 2008 年 4 月至今，每周五晚，义务在校内针对低年级学生开办"双泉周末"讲座，内容包括中医文化知识、中医基础知识等，该讲座已坚持近百期，为学校的知名讲座品牌，并开始在驻济高校巡讲。

前几天，接到马有度先生《走好中医科普路》的编写邀请，既兴奋又惶恐。马老是久负盛名的科普大家，我在上大学时就经常拜读马老的文章，套用一句话来说：我是读着马老的书"长大"的。马老文笔的自然、条理、轻松、顺畅，至今留有深刻印象。作为一名晚辈，能够被邀，自然兴奋，然而兴奋之余，接下来的就是惶恐了。因为在中医科普方面，自己没做多少工作，面对前辈盛邀，何以复命呢？思来想去，还是汇报一下自己在中医科普方面做的三件事吧。

一、"触电"

2007 年秋季，我们学校正在迎接教育部本科教学水平评估，我被抽调到学校迎评办公室工作。有一天，一位朋友带着两个电视台的编导邀请我录点关于中医的节目。因为之前没做过，心里没有底气，但又不好意思直接回绝，就以"工作太忙，等迎评结束后再说"推挡过去。不曾想，迎评刚一结束，人家又找上门来，这下子没了退路，只好硬着头皮应战了。

经过短暂准备，就去了录制现场。一到现场，可真的傻了眼。只有三五个工作人员充当临时观众，与他们缺乏交流互动。站的位置是固定的，不能乱动。再加上灯光一照，简直不知道该怎么讲了。之前二十多年积累的课堂教学经验，在这里一点也发挥不出来，感觉非常拘谨。

结果可想而知，节目虽然录制完成也播出了，但效果并不好。后来电视台给我刻了一张光盘，直到现在我自己都没有勇气看一遍。后来，凡是录制电视节目，我都不敢轻易答应。

第一次"触电"给我的经验教训很深刻。课堂讲授与录制节目有很大不同，主要是环境和氛围差别太大。我总结的几条经验是：首先，要提前了解节目要求，熟悉环境，越详细越好，包括形式、时长、服装等；其次，讲授内容必须精心准备，要有针对性地准备讲稿；第三，面对镜头，讲授内容不能像课堂那样可以随性发挥，表现过多激情；第四，观众定位要准，电视媒体与课堂不同，观众层次、需求不一，心中一定要有数，提前定好位。

2013 年夏天，又有同学推荐我到青岛电视台《民生开讲》栏目录制节目。有了上次"触电"失败的经验，我这次不仅从思想上高度重视，而且准备也充分得多。事先与栏目主持人进行了多次沟通，了解录制形式、播出时间、观众需求，根据这些情况，拟订了讲授提纲，对内容进行了反复调整，以便能够更加贴近观众。由于准备充分，录制很顺利，一天完成了 8 期节目，自己感觉比较自然、轻松。节目播出后，得到了观众好评。

二、巡讲

2010 年在接受了国家中医药管理局培训以后，我被遴选为第一批中医药文化科普巡讲团成员。之后，除了在本地开展相关讲座外，还先后赴河南、内蒙、陕西等地巡讲。

现场讲座与录制电视节目有明显不同，讲座宜灵动而富于变化。几年来，针对不同听众、不同时间、不同需求，我在讲座时突出把握一个"变"字。

一是因人而变。由于听众不同，题目和内容必须相应地进行调整，不能一个讲稿到处讲。2010 年 10 月，我参加河南南阳第九届张仲景医药科技文化节暨河南省中医中药中国行文化科普宣传周活动，当时听众多为学者，我选择的讲座题目是《儒家文化与中医》。后来在内蒙师范学院、山东建筑大学、山东财政大学等高校为大学生讲座，我的题目是《从故事了解中医》，通过张从正、李时珍、杨继洲等名家医案，介绍中医治病的道理和方法。我尽量选择生动有趣的医案，讲解之后很容易使年轻的大学生对中医产生兴趣。面对年老的社区居民，我一般会选择具体一些的养生内容进行介绍。而面对机关工作人员，我大多选择《养德为养生之本》《读〈黄帝内经〉学养生》一类的题目，让听众从更高的层面领悟养生的道理。

二是因地而变。讲座不仅内容要变，题目也可以根据不同地点变，如2011年去山东寿光举办讲座，我的题目就是《寿光说寿》；2012年在陕西铜川参加孙思邈中医药文化论坛，由于这里是孙思邈的老家，我选择的题目是《名耀千古，功垂万世——孙思邈的伟大成就》。

三是因时而变。即根据讲座时间，分别讲四时养生。如连续几年冬天，我选择的题目一般是《冬季养生》；而夏天，题目则是《夏季养生》。

除了以上各种变化外，我还注意在讲座现场随机应变，每次都要留下提问互动时间，随时理解所提问题并进行准确回答。

三、双泉周末

我是一名大学老师，培养中医学生是主要任务。面对每年的新生，帮助他们尽快入门，其实也是一项重要的科普工作。

自2008年4月开始，每逢周五晚上，只要不出差，我都会面向低年级同学义务举办学术讲座。我们学校自2004年迁址济南长清，这里的双泉乡是扁鹊故里，因此我将讲座命名为"双泉周末"，目的是弘扬中国传统文化，营造中医学术氛围。讲座海报是这样对同学承诺的："双泉周末，学术讲座，时在周五，风雨不辍。""每周五晚，六点有半，二二零二，不见不散。"到目前为止，"双泉周末"已举办近百期，场场座无虚席，听讲同学逾万人次，深受同学们的欢迎，成为学校学术讲座的知名品牌。

"双泉周末"刚开办不久，正赶上汶川地震。地震当天我在成都参加一个学术会议，作为地震亲历者，回来后的那个周末（5月16日），我以《生命——从震区走来的感悟》为题，向同学们描述了地震中的体验，表达了对生命的理解，并和同学们一起点燃蜡烛悼念遇难者，很多学生感动得泪流满面，对生命的意义和价值有了更深刻的认识。

2009年上半年，我在写一部关于人体部位名称考证的书。结合研究进展，我的讲座内容调整为《说"身体"》《说"皮肤"》《说"肌肉"》《说"筋骨"》《说"脉"》《说"目"》《说"鼻"》等。讲座过程中，一般从识字、别义、明理三方面来讲述，先教学生认识从甲骨文到现在的文字，从字的最初写法了解其来源及意义，最后总能把话题转到中医上来。例如《说"皮肤"》一讲，先从"皮肤"二字的写法，论述皮与肤的本义；再说皮与肤、皮毛与肌肤的差别；再联系《黄帝内经》"善治者治皮毛，其次治肌肤"的有关论述，讲解中医的皮肤。这样的讲法，使同学们感到中医很真切。

几年来，根据学生的需求，我陆续开办了中国文化系列、中医医案系列、医籍导读系列、《医学三字经》点评系列等不同系列讲座，都受到了同学们的欢迎和好评。

在"双泉周末"这个园地上，我坚持耕耘了6年，其间给我带来了很多快乐与收获。同学们的不断成长，也给我带来希望和鼓舞。今后，我将继续努力，坚持将这件事情做到底！

传播中医好声音是中医人的责任

作者简介

洪蕾，女，回族，1958年出生，江苏南京人。1983年毕业于成都中医药大学医学专业。现任重庆医科大学中医药学院教授、经典教研室主任、附属大学城医院中医科主任、硕士生导师，兼任重庆市中医药学会养生康复委员会主任委员。著有《中医养生学》《中医养生秘笈》等著作，发表中医学术论文30余篇，为首届"全国中医药科学普及金话筒奖"获得者、国家中医药管理局中医药文化科普巡讲团巡讲专家。曾担任"中医中药中国行"活动重庆现场展板设计与活动现场解说、"中医药文化进校园"专项活动主讲专家、"重庆市中医药机构中医药文化调查"报告者，带领研究生开展中医药文化核心理念学术研究与实践活动。2012年主讲的《中医药文化学》获得重庆市教委"精品视频公开课"称号，2013年登载教育部"爱课程网"。2014年出版《中医药文化学》专著。近年来在社会各大讲堂宣讲中医药文化，受到广泛好评。

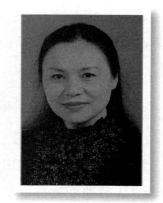

🌸 边学边干做科普 🌸

　　1983 年我从学校毕业走上教学工作岗位，看教材、写教案成为职业的需要。当时在重庆中医药中心函授站工作，随老教师到区县函授站巡视，偶然之中成就了我第一次上讲台的经历。大家评论我是做教师的料，由此开始了这辈子"讲"中医药理论的生涯。除了函授教学，我在校内还有全日制教学班，讲《黄帝内经》和《中医基础》。许多学生从年龄、资历、临床经验都比我强，只能让我诚惶诚恐地认真备课、加紧临床，不懂什么就去学什么，站在讲台上的责任让我必须对学生说清楚。多年来，我还教过《内科学》《养生学》《中医药文化学》等 20 余门中医药课程，奠定了这辈子"讲"中医药的"底子"。在中心函授站任教，由于重庆九区十二县函授站的教学需求，往往是上午讲完一站的课，中午乘车到下一个点讲课，甚至晚上再到另一点上课，我也就自然"巡"了起来。此时，我头脑中并没有科普概念，只有"讲"与"巡"的锻炼，但为今后的中医药科普打下了基础，也建立了适应"巡讲"的工作模式。

　　一恍近十年。1992 年学校派出学术交流小组，到俄罗斯塔甘罗格国际中医学院进行学术交流。我带着同事们在那里进行了为期两年的中医教学与临床工作，举办培训班 13 期，临床接诊 4738 人次。在国外讲中医课，学生都是西医院校毕业的医生，临床诊治病人工作中，学生们老是跟在身后记每个病种所选穴位，却并不知这次为什么这样选，这促使我将中医药文化思想反复而费力地说明白，以避免出现西方人学中医形似而内涵不清的状态。国际中医学院有个出版社，按照合作方的编写出版要求，我们对国际标准经络穴位名称进行了"有意思"的中国文化解释，比如胃经第37穴位转化成足下三寸"足三里"，大肠经第4穴位转化成两山中间的凹陷"合谷"，等等。我还设计出版台历，除了介绍中医相关养生理念，还把简单的中药与拉丁文认定品种进行对照，并转化成当地物种进行介绍。自然而然地，因为对外交流的需要，我走上了科学普及中医药文化的道路。

回国以后，有美容行业寻找中医药基础课程授课人选，同学推荐了我，不是因为我懂美容，而是我会讲中医课。但在授课过程中我发现，给这个行业的从业者讲中医，不是用中医药专业的方式就能讲明白的事。当时的《中医美容学》教材，将黑眼圈称"睑魇"、黄褐斑称"黧黑斑"等，单从名称上看，不仅是美容行业从业人员接受有障碍，就连中医行业内的人接受都困难。这迫使我重新组织编写实用性、针对性较强的讲义与教材，于是2008年编写出版了《中医养生学》。2009年适应市场养生需求，我又组织学院16位老师出版了《养生文化简史》《养生大师语录》《养生延衰秘籍》《养生延衰技术》《养生汤粥茶酒》等系列养生书籍，后续还编写了《本草是最好的养生药（本草纲目家用说明书）》《饮膳正要阅读手册》《甲乙经阅读手册》。我在养生美容行业乃至临床上也逐渐成为女性问题调理专家，在《健康人报》开设《中医说女人》《女人如花》专栏，在电视上讲"女人爱美丽"话题，有了一定影响力。社会的需求促使一些地区的妇联、银行、保险、美容企业找到我，于是现场讲座的足迹遍布海南、拉萨、西安、北京、沈阳、南京、贵州、四川等地，我也自然"巡"起来，成为不是专家的中医药科普人。

2009 年国家中医药管理局在全国范围内开展了"中医中药中国行"大型科普活动，我应邀参加了重庆现场百米展板的制作和活动解说工作，让大家逐渐认识了我的科普工作能力，成就了科普工作的新起点。2010 年我获得了首届"全国中医药科学普及金话筒奖"。2011 年我积极参与重庆市卫生局举办的"中医中药校园行"专项活动，进校园讲中医药、讲养生、讲国学与医学，科普内容不仅限于中医药基本理论，开始涉及中医药文化领域。2012 年我编写了全市中医药科普宣传册（印刷 6 万份，在全市现场讲座、三下乡活动中发放），担任了重庆市中医药科普知识培训、宣讲比赛评委工作，同时成为国家中医药管理局中医药文化科普巡讲团巡讲专家。此外，我还参与了"重庆市中医药机构文化建设调研课题"工作，学会了写调研报告。

2013 年我应邀在中医药文化建设全国性会议上作主题发言，随后应邀到重庆各区县及贵州的一些中医院做文化建设讲座。同时，作为科协科普志愿者，面向社区居民讲养生；作为专家，面向中医药机构，结合本人中医"治未病"临床应用的研究生培养方向，针对机构文化建设、医院业务项目进行讲解，为医务人员指导关于"治未病"项目开展的具体意见；还针对美容企业谈女性保健等。总之，适应各个层面的不同需求，结合自身专业方向，我形成了中医药养生、国学与医学、中医药机构文化建设、中医药治未病项目、女性保健等不同方向的讲座特色。2013 年共完成现场讲座 56 场次，受众 5600 人次。

2009 ~ 2013 年，我还参加了重庆电视台《健康重庆》《健康第一》《女人爱美丽》以及贵州电视台《养生》栏目的节目录制，在《健康人报》开设《中医说女人》《中医上下五千年》专栏，还在《中国中医药报》《大众医学》上发表科普文章。媒体的给力使就医问药者遍及全国各地，收到了良好的反馈，成就感更加坚定了我的事业心与责任心。

回顾我 35 年的中医路，赶上了中国改革开放的好时代。党的十八届三中全会带来了文化发展新的起点。中国医药学是国学"道器并重"的载体，本着对民族历史传统应有的尊重，中医人有责任在民族文化自信崛起中有所担当。让我们一起为中华文化的伟大复兴再出发！

❀ 讲好中医　才能传播中医好声音 ❀

做为中医人"讲"中医本身就是职业的要求，医疗活动的过程，也成了普及中医药文化和健康知识的过程。从某种程度上可以说不懂科普的中医生不会看病，甚至于不会做中医人。科普讲座的现场是临床服务"讲"能力的延伸与扩大。高校教师以中医药研究为基础，通过教学过程、临床服务、科学普及，发挥能"讲"的优势，从在教室讲到在临床讲、现场讲，科学普及中医药相关知识从而服务社会。"讲"中医是中医人的责任，而"讲好"中医，才能传播出中医的好声音。

一、讲中医走向"合法化"，与朝阳产业同行

一方面，生产力发展、社会繁荣，全社会健康意识提高，而且随着生活方式的改变带来疾病谱、死亡谱的改变，人们越来越恐惧潜在的健康危害因素。另一方面，国家卫生工作重点前移，大健康概念兴起。于是，一时间全国上下政府、媒体、社区、社团、学校、企业等人人需要养生。同时，这大师、那太医，这祖

传、那秘方充斥各大媒体和讲座现场。有领导问我：专家、教授为什么不讲？我调侃道：专家、教授都在喂老鼠、发论文，没时间讲。实际上，是由于科普并未纳入医、教、研人员工作业绩考核评价之列，甚至被视为"偏门"之举或个人行为。对此进行辩解，只能陷入浪费时间和精力的被动之中。人的精力有限，只能做该做的事。前几年在"健康重庆"的大背景下，重庆电台、电视台、健康人报、社区科普大学都需要讲中医、讲养生，我不仅自己去讲，还积极推荐同事上电台、上电视、上报刊、做志愿者，形成团队意识，带动大家一起做。随着健康产业迅猛发展的势头，自己所做的努力，也成为单位申报中医药文化科普基地、年终工作总结、实习基地建设、专业建设对社会服务影响力提升的加分因素。只要持之以恒，随着国家文化产业的地位提升，健康服务需求增加，讲中医的社会责任演化为岗位工作需求，终会修成正果。

《国务院关于促进健康服务业发展的若干意见》提出，当前我国健康服务业的市场总量是 4 万亿元，占国内生产总值的 5.15%，健康服务业规模相对于国内生产总值比例将在未来 6～7 年上升 5% 左右，到 2020 年达到 8 万亿元以上。时不我待，讲好中医科普，与国家目标合拍，讲出拉动中医药服务百姓的需求，就是该做的"正事"。

老百姓不仅是中医药事业的受益者，也是事业发展的土壤，讲中医不仅是责任，更是事业发展与学科建设的需要，甚至是民族文化复兴的需要。《中国科学技术史》作者英国学者李约瑟明确指出："在世界文化当中，唯独中国人的养生学是其他民族所没有的。"这就是中医学最具"人无我有"且"道器并重"、十分实用的优势所在。当代中医药人有责任与义务把握全民养生需求带来的"讲中医"契机,"讲"好中医故事,传播好中医声音,阐释好中医特色。

二、"讲"出中医科普可持续发展的讲台

社会需求有了,但未必会有讲台来找你。讲台来自多年的积累,过分纠结报酬、一味把讲台巡讲作为增加收入的手段,就会失去讲台。只有积极参与其中,尽可能多讲,才有展示能力的机会。我从事中医药经典著作教学已逾30年,已经有"能讲"的基础印象,而多年来积极参与各种活动,才是科普的工作基础。尤其是所在单位的绩效评价考核体系没有与科普工作挂钩,但是需要大量时间和精力投入的时候,得失心态会影响我们的选择,这时就需要有对中医药科普事业的热情和责任心。正是有了这些基础,当社会有需求时才会有更多的讲台提供给你。有一位重庆本地医院的领导告诉我:2013年底第一次听我讲座时,本以为本土专家不够"份",没想到这种固化思维在我身上被打破,于是2014年初又邀请我为其单位讲座。能够被邀请举办社会讲座,不但要看资历,更要看讲课效果,能讲、会讲、讲好了,才会有新的讲台主动找你讲,也才能获得可持续发展的讲座机会。2013年经主管局推荐,我成为国务院侨办举办的"文化中国 名家讲坛"活动的中医文化范畴讲学专家。

近年来,对于社会各界各种讲台的邀约,只要是传播中医药文化知识,只要对中医药发展有利,我都会积极努力地参与。只有你做好了,社会才会给你更多讲座的机会与平台,也才对得起"巡讲专家"的称号。

三、讲中医"大道",释放中医正能量

全社会中医养生热带来讲中医契机,而从民众到媒体更关注

的是中医药的实用性。中医药本身有简便廉验的特点，又有日常生活化趋向。人参补气、羊肉狗肉温阳、芹菜降压、菊花明目可以说几千年来一直如此，厨房必备的葱、姜、蒜、花椒、大料、小茴香、辣椒、西红柿等，日常生活中的泡脚、捶背、梳头、浸泡、贴敷、走路、跑步等，这些都可称为中医养生。中医"天人合一"的医学模式研究的是天地之间人如何生生不息活得好的方法，且手段必须符合生存现实。但是作为中医专业人员在讲几千年不变的药食作用与日常生活化养生手段的时候，更重要的是通过形而下"器"的讲解，让听者明白对形而上"道"的理解。药食为什么这样吃？养生手段为什么这样做？其背后是规范行为的文化，是由每件事物的内在规律所决定的。"道法自然"才是中国人的科学观，中医人有责任传道解惑，避免在讲中医时陷入"不科学"的指责中。不能满足于在"器"的层面迎合大众与媒体，而是让讲座真正为传播中医"大道"、宣传中医药文化理念服务。老百姓并非不懂"大道"，关键在于我们怎么普及"大道"知识。

把讲座"讲好"的前提，一是要讲自己熟悉、热爱、愿意为之坚持付出、有成就感、值得陶醉而津津乐道的内容，二是要讲与自己所从事的专业相关的内容。尤其是讲养生涉及知识面宽泛，有可能超越自己的专业范围。要养成虚心学习、不断学习的习惯，坚持查阅资料，经常观摩北京卫视《养生堂》、贵州卫视《养生》、中央电视台《中华医药》及《健康之路》等栏目。学会从专业内容上体现知识面，从讲座深度上体现学术水平，从现场发挥上体现讲演技巧，从受众接受度体现普及效果。通过多年学习和积极参与，我在重庆市"健康大讲坛"、渝中"三峡大讲坛"及其社区科普志愿者中被誉为"讲座达人"。

　　本土讲座必然带来门诊咨询，门诊成了讲座服务的延伸。来访者赞同讲座的理念，才会尾随而来。讲完了还需有实际效果，包括服务态度与工作风格都在向社会传递着中医人的正面形象。而且来自同一个讲坛或媒体的听众，相互之间也会有信息交流。临床疗效、服务态度、工作风格、情绪趋向等，甚至于讲座人自己的身体与精神状态能否显示出中医人的精气神，都会影响到中医药文化科普的传播效果。中医人的精气神应该是同年龄中相对最佳的生命状态，是能够用积极的心态和知识影响周围人群的楷模。身为示范，活出精彩，塑造中医人的正面形象，只有这样才能释放出中医的正能量，传播中医好声音。

让中医药之光闪耀香江

作者简介 ···

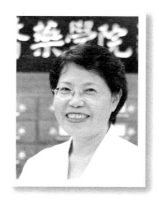

陈建萍，女，1957年出生，四川成都人。1984年毕业于成都中医药大学，获学士、硕士、博士学位，先后在广州中山大学和美国等地从事中医药教学科研工作。现为香港大学中医药学院副教授，博士生导师，兼任香港乳癌中医康复协会会长、全国中西医结合乳腺病专业委员会委员、香港中医药管理委员会中成药注册评审专家。长期从事乳腺肿瘤的临床及实验研究，临床擅治妇科肿瘤。主持、参与30余项课题研究，包括国家自然基金，广东省自然基金，中国博士后基金，香港ITF、HMRF、CRF等基金。在学术期刊上发表论文100余篇（其中SCI论文40余篇），国际会议演讲及论文50多篇，出版专著及教材7部、科普著作1部。

甘做传播中医药文化的信使 ✿

　　从 1984 年大学毕业算起，至今已是 30 年整。30 年的岐黄之路，从成都起步，到美国立足，再回香港创业，作为祖国传统医药走出国门惠泽世界的亲历者和见证人，我深深体会到其中的漫长和艰难，同时也收获着成功和作为中医人的自信。

　　时间进入 21 世纪，这是一个更加关注人类自身健康的时代。科技的高速发展在给人类带来快乐的同时，也给人类的生存健康带来了不可轻视的影响。自然环境不断恶化，人口快速膨胀，人类生存竞争的压力越来越大，造成了人与自然的不协调、人与人的不协调、人体自身的不协调，这三大不协调无不对人类身心健康带来巨大影响。而这给东西方医学都带来了发展的空间和机遇，作为中华文化瑰宝、惠泽中华民族几千年、强调"天人合一"整体观的中医药必将迎来又一个发展的春天。随着回国访问次数的增多，我的工作重心也逐渐从科技实力雄厚的美国转向具有浓厚文化底蕴的中医药发源地，以探索中医药的现代化研究。香港，这座兼具东方文化与西方科技的东方明珠，注定是我不二的选择。

　　2001 年的一次机缘巧合，从多个媒体上看到香港中医药发展的信息：当年，时任香港特区行政长官的董建华先生首次在他的施政报告中提及，将锐意把香港发展为国际性的中医药中心；同年，香港特区立法会审议通过了中医药条例；与此同时，香港的各大院校也在面向全球招募中医药英才……这些都使我感觉到香港中医药的春天即将来临！于是在人生的中年阶段，怀着对中医药的热爱，带着梦想与追求，我离开了许多年轻人向往的美国。当时，我的许多在美国的同学都劝我要三思："出去容易，想再回美国就难了！""你能在美国大学中从事研究工作是非常好的了，需要珍惜。"……但我仍然义无反顾，很快来到了香港，并顺利进入了世界一流的学府——香港大学。

鸦片战争后，香港沦为英国的殖民地，英政府正式统治香港时曾做出过承诺，表示尊重中国人的传统风俗习惯，允许保留一切中国的传统习俗。中医药作为传统习俗之一，才得以生存和发展。中医药已深入香港市民的日常生活，从香港市民的汤水到街边的凉茶都充满了中药的特色。但由于港英政府一直对中医药采取歧视、压制和排挤的政策，也无法律管理，因此华人在香港用传统医药属于民间的活动，没有法律的保证与管理。中医药在香港基本上处于自生自灭的混乱状态：一方面是"抬头见中医"的现状，即中医在香港受到民众的普遍欢迎；但另一方面，也造成了庸医充斥、鱼龙混杂，使中医名誉受到严重的损害。此时的中医，扮演着下里巴人的角色，难登大雅之堂。中医药在香港发展的真正转折点发生在1997年，随着香港回归祖国，特区政府对中医药立法规管，香港中医药事业终于看到了曙光：中医逐渐被规管，受到法律的保证，并且香港新一代中医都必须接受5～6年中医全科的高等教育，持证上岗。

但长达一个多世纪的殖民统治，祖国传统中医药长期遭到排挤，从未被纳入正规的医疗保健体系，香港的中医药教育也从未被纳入香港的大学教育系统。香港大学作为全球一流学府和亚洲排名第一的大学，即使在香港回归后，其中医药学科也不受重视，在"名与利"上都不能与西医同日而语。在称谓上，西医医生称谓为"Doctor"，但中医医生称为"Practical"（中医师），将中医与其他技术人员一样称为"师"，如理发师、面包师一般，可见其地位的差异。虽然中医西医都是面对病人，解决疾病的困扰，承担相当的工作量，但中医医生工资仅为西医医生的 1/4～1/8。中西医科研的条件更是大相径庭。面对这些历史遗留下来的不公，我心里想到的是中医药地位的改变与香港中医药的发展，一条漫长的拓展之路要让我们这代人去创造和改变。如何打开这一局面？我需要思考并用心去寻找改变这一现状的突破口。

疗效是中医发展的基础。初到香港，虽身为博士，但不能得到西方文化占主流的香港社会认可。我有一位患抑郁症的病友，他本人是企业家，家庭有非常强的西医背景，用西药多年都不能解决病魔的阴影，抱着试一下的心理，来找我诊治，但用一种不信任的眼光看我："中医行吗？"几经尝试，中医用她自己的优势及独特的临床疗效征服了这个病人，让他对中医、对我有一种深不可及的感觉。同时也影响了他的整个家庭，我成为他们全家的救命恩人，全家人帮助宣传中医、学习中医、传承中医。

"非典"为中医科普推力。香港是座人口密度很高的城市，2003 年在香港暴发的"非典"（Severe Acute Respiratory Syndromes）危机，其危害之大是前所未有的，已严重影响到香港政治、经济与文化的方方面面，显露出无法控制的危急局面。传统的中医面对西医的棘手问题能否发挥作用，彰显中医的优势？与之相隔的广州，借助中西医合力，已经开始显现效力。西医的治疗方式已不能有效控制疾病，万般无奈之下，只能邀请广东省中医院有经验的教授来香港帮助诊治。我有幸参加了中医药"非典"诊疗活动小组，在这一活动中我们为市民做了大量的工作，我在电视台做讲座，在学校的网页上宣传中医药预防疾病的小知识，举办小型的研讨会。通过这些活动，客观上促进了中医药在市民中的宣传与普及，让更多的香港人认识了中医药文化。正是一场"非典"，帮助香港市民认识中医，传播了传统中国文化，为香港中医药发展起了重大的推动作用。

借助多种途径普及中医药知识。随着香港回归祖国，内地中医药的先进管理模式及优秀人才的输入也不断地浸润着香港。我也是在这一背景下通过香港优才输入计划来港，任教于香港大学。一方面，我利用岗位优势，培养业余及专业中医药人才，从兼读学生到正规高考入学的正规学生，鼓励他们学习中医药传统理念和知识，进一步继承和发扬中医药文化。另一方面，我还利用香港的多种媒体，从不同侧面宣传中医药科普知识。自2003年始，我先后在香港《大公报》和《苹果日报》的医药卫生版撰写中医的科普文章，如一篇《为萝卜"平反"》的文章，纠正了香港市民认为"萝卜破气"太过寒凉的错误认识，系统介绍了萝卜的药用与食用功能。再一篇《浅谈牛大力与大力子》的文章，描述了两药虽有相近之名，但植物的科、属、种都不同，其功能也不同，不能混淆。除此之外，还在电台、电视台、公共图书馆作为特邀嘉宾参加有关健康节目，受到广大市民的赞誉。

出版首部中医药教科书，协办中医药专门的书局。香港的中医药高等教育起于回归后，但香港有自己独特的文化与需求（文字使用繁体，语言通用广东话），一般的内地教材难以普及和使用。这使我萌生了编写适用于香港的中医药教科书的想法，接下来则是艰辛的工作，构思样章，找出版社，好在这一切都顺利，样稿很快得到香港商务印书馆的同意。这种大型书，从文字到图表都需要我自己编辑完成，前后经历了4年的时间，结合多媒体的《方剂学》终于完成。出版时我尚有一些担心：这样的专业书能否在香港畅销，能否对中医药在香港的发展产生影响？出乎意料的是，此书 2007 年第 1 次印刷，到今天已 4 次印刷，读者群来自各阶层，有一些读者还来自全球各地。

走进小区服务基层。中医科普在任何地方都要根据地方特点，接地气，这样才能真正得到当地群众的欢迎。香港人喜欢做汤水，而且喜欢煲药膳汤水，但不同的地域、不同的季节、不同的体质，应有不同的汤水。所以在每年的家庭健康月中，我们都会安排在市民中宣传相关的中医养生保健知识，而且还走进小区，帮助妇女分析体质，给出食疗建议。在全港 18 区中进行相关宣传和建议的达到 12 个区，参与人数达 1600 余人。

创办香港乳癌中医康复协会。香港是乳癌高发区，每 18 ～ 20 名妇女中就有 1 人会患乳癌，这严重威胁到香港妇女的身体健康。仅用西医被动检查的方式来预防乳癌发生是不够的，在治疗过程中即使是西医的标准治疗也不能有效地控制疾病的复发与转移。这为中医药防治乳癌创造了机遇，也提出了挑战。

如今是互联网时代，在香港网络信息已非常发达，许多人用手机上网，随时随地都可以得到所需要的信息。我们顺势而为，建立相关的网站并出版刊物。这样一来，不仅是患者，健康妇女也可从中得到预防的知识。宣传手册是香港市民喜欢的，我们定期出版免费的小册子，宣传中医药文化及保健知识，书中插入不少的健康小贴士，文字不多，处处点睛，帮助读者学习与运用。正因如此，这些小册子成为参与者的喜爱之物，经常告诉我们可否多要几本。与此同时，我们还成立了乳癌中医康复协会，指导患者正确的生活方式，增加患者彼此之间的交流，加强治病、生活的信心，改善了许多患者的整体生活质量。每年 10 月我们都会举行一次大型的"关爱女性"中医科普公益活动，每次的主题不同，但都围绕香港妇女重大疾病的重要病因展开讨论，参与者都是来自香港与内地有影响的学者，也得到政府及大学的鼎力支持，反响强烈。如今，成员从协会成立初期的寥寥几人发展到现今已拥有会员近 400 名，有关中医药维护健康的科普宣传得到了广大患者、患者家属以及广大妇女的好评。

香江流转，时光永恒；青春不在，年轮不息。在中医科普的道路上，个人的贡献微不足道，作为香港中医药科普从无到有、从小到大的亲历者，我深感事业神圣而使命光荣。我愿永驻香江，为中医药文化科普园地奉献出自己的芬芳。

❀ 从群众中来，到群众中去 ❀

尊重市民的习惯，从生活中推广、宣传。香港市民在生活中融入了许多中医药的元素，如煲汤水是香港人的习俗，其中加入不少的中药材，在街边的凉茶都是市民防病治病的常用方法。因此，宣传汤水与疾病防治的关系就是中医科普的突破口，可帮助市民结合体质、四季进行调理。香港是一个美食之都，人们对美食的关注多是其色香味美，但香港的饮食特色还多一点原汁原味，讲求保存饮食本身的鲜味。中医药引入后则应加强饮食配搭合理、有利于健康等元素，这些都是市民喜闻乐见的，也是我们渗入中医药理论的最好机会。

从临床实际需要出发。在临床上，治疗常见病、多发病时，往往会局限于西医模式，常常忽略许多疾病用中西医结合治疗胜过单一治疗模式。在诊疗过程中要注意突出中医特色，从临床实际需求出发宣传中医治疗的优势，以疗效作为最终评判指标，推广中医药。

方式多种，力求喜闻乐见。香港人不喜欢也没有时间看大量的文字，所以科普中应尽可能利用图像、声音、讨论的方式进行推广。因此，我们常以图文并茂的小册子并结合现代流行用语，拉近与市民尤其是年轻人的距离，并借助开办网络平台和参与电台、电视台节目制作，扩大全港市民对中医药的知晓率。

力求通俗易懂，又注重科学。我们肩负推广中医的重任，对于宏大的中医药理论与方法要采用简单化、通俗易懂的方法让普通人认识与接受。这就需要自己有广博的中医、西医、文学等多方面的素养与知识，这样才能够深入浅出，将科学问题用言简意赅的方式表达清楚，获得市民的认同。

中医孕育文化科普是我无悔的事业

李学君，女，汉族，1956年出生于山东青岛，祖籍江苏省连云港市。1979年山东中医药大学毕业，2005年广州中医药大学研究生毕业。现为澳门君康中西医疗中心主任、珠海君康中西医结合门诊部院长，副主任医师。兼任广州中医药大学、江西中医学院客座教授，澳门中国中医药文化研究促进会副会长，世界中医药学会联合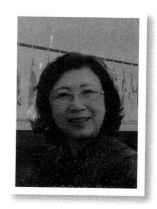

会妇科专业委员会理事、中医心理学专业委员会理事、中国音乐治疗学会理事，中华中医药学会妇科分会委员，《中华中医妇科杂志》编委。主编、参编著作10余本，发表学术论文20余篇，主持省级以上科研项目5项。针对"卵巢瘤"的中医药治疗研究长达30多年，结束了当代针对子宫肌瘤、卵巢囊肿单一手术的治疗方法，主张尽可能用中药保守治疗，以保留子宫、卵巢，保留生殖功能。该项研究先后获山东省科技进步三等奖，1999年获首届世界创新医学奖，2000年获中国中医研究院、中国高新技术产权评选委员会的世纪高新金奖，2002年获由联合国世界和平基金会暨自然医学基金会颁发的首届世界自然医学优秀成果奖。针对不孕症自拟中西医、心理、音乐等多学科的综合身心治疗模式，经治疗的不孕症患者出生宝宝上万例。举行过上百场妇科疾病的预防及中医孕育文化科普讲座。多次被珠海特区报、特区妇女报、澳门报、香港大公报、珠海电视台、中央电视台采访报道。

　　有人说，人的一生有五次重大机会，第一次机会年龄太小，不懂把握，最后一次年龄太大已无力把握，那么人生只有三次重大机会，看你如何把握。人生难料，有时梦想难以如愿，有时却无心插柳柳成荫。我出生于青岛。文革后期，父母响应祖国号召支援三线建设，因而随父母离开了青岛。在山东中医药大学毕业后，我服从分配没能回到我喜欢的青岛——这座因童年记忆让我难以割舍的海滨城市。1992 年邓小平南巡来到珠海，随着中国改革的大潮，一个偶然的机会圆了我童年的梦想。当时我同爱人一起来珠海参加一个学术研讨会，恰逢建设中的珠海正在大量招聘人才。三月的珠海鲜花簇簇，各种繁茂的秀树青翠欲滴，美丽的南国风光深深地吸引了我。我面向大海，童年的青岛印象油然而生，望着远处的大海，回想着童年时青岛红红的房顶，蓝蓝的大海，我兴奋不已，由此喜欢上了珠海。从此，这里就成了我的第二故乡。1992 年 5 月我毅然同爱人、孩子三个人带着三只皮箱来到了珠海，一住就是 21 年。这 21 年中经历了中国改革开放和香港、澳门回归，见证了珠海、澳门中医事业的发展，也经历了自己事业的坎坎坷坷，并勇敢地走出象牙塔，做自己喜欢的医务工作。

　　几十年的从医生涯，我的第一个选择是做了妇产科医生，第二个选择是跟着时代大潮成了南飞雁，第三个选择则是乘着珠海市中医院转为广东省中医院珠海医院之际，走上了我今天所走的路——中医孕育文化科普。这些选择我都无怨无悔，我乐于创新，不满足于常规的治疗模式，我在过去医院里无法实现的理想治疗模式现在得以实现，并取得可喜效果。

　　我认为理想的治病方法是心身治疗。因为很多疾病开始是心理疾病，后来发展成躯体疾病，躯体疾病反过来又对患者心理造成影响。在治疗中首先与患者搞好心理沟通，把他们当成亲人或朋友，对他们进行科普教育，等他们有了基本知识，明白了医理，就容易接受治疗方案。于是我按照自己的理想开办了中医妇科专科医院，医院设有常规科室，环境幽雅温馨，重点特色是加入了心理、音乐治疗以及养生康复。医院开办 10 年来，从不广告宣传，却获得了上级的认可和患者的好评。

珠海与香港有一小时船行之隔，与澳门陆地相连，文化、生活、人文理念相近。这期间在朋友的帮助下，我举家移民至澳门。作为珠海、澳门双重身份的我，见证了澳门中医药的发展，也成为澳门中国中医药文化研究促进会的副会长，成为珠澳中医药文化科普的传播者。

回想自己 30 多年前大学刚毕业就从事妇产科工作。那时，看到很多病人患了子宫肌瘤、卵巢囊肿后被摘除了子宫或卵巢，当时的治疗理念均是以手术摘除子宫、卵巢，以防复发，可手术后病人卵巢功能容易过早衰退，提前进入更年期。特别是一些病人手术后的状况令我刻骨铭心——很多 30 多岁的女患者，术后不久便出现了烘热汗出、烦躁失眠，一副更年期的症状。她们对生活产生了绝望，"不想活了""想跳楼"的痛苦情景深深刺痛了我，我感到作为一位妇产科医生的责任之大。当时还没有卵巢早衰这一理念，但我意识到这是由于手术后造成的卵巢功能衰退，类似于更年期的表现。我认识到手术治疗的方向不能停留于此，下决心改变治疗方案。中医是以和解为贵，西医是杀灭为主。我查阅资料发现子宫肌瘤、卵巢囊肿均属于中医的"癥瘕""肠覃"范围。既然如此，便可以用中医活血化瘀、祛痰祛湿、补益气血等方法治疗。于是我在国内较早开展了中药治疗卵巢囊肿、子宫肌瘤的工作，并在《中国乡村医生》《中医杂志》上发表文章，呼吁要尽可能用中药保守治疗，保留卵巢、子宫，保留生殖功能。20多年来的实践证明，摘除囊肿、子宫后的卵巢囊肿、子宫肌瘤病人，的确可以引起卵巢早衰、月经量少、闭经、更年期提前出现等。由于该病可引起不孕症，我后来就专攻不孕症的研究方向。

进入不孕症的研究领域后，我发现防治不孕不育是一个工程，非一日之功。如果患者不了解病情，不配合、不坚持治疗，很难成功。如何使不孕症治愈率提高，本人认为应先普及生理生殖等常识，让患者了解发病原因，不要错过每个月的排卵机会。我整天紧张地接诊病人，无暇过多解释生理生殖常识，若要让患者全面系统了解，必须采取集中培训补上这一课，于是我就利用休息时间举办孕育文化科学普及学习班。这种中医孕育文化科普已进行4年，前后举办40多期，培训患者几千人，其中港澳人士占1/3。经过培训的患者掌握了基本知识，学会了把握孕育时间和技巧，找到了原因，懂得了流程，舒缓了心理压力，缓解了焦虑忧郁情绪，有些患者很快孕育成功。暂未成功者也知道应该配合医生坚持治疗，对医生有了信任和依从性。

本人从事中医临床、教学、科研、科普工作30多年，致力于妇科疑难杂症的治疗，特别是对不孕症的治疗疗效显著。在珠海的20多年，经治疗的不孕症患者生出宝宝几千例，使千万个家庭得到了幸福与安定。近年来，我还在珠澳地区举行上百场妇科疾病的预防及中医孕育文化科普讲座，均收到很好的效果。

一、创办珠海中医孕育文化学习班

从 2012 年至今，在 40 余期学习班的开办过程中，我是逐渐完善深入，不断走向成熟的。最开始时授课内容只是常规讲解女性生殖解剖、孕育的形成过程以及引起不孕的常见病因。培训后患者感觉效果不大，因为他们通过其他途径比如看书、上网等也能了解这些内容。根据患者反映，我进一步深入了解患者的需求，发现他们的心理压力较大，于是结合心理进行辅导；但简单的说教也难以改变她们的压力，我又配合上音乐辅助治疗；经过在实践中反复摸索研究，最后我又配合上中医的调理及注意事项。经过几年的总结、磨合，最终形成了我们现在的模式和流程，即把中西医治疗、心理治疗、音乐治疗等多学科的治疗方法融为一体的身心治疗模式，深受患者欢迎。据我们调查，培训学习后的患者明显减压，有些参加学习班后不久便怀孕了。未怀孕的患者也理解了治疗不孕不育需要坚持和科学治疗，于是积极争取时间做相关检查及治疗。

二、举办中医孕育文化学习班的方法

1. 指导夫妻双方相互鼓励支持，实现家庭和睦，得到双方老人理解，把亲朋好友的关心作为动力而不是压力，营造良好的家庭氛围，为孕育打好外环境基础。

2. 教导学员掌握孕育科普知识，掌握氤氲时间即排卵期，了解输卵管是否通畅、子宫是否发育正常、有无炎症等。怀孕就像人出行一样，必须具备的条件是身体健康（子宫正常）、公路通畅（输卵管通畅）、汽车正点出行（处于排卵期）。

3. 治疗不孕是一个系统工程，一个疗程为 1 个月，需要医患双方共同努力，通过授课和学习，使患者树立坚定的决心和信心，做好各种思想准备，坚持不懈直至有结果。

4．不孕症是疑难杂症，需要综合治疗，特别是中医补肾活血化瘀、疏肝理气等法的运用，加上我们研究的不孕症外治调理方法，对因排卵障碍、输卵管不通畅导致的不孕均取得了很好的疗效（该疗法已入选中华中医药学会百项亚健康中医调理技术）。

三、在中医孕育文化学习班开展不孕症患者的心理调查

在实践中我们发现，不孕症患者在种种压力下会出现不同的心理变化，而这些变化又会对孕育带来很大的影响。为了改变这种现状，使患者更好地配合治疗，我们对参加中医孕育文化学习班的 916 位患者进行了调查，经统计发现她们有以下心理特点：焦虑、抑郁、悲伤、沮丧、恐惧。其中焦虑者占 46.70%，系现实未达到理想要求而精神过度紧张引起内分泌功能紊乱、排卵障碍或不排卵所致，即所谓"越想怀孕越难怀孕"。抑郁者占 22.5%，与由于家庭及配偶的冷漠和指责、多次的不孕症检查、多次治疗的失败使患者对自己的身体和命运表现出失望有关。其他如悲伤者占 12%，沮丧者占 9.6%，恐惧者占 4.8%，另外无助者占 4.03%。这些患者都有不同的心理背景和表现，经过在中医孕育文化学习班的学习，以上心理状态得到了改善，很多人情绪转为积极乐观，热情配合医生治疗，效果良好。

多年来我为研究不孕症付出很多，同时也得到了很多。每当看到不孕症患者抱着他们健康聪慧的宝宝来让我一起分享他们的幸福时，我觉得所有的付出都是值得的，能够给他们带来幸福和快乐，自然也是我的幸福和快乐。虽然中医孕育文化科普的任务是艰巨的，但注定是我此生无悔的事业！

植根大众　服务大众

作者简介

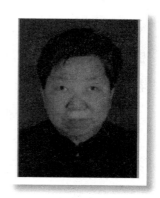

　　王平，女，1933 年出生，河南郑州人。副编审，中医科普编辑专家。1962 年毕业于华中师范学院，又跟名老中医学习 5 年。1985 年创办全国第一家中医科普杂志——《大众中医药》，任副主编兼编辑部主任。主持工作 7 年间，该刊获得国家中医药管理局首届中医优秀期刊二等奖，本人被评为湖北省科技工作先进个人、湖北省科技期刊优秀编辑。新华社国际部以"一枝独秀"为题向国外报道了该刊；《科技日报》以《献身中医事业》为题刊登了黄石市科协学术部张部长介绍王平的文章，该报还以 1/3 的版面介绍了《大众中医药》杂志；《健康报》和《中国中医药报》分别以《普及炎黄之术》《谁能理解创业的艰辛》为题介绍了该刊和王平创办该刊的事迹；《中国新闻出版报》以《它姓"科"，姓"普"》为题，介绍了该刊的办刊特色。

我从事中医临床、科研和科普工作 40 年，于 1985 年创办了全国第一家中医科普杂志——《大众中医药》，担任副主编兼编辑部主任，主持杂志工作 7 年，该杂志获得了国家、省、市各级领导和国内外读者的广泛好评。1988 年全国首届中医科普研讨会在杂志所在地湖北省黄石市召开，标志着中医科普事业开启了一个新的局面。回顾走过的中医科普之路，我始终坚守一个信念："大众的事业大众办"，只有把中医药科学知识普及到大众中去，植根大众，服务大众，才能使中医这门古老的科学焕发出无限的青春活力。

一、把中医科研成果转化到科普上

1979 年我在黄石市中医院针灸科工作，市科协阎副主席来找我看病，看见我对病人一边治疗一边讲解中医防病治病的原理，他就认为我是搞科普工作的人才，考虑到我的病人中各行各业专家都有，就决定让我牵头组建黄石市科普创作协会，任秘书长，从此我开始走上了中医科普之路。在组织全市各行业科普作家创作的活动中，我体会到，科普首先姓"科"，其传播的必须是经过实践检验提炼出的科学知识。对于中医的科学性，我是从"运气学说"的研究开始领悟的。那是 1975 年我在湖北省中医学院附属医院进修学习时，有些人（包括个别中医权威）对中医理论之一的"运气学说"质疑，认为其"不科学"。我中文基础好，喜欢看《黄帝内经》。我认为：《黄帝内经》中的运气学说是以古代中国位于当时世界前列的天、地、生、数、理、化等自然科学为基础的中医科学理论，至今指导临床仍有现实意义。在省中医学院内经教研室李今庸教授支持下，我与黄石市中医院杨友信主任讨论合写了一篇《试论中医运气学说》的论文，由李教授带到北京在全国中医学术会上交流，不仅得到与会专家的一致支持，为"运气学说"翻了案，而且还受到中国科学院专家的重视，来信赞誉此文为"中医宇宙医学材料"。

1986 年我还与名老中医陈泽江联名写了一本中医医案书《痹病防治》，由中医古籍出版社出版发行。

二、搭建普及中医药知识的平台

在临床诊疗中，我接触到的许多群众都喜欢中医，但由于中医科学知识的缺乏，不知道哪些病适宜看中医，更不知道怎样用中医药"治未病"防病保健。于是我就萌发了要创办一份中医科普杂志的念头，经与杨友信主任商谈，两人一拍即合。办杂志批刊号谈何容易！杨主任先写信给卫生部领导，取得支持，由李今庸教授起名的"大众中医药"五个字就是卫生部中医司司长吕炳奎亲笔题写的。然后我又找到湖北省委分管科技的副书记，向他汇报了我们办刊的宗旨是"普及中医知识，振兴中医事业"，他很高兴，当时就表态"刊号由省里来办"，于是很快就取得了刊号的批文。该刊由黄石市科普创作协会主办，黄石市科协为主管部门。杂志创办之初，困难重重，我四处筹集资金（省卫生厅拨款 1 千元，市科协拨款 5 千元）并努力创收，收入全部用于办刊工作。当时主编杨友信出国，另一主编柳菊兴（市科普创作协会理事长）委托我主持办刊。我于是暗暗下决心，一定要把这份领导、专家支持的杂志办好，使它成为向广大民众传播中医药知识的平台，成为他们的良师益友。

为了办好杂志，首要任务是组织全国中医科普队伍。我们先后聘请了各地中医专家和科普创作人员 290 人，这支队伍都是优中选优的科普工作者，保证了办刊的稿件来源和质量。1985 年我参加成都全国中医学术会议后，专程到重庆市拜访了在中医科普界有名的马有度教授，在他家吃、住，他和夫人陪我去公园游玩，促膝谈心，中心话题就是中医科普，随后他写了一篇中医科普游记在《大众中医药》上发表，成为杂志撰文的骨干专家。

我在办刊特色上突出"实用"，服务大众。在栏目设置、内容取舍上都以是否适合大众需要为标准。群众喜欢的是那些易学易记、实用性强的中医养生防病知识和中医药对常见病、多发病、疑难病的简便廉验的防治方法，使每期杂志既有实用价值，又具收藏价值。

《大众中医药》受到大众的欢迎，杂志的读者群还包括基层的中医和西医。各界群众都很喜欢这份杂志，不仅学文科的喜欢看，学理科的也喜欢看。至1987年底，杂志收到全国各地的读者来信5千多封。山东省卫生厅厅长来信说："《大众中医药》杂志令我耳目一新……"江西省医学院一位西医教授说他与杂志"相见恨晚"，要求"从创刊以来的每一期都要邮购"。中华全国中医学会对《大众中医药》杂志非常重视和支持，专门派《北京中医》杂志编辑部主任刘殿永同志来黄石指导杂志的工作。新华社国际部、《科技日报》《健康报》《中国中医药报》《中国新闻出版报》都对《大众中医药》杂志和本人创办杂志的事迹作了报道。1991年，《大众中医药》杂志被国家中医药管理局评为首届中医优秀期刊二等奖（杂志发行量一下增到3万份）；我被湖北省科协评为省科技工作先进个人，被湖北省科委、省新闻出版局、省科协评为"湖北省科技期刊优秀编辑"。

三、集结全国中医科普队伍形成合力

1986年，我参加中华全国中医学会召开的一次会议，肖德馨

副秘书长找到我，提出要筹备召开一次全国中医科普工作研讨会，目的就是组织全国的中医科普队伍，把中医科普工作推向新阶段，并交代我会议就在《大众中医药》杂志所在地黄石市开。根据总会的意见，由我具体组织安排：一是要组织好中医科普队伍，二是要征集研讨会论文。我欣喜地接受了这一光荣任务。1987年，我向全国各地的中医科普专家征文，根据每个人的特点及写作技巧，从不同侧重面拟定题目，写出各自的科普创作经验。到年底共收集了数十篇论文。1988年5月初，在江西庐山召开了专家审稿会，对会议交流的论文逐一审定，同时确定了黄石会议的程序、内容。按照肖德馨副秘书长的要求，我准备了两篇文章作交流，一篇是组织中医科普编创队伍的经验，另一篇是介绍《大众中医药》杂志的办刊特色。

1988年9月19～21日，首届全国中医科普研讨会在湖北省黄石市召开，参加会议的有来自各地的领导、专家共53人。会议集结了全国中医科普工作的有识之士，形成了队伍合力，在中医科普史上具有里程碑意义。中华全国中医学会肖德馨副秘书长因为在京接收国家中医药管理局、全国科协等单位的贺电、贺信，19日上午会议开幕不能赶到，中午才到。我即与李今庸教授（中华全国中医学会常务理事、湖北省中医药学会理事长）、李友德教授（黄石市委党校副校长、市科普创作协会第一副理事长）商量确定，请李今庸教授致开幕词，请著名中医科普作家马有度教授（中华全国中医学会理事）主持会议。马有度教授欣然主持了大会，热情地招呼来自全国各地的中医科普专家，大家积极发言，坦诚交流，以求共识。马有度教授和江淑安局长还主动帮我撰写会议纪要（刊登在《大众中医药》1988年第4期），为此我很感激他俩。会上，每一名中医科普专家都提交了一篇文章作交流。最后，肖德馨副秘书长作了总结讲话。

黄石市委、市政府高度重视此次会议，余副市长亲自去财政局要了2万元支持筹办会议。杂志主管部门黄石市科协出了专集，介绍本次会议盛况。市委宣传部编的《黄石改革开放十周年大事记》也记载了这次重要会议。《黄石日报》、黄石电视台对会议作了深度报道。上海《解放日报》还专程到黄石市采访这次会议，进行报道。

会后，中华全国中医学会布置全国36家中医期刊对会议作了报道，还专门成立了中华全国中医学会科普组，组长单位是《中国中医药报》，由副刊主编任组长；副组长单位是《大众中医药》，本人为副组长。

1992年初，我因老伴病重转到武汉同济医院抢救，就把杂志工作交给已经回国的主编杨友信。虽然我离开了杂志平台，但仍关注中医科普工作。2006年，我与庞新建共同创作了科普电视连续剧《李时珍传奇》，剧本经省委宣传部文艺处组织专家评审通过，湖北电影制片厂上报国家广电总局获批准立项。目前该剧本正在募集资金筹拍中。

我在从事中医科普工作的过程中，得到了国家中医药管理局、中华全国中医学会、湖北省委、省卫生厅及中医处领导和湖北省著名中医专家的关怀指导，得到了广大民众的热情支持，这也是我坚持不懈为中医科普事业奋斗的动力。

有此一丁　长作平谈

作者简介

　　丁兆平，男，汉族，1964 年出生，祖籍山东青岛。1985 年毕业于山东中医学院，医学学士。《山东中医杂志》与《山东中医药大学学报》编辑部编审，长期从事中医药学术期刊出版工作，被评为全国高等学校自然科学学报系统优秀编辑工作者。积极从事中医药文化研究与传播，独立完成与主编的著作有《趣味中药》《神农本草经解读 50 味》《养生粥谱》《养生药酒》《中药传奇》《读黄帝内经学煲养生粥》《每天学点实用中药》等，其中《读黄帝内经学煲养生粥》以繁体字版在台湾出版。荣获"全国优秀中医健康信使"称号，作品获山东省"五一文化奖"、原卫生部"中生杯"优秀奖。

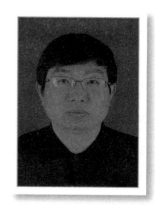

脚下有路

20世纪80年代初，"八十年代新一辈"的我跨入大学的校门，从此与中医药结缘。顺利完成学业之后，原地踏步，留校进入了一个中医药学术交流的平台——出版学报和杂志的两刊编辑部，从事为人做嫁衣的崇高事业。从此，我迈入了另一个大课堂，让我一辈子作学生，永远也走不出校门了。

于是，天天读专家学者的文章，这琢磨，那思量，工作即是学习。毕竟编辑所从事的是潜隐性的工作，坐冷板凳。过去剪刀糨糊，今日剪切复制，长期干编辑工作，很容易沦为一个对文章修修补补的工匠。宝贵的是，在编辑职业生涯中，我有幸得遇引路人丛林先生，他宽容博识，精于为文著述，而且孜孜不倦地诱掖后学。身处学府，又具备足够好的条件，怎能够不发芽、开花、结果，于是我走出了自己的中医药文化研究及科普之路。

积累的过程与走过的曲折自不必细说，留下的脚步是可以简单回望的。

工作刚入门不久，我先后遇到了这样的事情：有一位海外华侨，咨询一味能够化结石疗效很好的动物药沙蚧的基原；还有一位慢性支气管炎患者服用的药物很有效，却不识其中一味药物云雾草。他们直接向编辑部求助。因为我是中药专业的，问题就交由我来处理。当时面对的问题，并没有现成的知识储备，匆促上阵中现学现卖，而这成就了我最早的两篇中医药论文，与科普那么巧合。

最早较集中的科普创作起始于广播。当年，编辑部应山东人民广播电台健康栏目之约，为其提供健康知识方面的短文。编辑部几位同仁作为团队共同来做这个事情,而我一方面是具体的"写手",另一方面还负责"通联"跑腿。1988 年 12 月,我荣幸地获得了山东人民广播电台模范通讯员一等奖。个人经历中,这可是较早获得的很高荣誉。

看得出,个人最初的参与科普,实出于被动地应付。但却让我体会到了这项工作的社会需求和重要性,于是产生了由被动到主动的转变。从此,我主动关注起了中医药文化、健康理念的大众传播。随后一个时期,我的科普文章不断在全国较有影响的《大众医学》《知识与生活》《祝您健康》《医学科普》《家庭中医药》《家庭医学》等杂志上发表,还有如《齐鲁晚报》《齐鲁周刊》《山东卫生报》等省级报纸。

跨过千禧年,进入到新世纪,我的知识贮备与积累自我感觉较丰富了。所以我的科普创作在坚守报刊阵地的同时,图书选题已经开始到了收获的季节。报刊创作更增加了成系列的新的创作选题,在校报上开辟了《药苑平谈》栏目,科普图书的出版也成为一种常态,保持较连续的产出状态。

2003 年 5 月,28 万字的《趣味中药》一书由人民卫生出版社出版,并连续印刷四次。当时我曾为本书拟写了一篇推介文章,题目叫做《都是非典惹的"火"》,可惜并未见报。不妨借此机会见个光。

崇宁年间,苏州天平山白云寺中的五个和尚,在山上采到一丛很大的蘑菇,摘回后在一起煮了吃。食后到了夜间,发生呕吐。寺中有金银花一棵,三人急忙采其花、叶生食,遂愈。另二人不肯食,结果中毒呕吐至死。这是宋·洪迈（1123～1202）《夷

》中所记的一则故事。这则故事被收入笔者的《趣味中药》一书中，谈金银花的这一节名字为"如金似银金银花"。

如金似银，说的是金银花的颜色，并非说它的价值：其花初开时白色，后转黄色，先后开放的花黄的黄、白的白，同时有金银的颜色。但今年（注：指 2003 年）一段时期以内也确确实实出现了金银花的价值暴涨到"如金似银"的程度。短时间内中药的身价暴涨与十分抢手，原因有一句话——都是非典惹得"火"！

"非典"（SARS）确实让中药"火"了一把，换言之，中药在防治"非典"的斗争中发挥了非常重要的作用——我是这么认识的。对于这把"火"，大家都有体会；而对于换言之的"作用"，毋庸讳言，有许多人会持反对的态度。认识是有过程的，事实却不容你不信。

中药对我而言不仅是中药。中药是我的大学，药味的酸苦甘辛咸，植物的根茎叶花果，动物药、矿物药，成分、药理……构成了我在校园中的诵读与记忆，中药因此而成就了我的职业。正如农民儿子身上所焕发的泥土味，在我身上有着磨灭不去的中药印记。

我有一个梦想——让中医药焕发出光芒！让所有的地球人都知道，中药是伟大的宝库。

中药让我欢喜让我忧。喜的是——文化之深厚，流承之渊远，历史之辉煌，成就之巨大，中华民族为之骄傲！而又让我忧的是——资源保护，假冒伪劣，以及中药在现代的某些失落，人们的喜爱不再是一无所疑，其发展的步伐或多或少给人以缓慢的感觉。

中药是一笔宝贵的财富，在我的身上，可能再没有比它更重要的东西了，由中药我吸吮了中国传统文化的甘甜。而这宝贵的财富不应该独自享有或仅由少数人享有。我试图向更多的人还原中药乃至中国传统文化的底蕴，所以成就了这么一册小书。所以这里复述了书中的几个小故事，要想看到的更多，你须向书中去寻找。

显然这是篇王婆卖瓜自卖自夸的小文，居然也谈到了梦想，可这就是我当时的所思所想。成功缘于思考。我认为自己的每一本书中都隐藏着自己的灵魂，我将生命赋予她，通过文字与读者进行思想的交流与对话。文以载道，这是我的理解，是我坚持"平谈"这样的科普必有的主心骨。

2008年1月，22万字的《养生粥谱》一书在山东画报出版社出版，市场销售与读者反映均良好。在北京的一次书展上，该书被台湾某出版社一眼选中，签订了繁体中文版出版合同，并于2012年5月在宝岛顺利出版发行。2011年1月，18万字的《养生药酒》出版，此书是《养生粥谱》的姊妹篇。

2009年6月，24万字的《神农本草经解读50味》在华夏出版社出版。解读本经，这一层次的选题很少见，学术性较强。本书针对中医药学较高的层次如研究生为对象，进行中医药经典著作的解读。细致之处，是将每味药列出了所有相关的文献研究题录，方便进行深入研究。

2011年10月，22万字的《中药传奇》由山东画报出版社出版。全书图文并茂，将中药概貌以大观园的方式给予展示，大家不妨从此书的序言中粗略了解我所设计的"独特"框架。我是通过这样一些独特的构想，以求引领读者对中医药传统文化产生出浓厚的阅读兴趣。

我的中医科普路就是这样一步步走来的。在前行的过程中，还收获了一些荣誉奖励，如 2007 年荣获山东省"五一文化奖"，2008 年荣获"全国优秀中医健康信使"称号，2009 年在"中生杯"全国医药卫生系统文学艺术作品评选活动中荣获优秀奖等。这也成为一种精神力量，为我加油，促使自己今后要做得更多、更好。

🦋 踏准节奏与品味生活 🦋

以下从"踏准节奏"与"品味生活"两个位点，对自己在中医科普之路上的做法并些许感悟略作述说。

一、关于踏准节奏

新世纪之初，我的科普短文成系列的是《药苑平谈》，这是我在大学校报上的个人专栏，迄今已坚持 8 年之久，体会较深刻。

栏目起始于 2005 年，起意则在 2004 年。《趣味中药》一书出版后影响较好，学校校报的主编从书中见到那些有趣的故事、典故后，就跟我交流商讨，能否在校报的百草副刊开个栏目，针对在校的大学生们，讲点知识性、趣味性甚至跨学科的东西。这么好的一个倡议，我的热情立即高涨，应了下来。

既然单列栏目，总要有相对固定的内容，起个什么名称好呢？想来想去，自己的优势在中药专业，谈药可用"药苑"为限，为了再具体一点，狗尾续貂加了"平谈"二字。校报是周报，要求行文不能太长，豆腐块中要有内容。所以一般将每次谈话的篇幅限定为千字以内。内容在一期中能够明了，有时上下期虽也可互相联系，但均为独立成篇。开始的一年中，基本上是每期一次的，从第二年开始，变为两周一次。

从 2005 年 4 月 1 日开篇谈中药谜语，到迈入 2014 年，《药苑平谈》栏目已累计刊发短文近 150 篇。这个栏目得到了老师和同学们的喜爱，而且校园有网络版，传播并不限于校内，产生的影响很好。其中许多话题很有热点效应，踏着节奏而来，从小处着眼，体现自己的用心。

注意与重大的时间接点相联系。如《服务航天话当归》《芝草（灵芝）伴神舟》，这是 2005 年时值神舟飞船六号成功发射上天并回收时，联系到中药与航天互助的话题。《当夏之时说点啥》刊发在 2007 年 6 月，说的是敦煌残卷中有关药物半夏的内容，正是纪念敦煌文物流失百年与第二届世界文化遗产日（6 月 9 日）的时刻。2011 年 2 月讲述李白与五加皮酒的故事，则是因为诗仙李白（公元 701 年 2 月 28 日～762 年）诞辰 1310 周年的纪念日。有时又结合节气谈药，如端午插艾，名医在中秋节时施药，母亲节时《奉亲的百合》，春节后写山楂药用消食积等，既有卫生习俗民俗的传承发扬，更有优秀医德医风的弘扬。

还有更多的则妙应四季。如春天的话题有《花开识连翘》《萝卜开花、萝卜结籽》《山楂花开白如雪》《金银花开》《美丽的勾儿芽》《杨花柳絮伴春风》《早春赏梅、药有梅实》等；夏天有《夏说夏枯草》《桑葚熟了说药用》《当夏之时说半夏》《夏日的藿香》《绿豆煮夏》等；秋天有《牵牛花开说药用》《借酸枣述古今》《银杏出国记》《金秋颂菊》《教人识雪菊》等；冬天有《凌冬青翠赏女贞》《宁夏红 说枸杞》《冬至采桑叶》《大师的核桃》《香榧说药用》等。这些应时的话题总是更吸引人，有利传播与思考，增强了对受众的亲和力。

如此紧扣热点，从读者的角度出发，既契合了中医药文化的主题，又考虑到受众的关注。"贴近实际、贴近生活、贴近群众"，要有好的传播效应，这样的贴近是必须要做到的，这是体会之一。

坚守中医药的阵地，也时不时遇到各种各样的挑战。中医中药面对的挑战很多，其中在意识形态的斗争尤不可避免。比如近年来人人都知道的"反对中医""告别中医中药"等叫嚣。其他的如"只有实验的才是可信的""中药有毒"等许多不利于中医中药的言论。有些立论某些方面也正确，但更有目的不纯者存在。这些到底应该怎样认识，想必会有见仁见智的思考。我对此也作过思考，有的看法已经在自己的作品中有所体现，如拙文《胃喜为补与异域旁证》，就提到了实验并非证实真理唯一之途。而在《西方人接受中药会有文化上的障碍吗？》一文中，借咖啡被西方人排斥时那些可笑的"作为"，提出文化差异可导致认识不同，毒性有时可成为唬人的噱头，经济原因、资源分布等多方面因素的影响，都会成为一些人反对中医中药的理由。

我爱中医中药，所以我捍卫中医中药。我只是普通的一兵，在做《药苑平谈》等科普的过程中，在充实、感悟中思索得更多。我会长期坚持，继续做好中医药的科普，不妨戏称此为"有此一丁，长作平谈"。

二、关于品味生活

科普科普，即求普及，自然是受众越多越好。科普该如何把握理念，才能契合社会乃至公众的需求？这颇值得深思。

在进行科普著作创作的过程中，自然而然地涉及如何选题，又如何宣教，才能让更多的受众接受。对此，每个人的体会可能会有不同，若从成功的角度来考查，每本书自有每本书的灵魂。

我个人的体会是，在着眼于普及时，更多的时候需要提高对生活的品味，追求生活的真谛。就借《养生粥谱》创作中的思考略谈体会。

当今社会在高速发展着，生活的节奏越来越快，物质更加丰富，选择越来越多。在社会发展的过程中，如何建设节约型社会、保持社会的可持续发展，成为一种抉择。这绝非一时一地的奋斗目标。社会的发展"越来越好"，而人人希望明天更美好。美好之中有追求，更多的人在追求返璞归真，追求节简。丰富、享用与节约、节简是不是一对矛盾？节简的生活态度与创造美好的前景是不可共存的吗？这曾经引起我的思考。在完成《养生粥谱》的同时，我把自己的思考浓缩在前言中，进行了述说。

我的自序以《食粥亦时尚》为题，强调节简的生活方式是一种健康的需求，即使复古也"时尚"，因为它顺应了当今社会发展的需求——养生是时尚，食粥也成了当前家庭生活或大众生活的时尚。社会的进步与发展提升了我们的生活水平，但我们也看到和感受到，在我们的生活进入小康之后不久，营养过剩、膳食不平衡等又成为大家苦恼的话题。老龄化的迫近，心脑血管病的高发，使人们不得不仔细思考吃的问题。古有文雅称，为"膏粱厚味""炮爁炙煿"；今有通俗言，为"大鱼大肉""饮料快餐"。专家评说，这些都离那健康的生活方式远了点。而食粥正是回归健康的"大众时尚"！

君不见，遍地开花的粥铺与粥店已经是高朋满座、人来人往。无怪乎，那店铺的门脸上贴出了这样的对联"艰苦岁月想吃肉，小康生活要喝粥"，横批"与食俱进"。

"煮饭何如煮粥强，好同儿女细商量。一升可作三升用，两日堪为六日粮。有客只须添水火，无钱不必做羹汤。莫言淡薄少滋味，淡薄之中滋味长。"从明代诗人张方贤写的《煮粥诗》，我们看得出，这食粥除了我们主要的目的——养生的追求，还符合我们目前所倡导的"节约型社会"和"和谐社会"的主题。"一粥一饭，当思来之不易；半丝半缕，恒念物力维艰。"节俭恒不能忘。"淡薄之中滋味长"，其实，其滋其味是很值得每一个人仔细品尝的。这是真正的与时俱进。

这就是我曾经的思考。节简的思想贯穿于《养生粥谱》一书中，简化为几个字，可谓"扯淡，就闲"，倡导人们品味淡薄，这是一种不失于健康的理念。我也曾心中打鼓：你让别人品味淡薄的滋味，别人会接受吗？事实是，大家接受，并且非常愿意接受，这是一种健康的生活方式。引导大家走健康生活之路，是让大家受益的事情，所以受到欢迎。

节约非眼前之事，非自我之事，非小范围之事。我写书自然是想影响别人，而这一行动也反过来影响了我。《养生粥谱》两次被政府采购，有数千册配备到了各地的"农家书屋"，成为广大农民朋友的精神食粮。

我对《养生粥谱》一书也从另一方面考虑过：讲普及，太多的文化味会不会影响到人们对它的评价？讲究喝粥还配上诗，会不会显得有些酸秀才味？这曾经的疑问最终被事实打破。言而无文行不远，文化更使其特色独具。事实证明，真正对大众有益，让生活可持续、健康发展的文化导向才最具有生命力。贯彻正确的导向，我们的眼光千万不能太局限，怎样才是健康、可持续、有品味的生活方式，最值得深入思考。

走好中医科普路，在很多时候面临着这样那样的选择。是高屋建瓴，还是最接地气？怎样踏准节奏？又如何引领"时尚"？个人的思考还十分浅薄，但行动，必定是毫不动摇地继续前行。

这是我的选择，付诸我的行动。

在路上，是我生命的远行⋯⋯

我为中医药科普呐喊助威
——情结·机缘·呐喊·感悟

作者简介

　　海霞，女，回族，1961年出生，河南省郑州市人。1979年入河南中医学院中医系，1984年毕业留校任教。现为中国中医药报社专刊编辑部主任，编审、教授。兼任中华中医药学会中医药科普分会、中医药文化分会、中医诊断分会常委，国家中医药管理局中医药文化科普巡讲团巡讲专家。主编和参编《现代保健——内科疾病防治》《妇科疾病防治全书》。被中华中医药学会评为首届"全国优秀中医健康信使"，荣获"全国中医药科学普及编辑金牛奖"。

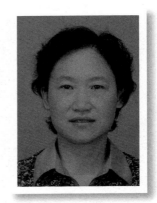

回顾自己从入中医药大门，到在行业里转型，以及曾经的左顾右盼、摸爬滚打和最后无怨无悔的过程，可以用"情结、机缘、呐喊、感悟"几个词来概括。其实这八个字也是我从事中医药科普的写照。

🍃 情结——追求探索 🍃

1979 年踏入河南中医学院大门前，我对中医药的了解只有儿时寒冬吃梨引起肚子痛和上中学时一次发烧而吃中药的两次经历。作为改革开放后的第三届大学生，之前对中医药一无所知。

大一结束后的暑假，回想起一年来的中医药学习经历，觉得在获取中医药知识的同时，其中的历史、文学故事很有趣，刚学到的一些医药卫生知识很有生活指导价值，于是就想写点什么。假期里，我试着写了一个儿童剧本，用拟人化的手法写了蔬菜瓜果的营养价值，尤其是将刚学到的莲子、山药、山楂等药食两用之品的中药性味功效穿插进去。这篇《蔬菜的对话》的稿子投到了一个儿童杂志。刚刚踏进大学，浅薄的中医药知识不足以支撑我完成这样一个科普作品，结果可想而知——石沉大海，但这应该算是我中医药科普的起步了，也使我认识到搞科普必须有坚实丰富的知识贮备和一定的实践基础。

虽然这一次懵懂的尝试没有成功，但从此我心中栽下了一颗种子、形成了一个情结——传播中医药文化，让人们了解中医药的博大、精深和精彩；传授中医药知识，让人们在日常生活中掌握中医药防病治病方法；传扬中医药优势和疗效，让人们使用中医药、信任中医药、享受中医药。

在上学期间，我读书刻苦，不但中医药专业课成绩优秀，而且涉猎广泛，见书就读，拼命地积累知识，扩大知识面。毕业实习时，读到了《家庭医学百科全书》《家庭中医顾问》等医学科普书籍，爱不释手，经常把书中内容与课堂上学到的知识进行比较，讲给亲朋好友和邻居听，得到了他们的赞扬和鼓励。欣喜之余，也更加认识到科普作品的重要性和实用性。

尤其是《家庭中医顾问》这本书，对我的启发很大。这是上世纪80年代初期难得一见的中医药科普书籍，书中介绍了中医药养生保健方法、简易中医药诊疗知识和推拿按摩方法等内容，认真阅读后巩固了我刚刚建构起来的中医药知识框架。当年刚二十一二岁，读书不关注作者，只关注内容，但那淡淡的藕荷色封面上印有的中草药图谱，至今在我脑海中记忆深刻。将近30年后，有缘结识中医科普大家马有度教授，在采访马老的中医药科普历程时，才知道《家庭中医顾问》这本对我教育启发很大的著作是马老的大作，真是感慨万分。马有度老师是我中医药科普之路上的启蒙老师和引路人啊，真是相见恨晚！

1984年大学毕业后，我留校当了一名中医诊断学教师，按部就班地教学、临床、科研。作为一个教师在课堂上常用一些浅显通俗的例子来讲解中医深奥的理论，作为一名医生在临床时常反复叮嘱病人需要注意的饮食起居，这时常勾起我普及中医药的愿望。1995年，我主编和参编了《现代保健——内科疾病防治》《女科疾病防治全书》等中医药科普书籍，在中医药科普之路上第一次印上了足迹。

🦋 机缘——情定终身 🦋

2000 年，我调到中国中医药报社，开始了中医药新闻宣传工作。为了适应新角色，我自学新闻知识，购买新闻专业书籍，到国家图书馆借阅书刊杂志，网上收集新闻写作和报刊编辑的文章，查阅和学习各大报社办报特点和风格，细心研读范文，学习写作各类新闻题材文章。有时间还去听相关讲座，自觉、不断地充实完善自己的知识结构，逐渐成为了一个中医药新闻人。

1989 年 1 月创刊的《中国中医药报》，是国家中医药管理局中医药行业唯一权威主流大报，不仅是我国中医药行业进行思想文化和新闻舆论宣传及学术交流的主要阵地，也是大众喜闻乐见的健康读物，发行覆盖海内外。

《中国中医药报》信息集中，传播及时，内容丰富，覆盖面广，具有权威性、及时性、广泛性和公信力、影响力，深受社会各界和国内外广大读者的关注和欢迎，也为关心健康、热爱中医药的广大读者喜闻乐见。《中国中医药报》内容定位有三个方面：一是定位于行业，二是定位于专业人士，三是定位于大众健康。所以办报宗旨是"三个服务"：围绕中心，服务大局；面向行业，服务需求；面向社会，服务大众。

《中国中医药报》是中医药行业报，根据报纸的定位，报社在不断改版、扩版中，逐渐增加了中医药科普的分量。从《患者周刊》到每版专门开辟的"健康红绿灯"专区，再到现在的专刊（《养生保健》《健康关注》《中医药文化》等），不断加大和调整中医药科普内容，版面栏目增加了，内容实用好看了，版式也美观漂亮了。

十几年走下来，经过岁月的打磨，我逐渐成为了报社的资深专业人员和骨干力量，在中医药新闻、专业、科普、文化等版面上不断变换着记者、编辑、部门主任等角色，在主要采编岗位上担负着重要任务，尤其在中医药文化科普宣传上倾注了较多的时间和精力。

我先后在不同的版面当过编辑、记者，在不同的编辑部门当过主任，编辑和主审过不同的栏目和版面，采写过许多中医药专家谈养生保健和防病治病知识的稿子。十余年来，我采写的消息、通讯、评论等数百篇，主编、主审的文化科普版面近万个，其中涉及中医药文化科普的比例最大。

现在我负责的专刊编辑部主编文化科普版面，按照季节、节气、疾病日、疾病谱等策划养生、保健、防病主题。编辑工作中每天要处理许多问题，如稿子的真伪、选题、角度、质量、文字，栏目设计、搭配、征稿、组稿，版面的主题、版式、组合、线条、色彩，等等。做报纸是个快节奏的活儿，每天的工作紧张、忙碌、劳累，但也是充实和快乐的，我觉得每天都在学习、思考、进步、收获。我珍惜这段时光，珍惜这份工作，珍惜每一篇文章，珍惜每一段文字。

从中医药高校的教师、临床医生，转为中医药新闻宣传和中医药文化科普，在这一行业里的转型是我人生中的重大转折，也使我与中医药科普情定终身。

呐喊——无怨无悔

2007 年 7 月，为宣传党中央、国务院坚定不移地发展中医药事业的政策，宣传中医药特色优势，为中医药发展营造氛围，由国家中医药管理局牵头，联合有关部委和单位共同主办了"中医中药中国行"大型科普宣传活动。活动以"传承中医国粹，传播优秀文化，共享健康和谐"为主题，在3年时间内走遍了除台湾省以外的所有省份，举办各种中医药科普活动和讲座，赠送中医药科普图书和医疗物资，中医大篷车到社区和乡村培训基层医生。这是中医药历史上具有里程碑意义的一次文化科普活动，是一次面向全社会的中医药发展总动员。

活动组委会办公室设在中国中医药报社，为配合和宣传活动所到之处中医中药中国行举办的盛况，《中国中医药报》精心策划报道，开辟专门版面推出"中医中药中国行"系列特刊，营造声势，扩大影响，推广成果。我在活动期间，担任过新闻编辑部、专刊编辑部、记者部主任，全程参与了"中医中药中国行"的宣传活动。如派出记者到各地采访启动仪式、活动现场，跟随大篷车到偏远农村和基层采访；精心组织、策划和编排"中医中药中国行"系列特刊；为"中医中药中国行"科普专刊采写多篇中医药养生保健、防病治病稿件。

在席卷全国的"中医中药中国行"活动中，我作为活动上游的众多参与者之一，在报社这个直接宣传平台上，近距离感受到这个大型中医药科普活动的规模、意义和效果，也使我更加深刻认识和体会到为中医药事业、为中医药科普摇旗呐喊的重要性，同时也为自己所做的工作而自豪。

随着《国务院关于扶持和促进中医药事业发展的若干意见》等一系列促进中医药的政策措施相继出台，中医药迎来了发展的大好机遇，面对大众对中医药的热情和期盼，中医药专家积极投身中医药科普，各种活动在全国如火如荼开展。国家中医药管理局在《中医药文化建设"十二五"规划》中提出：要建立中医药文化科普宣传长效机制，继续实施中医药知识宣传普及项目，深入开展一系列中医药文化科普活动，举办中医药科普知识讲座等形式多样、效果显著、大众欢迎的活动。

在中医药科普中，除了宣传中医药知识外，还要研究中医药科普理论、方法和规律，敢于揭露和批评中医药科普中的乱象和存在问题。如针对中医药科普中的虚假、混乱现象，我组织了中医养生科普现象分析、膏方不能乱吃、哪些人适合三伏贴等选题策划，撰写了《中医药专家要占领科普阵地》《让中医专家当科普主角》等文章。结合社会热点、焦点撰写消息、评论，如《把好健康第一关》《坐月子是陋习吗？》，产生了积极广泛的社会影响。

2010 年，我参加了国家中医药管理局的中医药科普需求和宣传研究课题组，调研广东、江苏、吉林、甘肃等地区不同人群的中医药科普需求，了解到中医药科普宣传中出现的不科学、不权威甚至虚假、欺骗的现象，及时写出相关报道文章，如《中医药科普需求调研显示：七成农民渴求中医药知识》《国家中医药局中医药科普需求和宣传研究课题组一项科普调研显示：七成非医学类大学生愿学中医药知识》等。

有时候，当我看到同学、以前的同事在中医药临床、教学和科研上取得优异成绩，也会有远离中医药一线的失落感，曾感叹："暮鼓晨钟，朝花夕拾；舞文弄墨，浅尝辄止；做了嫁衣，荒了自己"。但看看自己在中医药文化科普宣传中的作用和前辈、同仁、读者给予的肯定赞扬，我坚定了"摇旗呐喊，也是战士"的信念，为自己选择了这条道路而无怨无悔。

🌸 感悟——投入积累 🌸

报纸作为传统的纸质媒体，具有传播广泛深入、阅读灵活、储存方便等特点，在文化科普宣传上发挥着重要的作用。作为中医药新闻媒体，在中医药新闻宣传中除了宣传中医药方针政策、行业动态、学科发展外，中医药文化科普宣传也是重要任务。多年来的中医药文化科普宣传经验积累，我觉得首先要全身心地投入，还要有创新精神。具体总结有几点：

一、四性是关键

1. **敏感性**：媒体人要有政治敏感性、政策敏感性、社会敏感性和行业敏感性等。在中医药科普中，还要有专业敏感性。

新闻宣传离不开政治，中医药科普宣传也要看政治动向。如国家的医药卫生政策是中西医并重，那么在中医药科普中就要客观公正地评价中西医的价值、方法，不能夸大一个贬低另一个，要客观正确地评价、介绍中西医知识、方法和疗效。再如，知名人物发生与中医药有关的事情，挖掘内容也可从中医药专业角度写出相关科普文章。

当社会上发生与人的生命、健康等有关的事件时，必然涉及医药卫生，引起社会高度关注，成为社会热点。此时，社会敏感性和行业敏感性会让我们捕捉到线索，迅速找到切入点，写出科普作品。比如禽流感流行、2013 年接二连三发生的精神病人伤人事件、名人用中医药治病、疑似中药注射剂引起不良反应等，都可作为话题。

　　四季养生、节气养生、天气异常对人体影响是中医养生保健的永恒话题。主旋律相同，每年仍可唱出不同的韵味和歌词。正如《中国中医药报》2013年12月27日"2013年精彩再现版"中提出的："人体生长化收藏，唱响四季养生歌。"

　　2. **权威性**：当前有些中医药科普作品在谈及中医理论和防病治病方法时，有孤立、片面、绝对化情况，存在不权威、不科学现象。如介绍膏方、三伏贴时只讲好处，不讲禁忌证，夸大疗效；讲人参大补元气，只讲人参的种种好处，不讲如果长期过量服用有可能引起"滥用人参综合征"等。有的过度宣传中药的功效，而对其毒副作用轻描淡写，有可能误导读者从而导致中毒发生。

　　一段时间，似乎什么人都可讲中医，连没有一点中医药背景的人都可自称专家大讲养生、食疗。什么"绿豆疗法""茄子疗法""泥鳅疗法"等大肆流行，有些验方、偏方满天飞，不辨男女老幼、虚实寒热，人人都能用。这种现象的产生就是不讲权威性导致的。

　　权威性就是科学性。一个专家只有在其自己的领域才是专家，跨行业、跨学科就不是专家。所以中医科普作品一定要写自己熟悉的领域、专业，要突出自己的专业性、权威性，这样才能保证科学性。

　　报刊采编人员在采访、组稿、约稿时，要掌握专家的专业背景、特长等。儿科问题要让儿科专家讲，骨科医生不要讲妇科问题，等等。也要注意尽量少用万金油型专家的稿子。

　　3. **实用性**：中医药科普面对大众，所以要突出实用性，要让读者看后能用、会用、好用。

　　保证实用性的前提是科普作品的通俗性、可读性。文章要通俗易懂，要将深奥难懂的中医药理论用大众的语言、浅显的道理、形象的比喻讲出来。文章介绍的方法要可靠、实用、能操作、易掌握。要把中医防病治病知识、中医养生保健方法，特别是简便易行的按摩、食疗方法等介绍给读者，让读者能学到实用的中医技术和方法。中医科普文章一定要写实，不能光谈大道理、喊口号，一定要有具体、详细、实用的方法，这样才能将中医药知识普及给大众，让大众得到中医药的实惠。

采编中医药科普文章时，要从小处入手，大处着眼。如日常的眼睛干涩症状，中医认为主要与眼睛局部、肝肾等有关，从中医肝开窍于目讲肝血不足、肝肾阴虚、肝火旺盛等对眼睛的影响，最后关键点要落在实用性上，指出解决眼睛干涩的方法有滋补肝阴、滋养肝血、改变用眼卫生等，并列举一些药膳食疗、按摩针灸方法等。

4. 趣味性：现在的大众传播媒体很多，碎片化阅读占了很大比重，所以科普作品要易读、悦读。所谓易读、悦读，首先要使作品有趣味性。

科普不但要求内容的精确性，更要注重趣味性。有趣的知识受欢迎，趣味性强的话题为大众喜闻乐见，雅俗共赏，寓教于乐。强调趣味性要从选题开始。大众感兴趣的话题来源于精神需求、养生保健需求、流行文化或社会热点等。如许多人喜欢音乐，什么类型的音乐适合什么人听？中医如何认识五声、五音与五脏的关系？如何用音乐养生？许多人都知道枸杞对人有益，但如何吃？什么人、什么情况下不能吃？社会上发生了热点问题如食品安全、环境污染等，热播电视剧中出现的热议话题等，都会增加文章的趣味性。

科普的趣味性还要落实到文章的内容、语句和报刊的栏目、版式等方面。在采编时，内容要浅显实用，文字要简洁，段落要清晰，栏目要新颖，版式要醒目，图文要并茂。这样经过文学化处理、艺术化包装，能够吸引人、打动人和劝导人，让中医药文化知识深入人心。

二、队伍是基础

媒体人要广交朋友，这样才能有线索、资源和稿件。我耕耘在中医药科普采编岗位上十几年，不但收获了成果，也结交了许多中医药科普专家朋友，培养了一支中医药科普专家队伍。

1. 慧眼识才：科普策划选题的落脚点是采访对象和约稿对象，如何实现策划、落实稿子内容，一定要依靠行业内的中医药专家资源，所以要建立一个专家库，以便从中选择合适的专家。

编辑要有一双慧眼，要善于有范围、有目的地寻找专家去组稿、约稿，或者从自发来稿中发现优秀稿件、优秀作者。符合要求的作者应该了解国家医疗卫生和中医药政策，熟练掌握医药卫生和中医药知识，具有一定理论功底和实践经验，热爱医药卫生科普宣传工作，并且有兴趣、有时间进行科普创作。

建立作者队伍是一个投入和积累的过程。十几年来，我熟识了许多专家，建立了一支优秀的中医药科普专家队伍，他们不但在中医药科普宣传上给了我极大的支持和帮助，而且还给了我极大的精神帮助和鼓励，成为我的良师益友。许多作者也从这里起步，提高了行业和社会知名度，走向了更高更广阔的平台。

2. 科学指导：编辑要有丰富的经验和敏锐的鉴赏力，去鉴别和判断科普文稿的价值和影响力，并挖掘作者的写作潜能。有些专家专业水平很高，但在写科普文章时文辞单调、刻板深奥，缺乏通俗性、流畅性和可读性。对于这样的稿子，编辑要在尊重作者前提下给予科学指导。

科普作品的写法丰富多彩，可根据版面、栏目、内容等与专家进行沟通。在这个过程中，编辑发挥主导作用，既尊重原创立意、主题，又要对文稿中存在问题提出中肯意见和积极建议。比如，在讲解防病治病知识时，可启发专家先从病例入手，用通俗形象的语言代替专业的词句，用引人入胜的情节写出发病、诊治过程，用亲切平易、入情入理的词句讲明疾病预防治疗中的事项，在关键的医学诊断与用药等方面一定不要牵强附会，不要滥用形象和比喻，这样才能既保持科普文章的轻巧活泼、引人入胜、可读性和实用性，又保持其科学性、严肃性。

许多原先平淡的稿子，或存在明显缺陷、或可读性差的稿子，经过编辑的指导加工，如重新起个大标题、分成几个段落做出小标题、文字润色修改、美术编辑配图等等，稿子立刻就生动、简洁、出彩了。这时候看着焕然一新的稿子就像看到自己打扮漂亮的孩子一样，心中无比的自豪、喜悦。

记者好比是采蜜工，编辑就像是化妆师。多年在中医药科普采编工作中，我感觉是有苦有乐，有付出也有收获。我先后获得全国中医药好新闻奖一、二、三等奖，被中华中医药学会评为首届"全国优秀中医健康信使"，荣获"全国中医药科学普及编辑金牛奖"，还成为国家中医药管理局中医药文化科普巡讲团巡讲专家。

当前的大数据时代，海量信息扑面而来，传播手段日新月异，从网站、网页到微博、微信，人们的知识获取渠道多种多样。中医药迎来了大发展时代，如何借助时代手段传播中医药科普知识，这是我们中医药科普人面临的新机遇、新挑战。

我作为中医媒体人，身处中医药文化科普传播的前沿，深感新形势赋予了我们新的工作内涵，时代感、使命感、责任感给了我们新的工作动力。在中医药文化科普宣传之路上，我要更加义不容辞地担当重任。虽然任重道远，但"摇旗呐喊，也是战士"的信念，将一直鼓舞着我为中医药文化科普宣传呐喊助威。

文以载医 普以化民

——行走在中医科普路上

张瑞贤，男，1955年出生，河北人。1983年毕业于河南中医学院中医专业，获学士学位。1985年考入中国中医研究院（今中国中医科学院）中国医史文献研究所，师从李经纬研究员，3年后毕业，获硕士学位，分配到本院中药研究所文献研究室工作至今，1991年起任文献室主任。从事本草文献、中药发展史、中医文化、中医科普等工作，研究员、博士生导师，享受政府特殊津贴专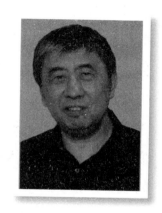

家，中华中医药学会科普分会副主任委员。1993年创办《家庭中医药》杂志，任主编；1995年获得首届全国中医药优秀期刊评比三等奖，1999年、2007年、2013年分别获得第二、三、四届全国中医药优秀期刊评比二等奖；2003年、2007年杂志社连续两次被中华中医药学会评为全国中医药科普先进集体。本人在2006年10月获中华中医药学会"全国首届百名中医药科普专家称号"，2008年被中华中医药学会评为"全国优秀中医健康信使"，2010年获中华中医药学会"全国中医药科学普及编辑金牛奖"。担任主编的《走进＜本草纲目＞之门——中药的发现》一书2009年获中华中医药学会"新中国成立60周年全国中医药科普图书著作奖"一等奖，2010年又获中华中医药学会科学技术奖三等奖。

第一板块 ▎感悟篇 中医科普名家感悟

默默耕耘路　苦乐相与随

　　走上中医科普之路，好像并不完全是偶然的。我们这些在"文革"期间成长起来的人，很多天生就有爱书的基因，在那个几乎是书就是"毒草"的年代，对书籍的那种痴迷更是无以复加。因为那个时候能看到一本好书太难了，越是得不到，越想得到。那时哪怕得到"文革"前的语文课本都能体会出"雪夜闭门读禁书"的幸福感。在上山下乡的日子里，借到一本旧书就是过节，在阅读文学家们给人类创造的精神食粮的同时，多么盼望自己也成为那样的人啊！"四人帮"粉碎之后，大批"禁书"被解放出来，古今中外的名著突然大量出现在面前时，恢复高考的喜讯又把我们带到了一个新的人生转折点，而正欲抬起迈向文学家的第一步的我，却遭遇了家人和身边朋友老师的一致反对："又不是学习不好，为什么选文科？""想当老师啊，没出息！"……有些老师甚至拿自己的切身经历告诉我们学文的悲惨。"学会数理化，走遍天下也不怕"，这是当时最流行的口号。不得已，我只好选择离文最近的医。大家说："不是喜欢文科吗，可以当成业余爱好，顶不济，鲁迅也是学医的，郭沫若也是学医的……"顺理成章，皆大欢喜，我选择了学医，选择了学习中医。

　　闭上眼睛回想学习中医的经历，那就是一个背诵的年代：背中药，背方剂，背中基，背诊断，背完经典背临床，背完中医背西医……背诵让人麻木、迟钝，让人丢掉敏锐、忘掉激情，文科的爱好从此变成了遥远的梦想，甚至是很幼稚的梦想了。在工作后的最初年月里，偶尔的一时技痒，也会让我拿起笔来写上几下投投稿，但不能让领导知道，因为这是"不务正业"。

直到 20 世纪 90 年代初，随着改革开放的深入，大环境比较宽松，我萌发了自己创办中医科普期刊的想法，和文献室的同志们一沟通，大家七嘴八舌，什么想法都有，支持和反对的基本上对半。支持的意见是，如今文献研究的道路越走越艰难，需要再闯出一条新路来；反对的意见是，自己办杂志从来没有过，太辛苦，太麻烦……我就和大家分别谈心，提高大家对中医科普的认识，同时让大家认清形势的发展，要与时俱进。文献室的同志达成共识后，大家团结一致，共同努力，遇到难题一起想办法，遇到障碍共同去克服。经过不懈的努力，期刊终于得到批准。在报批过程中有一位新闻出版总署的负责同志说："你们终于来了，我们等了你们好久了。现在很多非专业单位都抢着来申报医学科普期刊，中医科普你们还是第一家专业单位来报的。"这一席话给予我们莫大的鼓舞，让我们更加坚信选择走中医科普的道路是正确的。

《家庭中医药》就是我们创办的杂志，这一平台的建立，只是"万里长征，走完了第一步"。办杂志，办中医科普的杂志，对于我们这些长期从事科研工作的人来说都是新鲜事儿，在激动和欣喜之后，马上面临着一系列的工作和更多的困难。我们只能不懂就学、不会就问，逢山开路、见水搭桥，不断地请教各个相关行业的老师，不断学习各类相关的书籍文件，克服了一个又一个的困难，解决了一个又一个的难题。各种琐碎的事情，必需件件都小心谨慎，不能有一点孟浪大意；所有风险、难关，都必须自己顶住、解决；所有陷阱、骗局，都必须自己绕开、识破。一个一直在体制内、在书斋中工作的科研人员，初次走进社会时会有许多想不到的诱惑和艰险，这一切都要自己解决，因为我们已经向单位领导有过承诺，我们也必须向科室同志负责。作者的聘请、经费的筹措、编辑的培养、市场的建立……这一系列问题需要耗费巨大的精力，个中艰辛，非亲身经历，难以体会。而就在我们艰难前进的同时，不少同类型的期刊因为种种问题被吊销了出版许可证。另一方面，单位领导要求杂志所有的工作只能在业余时间做，而我们的本职工作是一点也不能少干的。但无论怎样艰辛，再苦再累，我们也坚持了下来，因为我们坚信自己选择的中医科普的道路没有错，对的就要坚持。经过时间的考验，领导也逐渐改变了态度，我们通过自己的努力，得到了单位和社会的承认。

拳拳编辑心　理论之为先

一、针对家庭需要，坚持办刊宗旨

杂志的办刊宗旨是杂志的定位标准。《家庭中医药》的办刊宗旨与方针，是"把具有悠久历史文化、凝聚中华民族智慧、实用可靠的中医药的有关知识和简易方法介绍到普通家庭，给每一个家庭带来健康、长寿、欢乐和幸福。坚持科学性、实用性、可读性、人情味，雅俗共赏，保存价值。呼唤真、善、美"。这个宗旨从向国家中医药管理局、科技部、新闻出版总署申办时起就没有改变过，一直坚持了20多年。

多年来我们杂志抱着使人人健康、家家幸福的美好愿望，以家庭生活为中心，宣传介绍中医药在防病治病、食疗养生、保健长寿等方面的经验与常识，弘扬中华民族传统文化。力求方便、易学、有效，突出人情味和可读性。尽管有多方的干扰和诱惑，我们始终不变，科学性、实用性、可读性成了我们杂志的三个显著特点。

1. **科学性**：由于中医药学具有特殊的理论体系、诊断方法、防治措施等，使它蒙上了一层神秘的面纱，许多人认为它玄妙莫测。有些利欲熏心的人利用善良民众对中医的信任而采用欺骗手段牟取金钱。我坚持，《家庭中医药》应该既努力运用科学知识帮助人们解除对中医药学的疑虑，又帮助人们擦亮眼睛识破江湖骗子的愚弄手法。如前些年，有些在社会上炙手可热的作者也给我们投来稿件，经过认真审读，我认为他们并不是在弘扬中医药，而是打着中医的旗号，行欺骗敛财之实，于是坚持不发他们的稿件。对于一些涉及医学知识的新闻事件也积极约稿，借机普及医学知识：歌手高枫去世后，马上联系西苑医院呼吸科主任张燕萍撰写《什么是 PCP 肺炎》；高考前夕，聘请作者写了《调适好心态，轻松愉悦进考场》；春节晚会赵本山《卖车》播出后，请作者写了《从赵本山卖车谈"过度呼吸综合征"》；大学生刘海洋以浓硫酸泼熊后，请作者撰写了《优等生何以露出"魔鬼的面孔"》；等等。这些文章在读者中引起了较大反响。

2. **实用性**：《家庭中医药》杂志与许多科普杂志不同的是，杂志的读者不仅是普通群众，还有一些基层医生。这些都是我们杂志需要关注的。中医药知识本来就是来源于民间，而又应用于民间。许多在日常生活中应用的东西就是药物，许多简单的方法就可以治疗疾病。这些内容可以帮助普通读者保健康复，而有些实用技术又帮助了基层的乡村医生。时常有读者来信告诉我们，他们用了杂志上介绍的方法治愈了疾病或者减轻了病痛。我也有意识地在杂志上开辟了针对基层医生的专栏，刊登基层医生的心得体会，比如我们刊登的《为什么看中医要素颜》《医生为什么拒绝有些病人》等等。1997年我国长江、嫩江、松花江流域发生了百年不遇的特大洪水，江堤多次出现重大险情。"大灾之后必有大疫"，作为科普期刊，我认为除捐款捐物之外，我们还应心系灾区，想灾区人民之所想，急灾区人民之所急。于是，我们及时组织在京大医院的一些医药学专家，针对大灾之后容易出现的多种流行病、传染病，汇编成《灾后易发疾病防治手册》，选录了流感、乙脑、霍乱、菌痢、急性病毒性肝炎、疟疾、伤寒、钩体病、血吸虫病、急性结膜炎及多种皮肤病等的诊断、鉴别诊断、预防、中西医治疗方法等内容，选用了许多单验方，在慈善人士的支持下，印发了10万册，通过国家民政部免费发往湖南、湖北、安徽、江西、黑龙江、吉林、内蒙等地灾区。

3. 可读性：科普杂志要把科学知识变成群众可以接受的语言，使人们喜闻乐见。我在这方面也下了不少工夫，经常要求编辑在选择稿件和自己撰写文章时注意叙事的形式，要把读者当成朋友，语言方式是在向朋友讲述，是在一个层面交心式的交流；而不是像对小学生那样去教育别人，不是居高临下的指导。同时我们也建立了自己的作者队伍，吸收了许多名副其实的科普作家。除依靠以中青年中医为主的作者群外，还坚持约请名老中医撰写文章，这也为杂志增色不少。如在杂志中，刊登了张大明的系列文章，他善于把古代中医言简意赅的医案编写成娓娓动听的故事，让读者能够仿佛身临其境，并从中抽绎出深奥医理和实用医术，许多读者反映好看有趣，又学到了东西。

二、服务千万家庭　重视医理普及

在长期的中医科普实践中，我发现中医科普文章中介绍方法的比较多，而向读者传授中医基础理论的文章比较少。多数宣传停留于某方治某病、某某食物治疗百病、夫妻按摩术、长寿秘诀、治癌祖传秘方之类，常见的文章也是《中医治疗糖尿病十八法》、《高血压中医处方二十则》等等。这种被动的模式无意中让人们对中医产生误解，就是只要有了西医诊断，就可以找中医开方治疗了。也正是钻了这个空子，一些不法之徒利用人们对于中医的信任和不了解进行欺骗，不少似是而非的东西冒充中医药充斥市场。这种现象造成的后果不仅存在于文化水平不高的人群中，也存在于对于中医不了解的知识阶层，甚至在医学界。

为什么我们常常看到同样的处方在中医开出来治疗就有效，某些西医甚至是西学中的医生开出来就没有效果了呢？有些医生不去检讨自己对于中医理论的认识是否有错，反而归咎于中药的疗效。这固然与某些医生教育背景的缺陷和哲学素养有关，但和中医药科普工作没有很好地去做"公众理解科学运动"也有一定关系。我感觉这个倾向应该引起注意，于是经常在中华中医药学会科普分会的研讨会和论坛上反复呼吁。我在文章中指出，中医科普工作还远未满足社会对其的需求，介绍中医技术方法的文章很多，而讲述中医理论知识的太少。

中医药理论的科普要植根于传统文化之中。因为中医药理论孕育自中国传统文化中，对它的传播也必须立足于此。如果把中医理论单独抽取出来，孤立地、静止地、形而上学地去研究，往往会得出极为荒谬的结论。如中药的君臣佐使、用药法象，中医的藏象理论与解剖的脏器不符等，这些理论的正确性在中国传统文化中是不言而喻的，而把它剥离出来就变得荒诞不经了。我在杂志中设立了《中医原生态》栏目，在编者按中写道：

第一板块 感悟篇 中医科普名家感悟

现代医学传入中国以后,中国的传统医学改名叫了"国医""中医"。随着中医的科学化、现代化,中医不断与现代医学接轨,试图以全世界都能接受的语言与外界沟通。医学的科普几乎都是现代医学的普及,到了今天,中国人反而对中医越来越陌生。一些不法分子也打着中医的幌子欺骗群众。一些有识之士也在反思,争取中医的"话语权",用中医的语言和世界对话。但是以现代的语言介绍中医的理论,已经戛戛乎难哉。不要说难懂,就说有多少人想听也已经是"和者盖寡"了……《中医原生态》栏目,以较小的篇幅、深入浅出的语言介绍具有特色的中医理论。这些理论有些被现代科学证实,有些尚未证实,但是是中医历史流传下来的。什么是文化,文化就是差别。如果没有了差别,也就没有了文化。中医植根于中华民族文化的土壤,相信在神州大地上,她的知音会越来越多。

我撰写了《"看人下菜碟"的中医》《"提壶揭盖"法》等一系列文章,向读者解释中医理论上的一些常识,使读者既知晓了现象,又明白了其中的道理:

常常有人来信、来电话,现在甚至是发电子邮件向老中医求助,希望"妙手回春"的老中医能够提供一个秘方治愈他们的顽症。老中医会说这是"隔山看病",而断然谢绝。这是因为中医同西医很不相同,中医的辨证诊断有很强的"个性化",往往在西医诊断为相同的病人,在中医那里却辨证为完全不同的"证型",因此处方和药物也不大相同。可是病人或家属提供的信息很难完全符合中医辨证的需要,仅凭于此很难作出准确的辨证。这就有些像一句俗语说的"看人下菜碟",中医的辨证诊断不完全是看病人患了什么病,还要了解病人是什么人。这就是中医的"因人制宜"。

　　有时候中医治疗小便不畅甚至不通不是使用通利小便的利尿药，而是使用宣肺的药物，在常人看来有些不可思议。原来上述的治法就是中医熟知的"提壶揭盖"法，就是用打开壶盖，放进空气，以利壶中水从壶嘴畅快地流出的形象，来说明使用宣肺或升提的方法通利小便的理论。这是中医理论中常见的一种通俗易懂而有趣的借喻。中医理论认为：肺与脾、肾、三焦、膀胱等脏器分司水液代谢，维持水道的通调。肺主气，为水道的上源，在肺气闭阻，肃降失职，影响其他脏器的气化失司的情况下，可出现喘促胸满、小便不利、浮肿等症，治疗应先宣发肺气，肺气得宣，小便得利，故喻为"提壶揭盖"。

寻找科学和实用的平衡点
让中医走上大舞台

作者简介

许蕾，女，1970 年出生，上海市人。1993 年毕业于上海中医学院。上海科学技术出版社《大众医学》编辑部副主任、副编审，兼任中华中医药学会科普分会常委、中医文化分会委员。长期致力于中医科普编辑工作，先后主持《大众医学》的《壶天漫笔》《杏林撷英》《古方 DIY》《首席专家谈养生》《中医药非物质文化遗产》等专 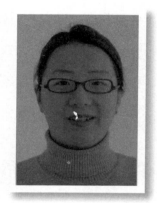 栏，创建中医科学普及品牌"家庭真验方"。获中华中医药学会"全国中医药科学普及编辑金牛奖""上海市优秀科技期刊编辑""华东地区优秀期刊工作者"等荣誉称号。

我的专业是中医学，毕业后当了几年小中医。一个偶然的机会，缺中医编辑的《大众医学》来医院挖人。我从小喜欢这本杂志，热血沸腾之下就弃医从文了。

这些年来，很多人问过我后不后悔。我总是回答：不后悔。我做过临床，知道患者怎么想，也知道医生怎么想，转行做起编辑这个医患桥梁的角色来，一点不困难。不过要说做中医编辑感觉如何，还真是甜酸苦辣咸样样都有。

当年我的"娘家"是沪上首屈一指的中山医院，在那样的大型综合性医院里，中医难免靠边儿站。没想到，到《大众医学》一看，中医还是靠边儿站。其实这也是情理之中——《大众医学》是国内首屈一指的综合性医学科普期刊，她的创始人是中国外科学泰斗，西医当然占绝对优势。

初当小编辑，同事们却都叫我"老中医"。这个带玩笑性质的称呼，颇折射出现代医学背景下中医的尴尬角色。当代中医怎么生存？怎样才能既保持传统又不被淘汰？这个问题太大了，我回答不了。眼前的实际问题就够我苦恼了：编什么样的中医科普，才能让读者满意、领导满意、自己也称心？

有西医编辑说：这有什么好愁的？你们中医吃吃药膳泡泡脚，反正搞不死人，随便编编就行了。中医在有些人眼里就是这样的！如果中医编辑一直编这样的稿子，不就是让更多的人巩固这样的认识？所以我偏不做药膳泡脚文，立志主攻疑难杂症。

有段时间我编了很多西医治不了的难病怪病文，彰显中医的独到优势，确实让人对中医刮目相看。但时间一长，我又发现问题：得疑难杂症的读者毕竟是少数，我把本来就有限的中医版面都消耗在那里，更多的大众读者就有意见了。

所以我渐渐转换视角，把重点向常见病、多发病倾斜。深入进去后，发现中医在这些疾病的治疗康复上确实有很多内容可做，完全可以做出和西医科普一样出色的文章。但是，这样做其实仍然是瘸腿的——对养生、预防这个中医最具特色的领域视而不见。现在回过头来想想，这可能跟我做过医生的经历有关，现代中医临床治"病"而不治"未病"，这种惯性思维在我差不多做中医编辑10年后才有本质转变。

目光聚焦于养生保健领域后，我又发现了更大的问题，即养生热中的各种乱象。20世纪90年代后期，养生科普越来越火，以致作品良莠不齐。我能保证《大众医学》上作品的真实性、科学性，但管不了满天飞的伪养生书，揭不完遍地开花的假中医。2009年，我给国家中医药管理局去函，希望由政府机构牵头在《大众医学》等权威媒体上刊登专题文章，批评当时越演越烈的中医养生乱象。由于种种原因，此事不了了之。2010年，张悟本东窗事发，以其为首的伪中医们终于纷纷倒台，国家出台一系列政策监督中医保健书籍的出版。

回想当年那位西医编辑对中医的评价，思及如今大众还是没有走出"中医就是吃吃药膳泡泡脚"的误区，我认为媒体的责任不可推卸。让中医科普作品既保持科学性，又体现实用性；既突出特色优势，又不夸大偏激——这应该是中医科普编辑的基本素养。我弯弯绕绕走过那些路，至今没有找到最佳的平衡点，但我会一直努力，竭尽所能靠近这样的理想。

2013年，我策划的图书《家庭真验方——小药方大健康》上市。这本书集合《大众医学》创刊60多年来的精华验方，以实用的配方、运用为前锋，以真实的历史、体验为铺垫，以理性的解读、展望为根基，读来既轻松有趣，又发人深省。书中不乏两院院士的精彩论述，以及验方原创者或后人（原创者已过世）的真情回顾，使书的科学性、权威性成为极大亮点。

这本书上市不到 1 年的时间里 3 次重印，系列图书《家庭真验方—小药方大功效》随后上市；两书繁体字版分别授权香港、台湾多家出版社，在港台地区发行；《大众医学·家庭真验方》专栏开辟，实现书刊联动；"家庭真验方"微博、微信公众平台开通，实现网媒和纸媒的融合；系列图书第 3 辑也在加紧开工……不过，最让我欣喜的不是这套书带来的利润，而是读者的认可——真正有价值的中医科普作品是有广泛群众基础的，值得我们用心去培育和维护。

不知不觉快 20 年过去了，《大众医学》上的中医内容也早已走出了偏僻角落。这绝不是我个人的丰功伟绩，而是民心所向、大势所趋。回顾《大众医学》60 多年走过的路，这些年来中医学在中国的起起落落，在杂志上都有最真实的反映。

今天，我们赶上了中医大发展的好时光，又正逢信息传播数字化转型的大机遇。我一直认为，中医学比西医学更适合以文字形式向大众传播，因为它有先天的文化优势和让西医望尘莫及的群众根基。希望更多的中医人用好手中的笔和键盘，用真正值得传播的知识去占领阵地，让自己的作品经得起时间和空间的考验，历久弥新。

🌿 优秀中医科普作品的"潜规则" 🌿

中医学因其特殊的文化历史背景，其科普作品较难采用直白简洁的语言、生动活泼的形式，并且在现代化的传播中常会遇到传统和现实的冲突。即使是生动简洁的中医科普作品，因不同报刊的不同风格、不同录用标准，有时也会被拒之门外。怎样使中医科普作品能高效地呈现在读者面前？这里说一说本刊编辑部通用的一些"潜规则"。

一、编者严审自发来稿，作者不"跨行写作"

做编辑的大概都有"缺米下锅"的苦恼，但是对一个有责任心的科普编辑来说，缺的应该只是"优质米"。因为每天有大量的自发来稿，如果审稿时笔下松一松，是不愁没有稿源的。但是长期的经验教训告诉我们，医学科普尤其是中医科普自发来稿，质量往往比较低下。

1. **大量医学爱好者以中医为"突破口"抒发写作热情**。他们认为中医学起点低，不需要严格的临床观察和试验数据，编点传说典故，抄些秘方验方就能成文。有相当一部分人甚至是"职业写手"，投稿一来就是十几篇，还同时投多家刊物。对这些误读现代中医学的作品，编辑部应该严格淘汰，并将那些纯粹以文谋生的"写手"打入作者"黑名单"，绝不能让他们用伪科学、滥科学去毒害读者。当然，有部分基层医生的作品是认真负责的，但由于能力所限，他们所写的多已过时，不能反映本行业的即时动态，或仅是非常特殊的个案。这样的作品，面向大众、以传递新信息为己任的科普出版物一般是不会采用的。

2. **部分医学科普作家跨行业写作，"造就"似是而非的科普作品**。应该说这一现象不仅仅存在于中医科普界，整个医学科普出版领域都有这个通病。科普作家有医学背景，不少人有扎实的本专业医学功底，而且视角独特、笔触敏锐，因此他们的作品对编辑是很大的诱惑。但是，这些人写得多了必然面临素材枯竭的局面。医生的良知使他们不会瞎编滥造，于是只好打起"擦边球"：写的仍是医学科普，但骨科医生写内科、内科医生写妇科、中医大夫写西医、营养保健更是人人能写……俗话说"隔行如隔山"，当前医学分科日益精细，比如仅妇科领域就有妇科肿瘤、妇科内分泌、计划生育、产科、宫颈疾病科等，不同专业分工、不同专业医生研究的对象、了解信息的渠道完全不同。一个"隔行"医生，写出来的东西很难保证不误导读者。

有鉴于此，《大众医学》要求严审自发来稿，自发来稿必须经过作者身份审核、编辑再创造才能转化为合格出版物。同时，对组稿也制定了严格规定：要求在三级甲等医院、本专业领域副主任医师以上级别人员里寻找基本作者，在各行业学科带头人、两院院士里发展高端作者，鼓励高端作者培养梯队作者。

二、编者和作者密切沟通，减少"闭门造车"

这个"闭门造车"说的是双向的。不经过媒体和一线作者直接沟通出来的选题，成功率通常很低。

编者方面——不了解行业动态、临床实际，选题无人应答。编辑部的选题讨论会上，经常会冒出非常"亮"的点子，但最终真正能成文的很少，原因就是编辑部一厢情愿的想法有时不符合临床实际，或者找不到擅长此道的作者。尤其是很多来自新闻的选题，深入挖掘后会漏洞百出，不与专家沟通、论证可行性就贸然组稿，实在浪费双方的精力。

作者方面——不了解刊物风格、读者需要、时局动态，作品不对路或过时。这个很好理解，但是作者也许会说：我怎么跟报刊沟通，没有渠道啊！这个问题过去确实存在，除非编辑找上门，或者作者仔细研究刊物需求、锲而不舍地投稿，双方才能建立比较良性的沟通渠道。可是现在不同了，很多编辑开了博客、在他们的书上印了邮箱、开通了微博和微信；反过来，很多作者也在同样操作。互联网为我们建立了多角度的沟通渠道，好好利用吧。

当老编辑在与老作者的面谈中发现选题时，小编辑也在与新作者的网游中交上朋友。哪个效率高、质量高？其实没有定论，编者和作者视个人的习惯和擅长而做就是了。无论哪种方式，一定要实现有效的沟通，才能减少双方的"无用功"。

三、为普通读者着想，减少"合理使用"

由于中医学特殊的历史文化背景，有些中医科普作品中有部分内容可能并非作者原创，而是前人的经验积累，我们姑且称之为"合理使用"。比较常见的是对文献的引用，对病因病机的阐述，对经验方的罗列，等等。在中医科研论文的写作中，这种旁征博引现象非常普遍，且被认为是必不可少的。但在科普出版中，编辑应该引导作者改变这样的写作习惯。

1. 减少文献原文的出现。不可否认，现在普通读者的古文功底一般比较差，但有些作者为了加重中医科普文章的分量，不仅扁鹊 、张仲景怎么说，李时珍、孙思邈怎么写，而且为示"正宗"全部照搬典籍上的原文。这种做法实在是吃力不讨好，会直接造成群众的阅读障碍，最终可能使读者放弃该文。实际上，科普作品对传统文献的引用点到为止即可，而且应尽量将文言文翻译成白话文，这样才能将信息有效地传递给读者。

2. 避免机械阐述病因病机。辨证论治等病因病机理论是中医学的核心精华，也是普通读者很难理解的中医基础知识，在科普出版中怎样消化这些内容，是编辑最头痛的问题。常见的中医科普文章，是作者兴致勃勃地援引临床辨证和相关治则治法、方药，编辑也不加筛选、解释地照登不误。对此，读者的反应只能是摸不着头脑。合理辨证论治等中医理论应该是所有中医科普作品的灵魂，但不应该成为字面上的重心内容，因为如何辨证、如何处方是医生的事，编辑必须有所选择、忍痛割爱。这样，既可避免作品的艰涩难懂，又可将有限的版面更多地用在指导读者如何就医、如何配合治疗上，增加文章的实用性。

3. **经验方介绍宁缺毋滥**。秘方、验方、食疗方类介绍，是很受群众欢迎的中医科普作品，但是现在科普出版物中刊登的这类内容，相当部分只是照抄前人的文字。当然，中医传统方经证实后历代沿用是合理现象，后人再宣传不能简单地视为"抄袭"，所以我们仅称它为"合理使用"。问题是，有些作者在"合理使用"时，因为没有对这些方子的实际运用体会，也没有站在读者的视角上审视这些方子，所以常有不少漏洞。出于对读者的负责，对缺胳膊少腿、有疑问的地方，作者和编者都应该本着宁缺毋滥的精神拒之文外，而沿用时则一定要为读者着想，做好符合现代实际的补充和解释。

总之，背景方面专业扎实、选题方面策划完善、文字方面为读者着想的中医科普作品，编者和作者都会感到"多快好省"，也一定会受到读者的欢迎。

让民众得到更科学的养生指导

作者简介

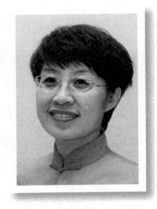

朱桂祯，女，1968 年出生，吉林市人。毕业于长春中医药大学，获硕士学位，副主任医师。吉林省中医药学会副会长兼秘书长，兼任吉林省民营中医医疗机构协会秘书长、长春中医药大学学会部部长、吉林省中医药继续教育委员会办公室主任、吉林省中医药管理局中医药文化建设与科学普及专家委员会办公室主任、中华中医药学会科普分会副主任委员。致力于中医药文化与科学普及工作 20 余年，积极参与并组织基层科普活动，广泛推行"让养生保健成为人们的一种生活方式"的科普理念。作为副主编出版的新世纪全国高等中医药院校创新教材《中医药文化入学教育》已被全国高等中医药院校广泛采用。作为执行主编出版的《中医药科普创作大系》，获"中医中药中国行"最佳科普作品奖、吉林省中医药学会科学技术奖一等奖、中华中医药学会科学技术奖二等奖，撰写的《让中医药传遍白山松水》获吉林省医药卫生好新闻三等奖。先后被评为全国科普日暨吉林省科普周先进个人、吉林省卫生新闻宣传和政务信息先进工作者、吉林省优秀志愿者、全国科协系统先进工作者、全国中医药文化建设工作先进个人、全国中医药系统创先争优活动先进个人，获得首届"全国中医药科学普及金话筒奖"。

❧ 有一种奉献叫中医科普 ❧

欣闻马有度先生要集结全国中医科普力量编写《走好中医科普路》，以便进一步总结中医科普实践经验，探讨中医科普理论，为全国各地正在如火如荼举办的"中医药科普专家培训班"提供培训教材。作为省级中医药学会工作者和基层中医药科普工作者，我深感欣慰，备受鼓舞，并对已年近八旬的马老充满敬意。

初识马有度先生是 2006 年在北京举办的全国中医药科普高层论坛暨全国首届百名中医药科普专家表彰大会上。作为被表彰的专家，马老做了《中华保健四大基石——养生四有》的示范讲座，他强调"中医药事业要腾飞，必须有坚强的两翼：一翼是学术研究，一翼是学术普及……要一手抓科研，一手抓科普"，让我首次对中医药科普有了更深层次的认知，找到了理论支撑。马老对中医药事业的热爱、对中医药科普的执著、对大众健康的关注彰显着中医人前辈的无私奉献精神，这种精神也深深地感染着我，让我的中医科普之路方向更加清晰、意志更加坚定、脚步更加坚实。

回想我的科普之路，应该分两个阶段，即第一阶段的"工作的辅助需求"和第二阶段的"科普的自觉行动"。我在担任一家三甲医院的医务科长期间，因为工作需要，经常组织专家赴街道、社区义诊咨询，在回答居民咨询时常常围绕问题讲解相关的养生保健知识，在接待医疗纠纷时也常常围绕上访的焦点问题讲解相关医学知识，这是我科普的初级阶段，是完成"工作的辅助需求"。2005 年底我调任吉林省中医药学会（以下简称学会），有机会与全国各地的中医科普专家面对面交流学习，尤其是有幸结识全国首席中医健康科普专家马有度、温长路等科普名家，使我的中医科普理论能力和实践水平都有了飞跃，科普不仅成为工作的重要组成部分，而且变为自觉行动。我利用自身优势，凝聚行业力量，整合各方资源，积极推进中医科普工作，让更广泛的民众得到更科学的养生指导。在我创办的"中医大讲堂"上，一位来自德惠（临近长春的一个县级市）农村的李大爷，从 2007 年"中医大讲堂"第一次开班就一直参加讲座，笔记记了一大摞儿，因为认识的字不多，不会写的字就用符号代表，回去再给他们村里的老伙伴儿们讲解。最近他欣喜地告诉我："家里买了电脑，可以用优盘拷课件儿了。"他红光满面、精神矍铄、步履轻盈，仿佛比 7 年前年轻了 10 岁，这更加坚定了我广泛推进中医科普的决心，"李大爷们"生活方式的改变和自我防病能力的提升是我在中医科普之路上不断前行的动力！

🌿 发挥行业专家主力军作用　占领中医药科普主阵地 🌿

随着经济社会的快速发展，群众对提高健康水平和生活质量有了更多期待，信中医、用中医的社会氛围日益浓厚，尤其是"全民养生热"带来了更大的中医药服务市场需求。但在市场经济的博弈中，难免唯利是图的风气渗入，有些人和机构打着中医的幌子行医、讲养生保健知识，哗众取宠，败坏了中医的名声，损害了民众的健康。这就需要我们中医药行业发挥专家主力军作用，激浊扬清，正本清源，以传统中医理论为基础，以"治未病"思想为指导，广泛传播中医药文化与科学普及，占领中医药养生科普主阵地，让民众获得更科学的养生保健指导。

结合吉林省中医药管理局的总体要求，我除了自己参与中医科普外,作为组织者,还能利用自身优势,创造性地开展科普工作,充分发挥中医药科普专家主力军作用,协调社会各界力量,整合社会各方资源,以"面向社会,服务民众健康"为宗旨,重心下移,面向基层,面向农村,运用讲座、义诊咨询等形式,开展了丰富多彩的中医药文化与科学普及活动,为提高民众养生防病能力、构建"健康吉林"作出了社会组织应有的贡献!具体感悟如下:

一、整合公共社会资源,巩固"中医大讲堂"阵地

学会积极协调社区、图书馆等公共社会资源,于2007年创办了"中医大讲堂"。每年定期在长春市图书馆、省图书馆、各社区分别围绕居民关心的健康问题进行科普讲座,免费发放科普手册、书籍。

二、整合民间社会资源,创办"吉林中医药科普惠民走基层"活动

学会积极与省中医药管理局、省科协协调,成功策划、创办了"吉林中医药惠民走基层"活动。该活动由省中医药管理局、省科协主办,省中医药学会、长春长中风湿骨病医院、长春恒康中医医院承办,北京康仁堂药业有限公司、以岭药业有限公司及活动所在地的中医药管理局、科协协办。

学会还积极协调、整合民间资金,确保该项活动顺利实施。长春恒康中医医院出资50余万元购置了"医疗大篷车",车上有治疗室、诊察床、化验室、药房等医疗设施,是"流动的医院"。北京康仁堂药业有限公司和以岭药业有限公司提供了免煎中药颗粒及莲花清瘟胶囊,免费向活动现场群众发放。每次活动赴社区、乡镇,分别举办面向民众的专家义诊咨询活动、中医大讲堂,以及面向基层医生的基层中医药服务能力提升工程培训班(名中医

讲堂），以此为载体实现中医药进社区、进农村。

三、整合媒体资源，创办《活到100岁》电视节目

学会积极协调媒体，寻找传播中医药文化的"麦克风"，搭建宣传中医药养生保健知识的"发射塔"，与传统科普宣传模式结合，搭建中医药文化与科普宣传的"大平台"，利用媒体优势，为中医争取话语权，发出中医人自己的声音，大力宣传中医的特色魅力，争取更广泛的理解与支持，为更广泛的民众服务，提升学会的社会影响力和美誉度。

学会多次跟《新文化报》等媒体合作，为行业争取话语权。在社会上出现"取消中医"的杂音时，学会第一时间组织专家深刻分析了当时中医发展的现状以及存在问题的原因，并提出了建议和对策，被《新文化报》以题为《把脉中医》占据整版篇幅予以刊登；数月后又以题为《激浊扬清话中医》占据多半版篇幅予以刊登，在社会上引起强烈反响，为中医人和所有热爱中医的各界人士搭建一个对话交流的平台，给百姓开启一扇了解中医的窗口。学会还围绕社会热点问题，充分发挥社会组织作用，以正视听，引导百姓科学养生。针对"张悟本养生热"对百姓养生的误导，为维护群众的健康权益，引导群众科学养生，学会第一时间组织专家予以驳斥，《新文化报》以《我省中医痛批张悟本六宗罪 誓夺回养生阵地》为标题刊登在头版头条的标题新闻中，以半版刊登了专家们的主要观点，成为全国首家予以回应的社会组织，对百姓正确认识养生起到了积极作用，得到社会各界的广泛好评。

2013年，学会与长春电视台合作创办了《活到100岁》节目。节目从2013年9月2日播出至今，收视率节节攀升，顶峰已达

到 1.19，同时段在长春接收的所有电视台的所有频道中排名第二，也是长春台自办节目中收视率屈指可数的好成绩，按此推算每天都会有至少 50 万人次收看该档节目。

四、整合科普意向资源，搭建中医药文化与科普的宣传平台

学会团结一切有科普意向的各界力量，积极协调各方热爱科普工作的单位及个人，整合科普意向资源，搭建中医药文化与科普的宣传平台。

学会先后与朝阳区科协联合举办了"社区百场科普报告会"；与省科协联合举办了"吉林省千场科普报告会"；与吉林省妇联和新疆维吾尔自治区妇联联合举办了"亮丽工程　健康行动"礼仪健康知识大讲堂，派专家赴新疆各县讲解女性养生保健知识；与长春市卫生局、长春市红十字会、长春恒康医院联合开展了"关注民生、爱在行动，强直性脊柱炎扶贫救助"项目，在全省开展强直性脊柱炎医疗救助、青少年筛查、疾病防治科普知识宣传教育等活动，通过对弱势群体的救助活动，切实减轻强脊炎患者的经济负担；积极参与了由省科协主办的"第四届吉林冬季农博会新春科普大集""吉林省第五届健康生活方式系列活动——走进长春市春草社区""吉林省科协科普进军营——中医药科普大讲堂"等活动，组织中医专家讲解养生保健知识、义诊咨询，并免费发放药品及科普知识手册；在长春生修堂中医院的大力支持下，在省宾馆举办了《中医养生与养心》千人科普报告会，邀请中央电视台《百家讲坛》栏目《大国医》的主讲嘉宾、北京中医药大学罗大伦博士主讲。

五、整合行业资源，提升中医药工作者的科普能力

为提升中医药工作者的科普能力，学会积极整合行业资源，

在省中医药管理局的大力支持下，承办了两期吉林省中医药文化科普巡讲专家培训班，邀请全国首席中医健康科普专家温长路教授及全国中医药科普巡讲专家主讲，并举行中医药文化科普演讲技巧训练及考评活动，提升了全省中医药科普队伍素质。

学会还邀请长春电视台《活到100岁》节目组有关人员，多次组织节目专家座谈会，围绕媒体表演技巧、中医药科普语言、节目要求等问题进行交流，提升了节目专家对电视科普的认知和实战能力。

做好中医药科普活动的组织者与传播者

作者简介

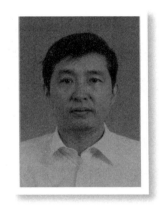

　　李家宝，男，1962 年出生，山东泰安市人。高级科普师、副编审。现任江苏中医药发展研究中心、江苏省中医药学会、中西医结合学会、针灸学会学术发展部执行主任，兼任江苏省中医药学会科普专业委员会主任委员、中华中医药学会科普分会副主任委员等职。组织和参与全国及省内大型中医药科学会评选的首届"全国百名优秀中医药健康信使"、科普先进个人等荣誉。先后主编《新农村卫生保健》《实用社区卫生保健》《知识与健康》等科普图书。

我自 2003 年开始从事江苏省中医药学会的中医药科普组织与传播工作，迄今已整整 12 年。回顾中医药科普工作的历程，从当初组织几个专家下农村、到基层搞些义诊咨询活动，到如今能够带领一支团队独立完成大型科普活动的策划、组织与实施，成长为中医药科普专家、高级科普师。中医药科普由业余爱好转变成我工作的重点，在省内外取得许多成绩和荣誉，这当中离不开领导和广大中医药科普界同仁的关心与帮助。作为中医药科普活动的组织者与传播者，虽然付出了很多，但更多的是收获，结交了一大批科普专家，学习并传播了许多科普知识。我担任中华中医药学会科普分会副主任委员、江苏省中医药学会科普专业委员会主任委员后，组建了一支中医药科普队伍，向全国推荐了一批批中医药科普人才，编写了一系列科普图书，创建了在全国具有较高影响的"中医江苏行、健康你我他"科普品牌项目，还成功承办了一次全国中医药科普高层论坛。

🍃 做好中医药科普工作的设计 🍃

2006 年 10 月，全国第一届中医药科普高层论坛在北京隆重举行，来自全国各地中医药界的百余位中医药科普专家，就中医药科普的创作、方法、经验与临床等方面进行深入而广泛的交流。中华中医药学会科普分会首届主任委员马有度教授，以《中华保健四大基石》为题做了示范讲座。国家中医药管理局和中华中医药学会的领导莅临大会，鼓励广大中医药科普工作者积极投身到中医药文化科普知识的创作、传播及宣传中去，为广大人民群众普及中医药知识，提高人民群众的保健意识，为建设社会主义新农村建设贡献力量。会议取得了圆满成功。此次会议上，南京成功获得 2007 年全国中医药科普高层论坛的承办权。我与黄亚博秘书长、陈四清主任抑制不住激动的心情，多次畅谈了江苏省中医药学会的科普发展之路，制定并反复修订和完善具有江苏特色的中医药科普规划方案，决心依托江苏中医、中西医结合、针灸学会一体化管理的特点优势，担当起中医药科普活动组织者与传播者的历史重任，团结广大中医药工作者为社会主义新农村建设、为百姓健康保驾护航，承办好 2007 年全国中医药科普高层论坛，为新一届中华中医药学会科普分会起好头、开好局，通过科普宣传工作向社会集中展示中医药悠久的历史、科学的理论、独特的方法、良好的疗效，让广大人民群众了解中医、认识中医、感受中医、热爱中医，享用中医。为促进老姓的健康工程，还就今后一段时期内江苏省的中医药科普工作做出了十分重要而具体的安排：①建立符合江苏特色的中医药科普组织，形成中医药科普长效机制，成立江苏省中医药学会科普专业委员会，并由本人担任首届科普专业委员会主任委员；②组织中医药科普专家编写《新农村卫生保健》科普图书，确保 2007 年全国中医药科普高层论坛期间如期出版；③争取在 10 年内创作完成《新农村卫生保健》《实用社区卫生保健》等一系列优秀中医药科普作品；④力争 10 年内把"中医江苏行、健康你我他"做成具有全国较高影响力的中医药科普品牌项目。

🌸 认真践行中医药科普工作 🌸

一、健全中医药科普组织

2007 年 10 月，在南京召开的全国中医药科普高层论坛会议上，全国首席中医健康科普专家马有度教授提出"三个论点，十条对策"，详细阐述了中医药科普的重要性，把中医药科普工作上升到中医药事业重要组成部分的地位，该观点与江苏的中医科普工作规划不谋而合。会议期间，成立了由李家宝、薛明新等26人组成的江苏省中医药学会科普专业委员会，江苏有了自己的中医药科普组织，有了一支中医药科普工作的正规军。从此，江苏省的中医药科普工作走进了发展的快车道，为今后中医药科普工作的繁荣与发展拉开了序幕。

二、编撰中医药科普系列图书

农民朋友的身体健康关系到保护农村生产力、振兴农村经济、维护农村社会发展和稳定的大局，对提高全民族素质、全面建设小康社会和构建社会主义和谐社会具有重大意义。要小康，先健康。没有农民的健康，就没有全民的小康；没有农民的健康，就没有社会主义新农村。

自2007年起，为配合、响应省政府实施"农民健康工程"号召，解决百姓"看病难、看病贵"问题，我与黄亚博、陈四清等联合一批中医药科普专家编写了《新农村卫生保健》。该书20余万字，先后2次再版和重印。为了不增加农民的负担，我们在全省13个地市，分别选取一家中医院参与后续科普活动，筹集资金，共同分担图书费用，先后在各地开展的义诊咨询等科普活动中，全部免费赠送给农民朋友，赠送全省农家书屋，供农民朋友掌握医学科普知识。近几年，我们采取相同的作法，针对"社区居民健康工程"，又一次牵头组织了一批对社区居民生活比较熟悉的医学专家、科普专家，编写了《实用社区卫生保健》《十大常见病防治手册》《知识与健康》等社区居民喜欢的中医药科普图书。我们还将正式出版《家庭实用卫生保健》，以惠及千千万万的家庭。

三、"中医江苏行、健康你我他"科普系列活动进万家

多年来，江苏省中医药学会十分重视中医药科普工作，始终坚持以"弘扬中医药文化，普及中医药知识"为己任，在科技活动周、科普宣传日以及各种节假日、纪念日期间，结合省中医药文化惠民工程，充分发挥广播电台、电视台、报纸、网络等大众传媒的作用。例如每年3月18日在南京市第二医院开展"3·18爱肝日"活动，已经成为具有较高影响力的品牌项目。为了扩大中医药的宣传效果，我们不仅邀请全省20余家新闻媒体参与，在事前、事中、事后进行采访、报道，而且活动当天还把江苏省广播电台的新闻直通车开进医院，以强大的宣传阵容，宣传中医药，效果十分显著。经过多年的努力，每年参与者都不少于3000人，"3·18爱肝日"已成为江苏省中医药学会和南京市第二医院每年的科普大戏。在制定科普年度计划、落实科普工作活动上，学会与省卫生厅、省中医药局、省科协以及医院科普工作有机结合，精心组织，周密安排。每次活动不搞单打一，想方设法丰富群众的科普内容，紧扣"中医江苏行、健康你我他"科普活动主题，活动环节紧紧相扣，包括了大型科普报告会、高级专家义诊、中药真伪样品展示、走进社区医院座谈、科普书籍赠阅等多项丰富多彩的内容，场场活动均按照科普大餐、科普盛宴来重细节、抓落实，实实在在为百姓办好事、办实事，真心实意地担当起中医药科普活动组织者与传播者的重任。

光阴荏苒，回顾即将过去的几年，以"传承中医国粹，传播优秀文化，共享健康和谐"为主题的"中医江苏行、健康你我他"中医药科普系列活动，足迹遍及全省的苏南、苏中、苏北13个市、县，行程数千公里，形成了以省学会为主导，医院、企业、街道、

社区、学校、科协组织以及地方政府等共同参与，上下联动、整体推进的良好局面。在组织的数百场科普活动中，有上千人次的中医药专家直接进农村、进社区、进家庭、进厂矿、进学校、进广播电台和电视台，进行中医药科普宣传，送医、送药、送健康，免费赠送了《新农村卫生保健》《实用社区卫生保健》《十大常见病防治手册》《知识与健康》等中医药科普图书和科普资料达数十万册，价值近70万元，制作了大批的科普展板、小册子，数以万计的家庭受益。想到此时，我的内心无比喜悦。

🍂 中医药科普工作硕果累累 🍂

2006年，江苏省中医药学会组建的江苏首辆"健康快车"被江苏省科普领导小组评为最佳活动奖。

2006～2013年，连续被省科普领导小组评为科普先进集体。

2007年，荣获全国中医药科普先进集体。

2009年，《新农村卫生保健》科普图书被中华中医药学会评为"新中国成立60周年全国中医药科普图书著作奖"一等奖。

2010年，《新农村卫生保健》科普图书荣获中华中医药学会科学技术奖三等奖。

2013年，"中医江苏行、健康你我他"科普项目获得省科协2万元专项资金支持；《实用社区卫生保健》被省科协确定为科普创新重点项目，并获得4万元专项奖励。

各级组织的充分肯定、领导的厚爱以及广大中医药科普同仁的支持，激励着我不断努力，做好中医药科普工作，再创佳绩。

展示篇

中医科普范文展示

东方特色的中华保健四大基石：
养生四有

马有度

"养生四有"只有 16 字——心胸有量、动静有度、饮食有节、起居有常，却融会了中华民族五千年养生保健的精髓。

为什么如此强调"养生四有"

1992 年，世界卫生组织在维多利亚宣言中提出健康四大基石：合理膳食、适量运动、戒烟限酒、心理平衡。经过 20 多年的推广和宣传，这一说法已广为人知。我行医半个多世纪，对照西方的四大基石，总结出更适合国人的中华保健四大基石，简单来说，就是"养生四有"。

别小看这"养生四有"，它们可都大有来头，可说是中华保健的精髓。我国现存最早的一部医学典籍《黄帝内经》对这"养生四有"中的内容早就有了说明。《黄帝内经》中就提出"恬淡虚无，真气从之，精神内守，病安从来"的精神养生方法，还说"食饮有节，起居有常，不妄作劳"，还强调说"形与神俱，而尽终其天年，度百岁乃去"。说明这样养生保健就能健康长寿。

东西方"四大基石"有何不一样

比较"中华保健四大基石"和世界卫生组织提出的"健康四

大基石"。细心的读者会发现，"心胸有量"放在"养生四有"的第一位。这是为什么呢？

同样是身体健康，快乐的人总是比别人显得更阳光、更幸福！现代社会中，生活压力大，身体的健康有时候比较容易实现，但心理的阳光舒畅却很难达到。因此，我想着重强调心理健康的作用，所以把心胸有量放在第一位。

与西方健康四基石强调"适量运动"不同的是，"养生四有"还提倡"动静有度"，讲究养生保健应"有逸有劳"，不仅要强调"动起来"，而且要注意"静下来"，动静结合，也是维护健康的重要诀窍。健康四大基石的"戒烟限酒"则被巧妙地融合到了"饮食有节"之中。而西方的健康四大基石，恰恰缺少了"起居有常"这个我们祖先推崇的重要保健方法，没有体现出中华民族顺应自然、遵循常规"尽终其天年，度百岁而去"的理想。

四大基石要"样样牢靠"

中医讲究"因人制宜""辨证施治"，养生的具体方法放到每个人身上可能"千人千样"，很难效仿。但这"养生四有"如果老百姓都能经常挂在嘴边，一天念叨两遍，生活中也不忘"养生四有"，并且"样样牢靠"，那健康长寿快乐就跟着来了。

追古溯今，诸多名医在养生保健方面总结了不少原则，但我觉得用"养生四有"来总结很贴切，也很精简，更重要的是，老百姓念两遍基本就记得住。

好记、好用，对康寿快乐大有好处——这就是大力倡导"养生四有"的最终目的。特别强调，这"养生四有"就是具有东方特色的中华保健四大基石。

重点说说"心胸有量"

中华保健四大基石缺一不可。篇幅有限，这里重点说说第一大基石"心胸有量"。我要特别感谢我老爸老妈，给我取了两个很有养生哲理的名字：大名叫马有度，小名叫马宽民。我出生以前，父亲就得了严重的肺结核，当时叫肺痨，又咳嗽又吐血。那时的肺痨，就好像判了"死刑缓期执行"，所以父亲心情特别不好，十分暴躁，病情就更加糟糕。我出生后，父亲特地给我取这两个名字，意思就是提醒我：心胸有度量，胸怀要宽广。

我读高中时体弱多病，大家担心我活不过四十岁。到今天算算，岂不是多活了三十多年？我的养生奥秘就是想得开、心胸宽，为此特编一首《三宽顺口溜》：

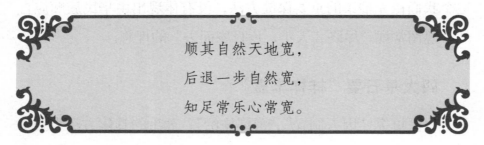

> 顺其自然天地宽，
> 后退一步自然宽，
> 知足常乐心常宽。

具体说来，首先要知道"调和七情"。中医学把七种过度的情绪波动列为重要的致病内因，称为"七情"，就是喜、怒、忧、思、悲、恐、惊。我们现代人现在担心的事太多了，升学、就业、考职称、加薪、婚姻纠纷……如果不注意调整好七情，那就是给疾病大开方便之门了。

所以，我们要学会"笑口常开"。笑是一种问候，是一种谅解，是一种激励，是一种胸怀，是一种力量，是一种艺术，更是健康的源泉。也许有人会说：我工作又忙又累钱又少，哪里笑得出来？我建议大家听听女作家陈学昭的话"工作是美丽的"；冰心也说过类似的话，"微笑着写作，就是我的长寿维生素"。热爱工作、热爱生活的人"老得慢"，所以一定要善于在生活和工作中发现有趣的事，给自己寻找乐趣，让自己笑口常开。面对花儿和月亮，积极的人看到花开月圆，消极的人想到花落月残，你希望自己是哪一类？

从今天起，走在街上时去寻找欢乐的笑脸，对自己说：今天天气不错，树叶真绿，天空真蓝。日久天长，就会养成笑对人生的习惯，形成积极的思维模式，心胸也更加豁达。性格开朗、情绪欢畅，老得慢又活得长，是永葆青春、奔向长寿的"灵丹"。

这里给大家推荐一首最能体现"心胸有量"心宽广的《宽心谣》。这可不是我做的，是赵朴初先生92岁时写的人生感悟。

《宽心谣》

日出东海落西山，愁也一天，喜也一天；

遇事不钻牛角尖，身也舒坦，心也舒坦；

每月领取养老钱，多也喜欢，少也喜欢；

少荤多素日三餐，粗也香甜，细也香甜；

新旧衣服不挑拣，好也御寒，赖也御寒；

常与知己聊聊天，古也谈谈，今也谈谈；

内孙外孙同样看，儿也心欢，女也心欢；

全家老少互慰勉，贫也相安，富也相安；

早晚操劳勤锻炼，忙也乐观，闲也乐观；

心宽体健养天年，不是神仙，胜似神仙。

最后，为了健康、长寿、快乐，我们都来感悟和实施具有东方特色的中华保健四大基石——

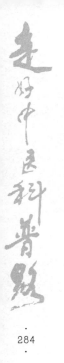

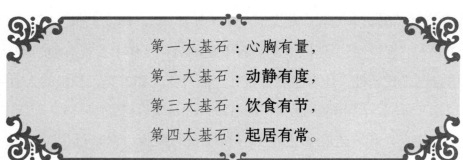

第一大基石：**心胸有量**，

第二大基石：**动静有度**，

第三大基石：**饮食有节**，

第四大基石：**起居有常**。

（原文发表于《大众医学》2014 年 4 月）

养生保健　妙在适度
不刻意　不强求　不死板

过度迷恋，适得其反

随着全国养生热潮的兴起，养生已成为时下最为关注的话题之一，并以一股强大的磁力影响着百姓的日常生活。如今，养生已形成一种全民现象，可有人对养生过度迷恋，走向了不够理性的道路。

重养生、重保健、治未病，这是中华民族的大智慧。养生热潮的兴起，大众保健意识的增强，这对全民健康是很有帮助的。但是，大家在重视养生保健的同时，也需要懂得如何养生保健。也就是说，既要重视养生保健，更要善于养生保健。

如何正确地养生保健？最重要的一个关键词就是"适度"。凡事都要有个度，如果过度了，好事也可能带来坏的影响。养生也是这样，如果你不适度，过分地迷恋在养生保健之中，将养生作为自己生活的绝对重心，每天为自己的衣食住行制定一套严格的养生程序，到最后就可能演变成这样也怕吃，那样也怕吃，这样做怕影响养生保健，那样做也怕影响养生保健。如果某天没有按照程序执行，漏掉了其中一项，或者身体有丁点儿不适，就会感到特别焦虑。造成的后果就是大家本来是想养生保健康，却给自己带来无形的压力，反而给本来应该轻松愉快的生活造成烦恼。养生最重身心愉悦，非理性的养生会带来精神压力，造成不必要的困扰，实际上是适得其反的。

其实，养生保健应该遵循自然界和人体生命的规律，也就是顺其自然，也可以说顺其自然是养生保健的最高境界。中医学讲究养生保健要"三和"——天人要和谐、人际要和谐、身心要和谐，即人与大自然要保持和谐，人与人之间要保持和谐，人的自身也要保持和谐。要想保持一种和谐的状态，就一定要讲究适度。全国各地百岁老人健康调查报告中显示：健康的百岁老人对于养生保健都有个共同特点，就是在生活方式上不刻意、不强求、不死板。由此可见，养生之道就是要顺其自然，就是要讲究适度。

既然养生之道在于顺其自然，讲究适度。那么如何掌握这个"度"？在哪些方面需要注意这个"度"？

《黄帝内经》指出："故智者之养生也，必顺四时而适寒暑，和喜怒而安居处，节阴阳而调刚柔。""顺四时而适寒暑"是说要顺应春夏秋冬的各种变化，适应温差变化对人体产生的影响；"和喜怒而安居处"的重点在"和"字上，强调要做到心态平和、情绪宁静，如果心态不平和，情绪失去常度，那么吃山珍海味，住高档住宅，刻意去保养，都不能身心健康；"节阴阳而调刚柔"是说人体要保持健康，必须调节阴阳，刚柔相济，达到平衡和谐的状态。

《黄帝内经》这段话一连用了六个动词：顺、适、和、安、节、调，从这六个动词中就能发现中医学养生智慧的精髓就在于：顺应适度、中正平和、平衡协调。也正是根据这个思路，我提出了"养生四有"的养生理念：**心胸有量、动静有度、饮食有节、起居有常**。

养生四有，都要适度

"心胸有量"是说心胸要如同大海一样宽阔，心胸有量心欢畅，心理平衡保健康。如果做到了心胸有量，心情舒畅、心理平衡，就等于是掌握了心理保健的金钥匙。所以大家在生活中一定要保持平常心，凡事不要斤斤计较，这样才能活得快乐。

"动静有度"是指在运动和宁静两个方面都要注意协调适度。但是，有人会误认为运动就是需要越多越好、越强越好，这是不恰当的。《博物志》说得好："常小劳、勿过度。"这句话的意思就是说，人们需要经常适当的运动，但是千万不要过度。《孔子家语》也说："逸劳过度者，疾共杀之。"过度的动、过度的静，都会影响身体健康。因此，我认为，运动有两个切忌：一忌过量运动，二忌暴发运动。运动量一定要因人而异，"运动要适量，各人不一样"。对于老年人而言，适度的概念尤为重要。很多老年人觉得运动很重要，因此经常去爬山、爬楼梯来增加运动量。要知道在上下楼梯和爬山时，膝关节的承受力是走平地的三倍。而老年人本身由于关节常年被磨损，加上老年人骨质疏松很普遍，过度地锻炼反而会适得其反，从而导致关节过早地出现问题。所以老年人在运动时特别要注意保护膝关节，千万不要蛮干。我主张老年人最好进行轻缓的运动，对于高龄和体弱的中老年人，逍遥散步的效果最好。

"动静有度"的"静"，关键就在睡好一觉。莎士比亚把睡觉比喻成灵魂的妙药，睡好一觉胜过吃大补药。如今，电子产品给我们的生活带来了巨大的变化。坐着玩电子产品时，看上去是静坐不走动，但这并不是真正意义上的静。因此，大家要牢记"莫与机器太亲密"。白天玩计算机，晚上看电视机，24 小时打手机，日久天长是危机，机器坏了换一件，身体垮了补不起。尤其是老年人，上网、玩手机更要注意适度。

"饮食有节"的"节"，首先就是量的节制。俗语说：每餐少一口，活到九十九。第二就是调节饮食，合理安排。很多人早餐不吃，午餐少吃，晚餐大吃，夜宵乱吃。正确的做法是：早餐要吃好，午餐要吃饱，晚餐要吃少。科学的合理膳食对健康特别重要，一定要做到谷肉果菜巧安排。另外，有些养生节目过分地夸大了某些食物或是药物的作用。提醒大家：不要太过迷恋某种食物或是药物。如果妄想只需几种食物或药物来养生保健是绝对不可能的。

我还要特别提出有关饮食的诀窍：莫劝多吃点，劝君多尝点。意思就是说，每天所吃食物的种类要多，食量要少。我再强调一点，不要刻意地追求大米多少克、肉食多少克、蔬菜多少克、水果多少克，太死板了，老百姓也无法实施。对于蔬菜和水果，要做到"餐餐有蔬菜，每天有水果"。

"起居有常"就是指生活要规律，作息要按时，劳逸要适度，习惯要养好。

适合自己，最为重要

我认为，养生之道，各有诀窍，适合自己，最为重要。我们前边讲的养生之道四个"有"，是中华保健的四大基石。但这只是基本的养生规律，而每个人的具体情况千差万别，年龄大小、体质强弱、生活习惯、性格情绪、兴趣爱好都各有不同。所以，一定要结合自己的实际，总结自己的养生诀窍，坚持实施，效果才好。

总而言之，注重养生保健很重要，善于养生保健更重要。不要陷入过分迷恋养生的误区，而要善于总结自己的养生诀窍，特别要讲究适度。奉劝诸君一句话：养生保健，妙在适度！

（原文发表于《中国中医药报》2013 年 7 月 15 日）

养生的境界

一说到境界，人们会想起王国维在《人间词话》里说的"古今之成大事业、大学问者，必经过三种之境界"。第一种境界："昨夜西风凋碧树，独上高楼，望尽天涯路"；第二种境界："衣带渐宽终不悔，为伊消得人憔悴"；第三种境界："众里寻他千百度，蓦然回首，那人却在，灯火阑珊处"。

除了"三境界"的划分外，王国维还以"有我""无我"划分境界："有有我之境，有无我之境。'泪眼问花花不语，乱红飞过秋千去''可堪孤馆闭春寒，杜鹃声里斜阳暮'，有我之境也。'采菊东篱下，悠然见南山''寒波澹澹起，白鸟悠悠下'，无我之境也。有我之境，以我观物，故物皆著我之色彩。无我之境，以物观物，故不知何者为我，何者为物。"

"有我之境"与"无我之境"也可以用于我们对养生境界的理解与追求。

有我之境——顺其自然

人与世间万物一样，生活在天地之间，由天地阴阳变化而生，随四时寒暑更替而长。《素问·宝命全形论》说："人以天地之气生，四时之法成。"由于自然界为人类的生存提供了一切必备的条件，自然也时刻影响着人的生命过程。因此，养生首先要懂得的就是要顺应天地之理，体悟天地之道，通过认识自然、适应自然和利用自然，达到养生的基本目的。这是养生追求的基本境界——顺其自然。

从养生的角度说，所谓"顺"，强调的是顺适，顺天以适我，顺天以养我。

顺天首先要顺时。春生、夏长、秋收、冬藏是天地的基本规律，人必与之相应，不宜与之对抗。在日常生活中要自觉地按照自然四时气候及阴阳消长变化来调养身体。《素问·四气调神大论》不仅论述了四时养生之法，而且指出："故阴阳四时者，万物之终始也，死生之本也，逆之则灾害生，从之则苛疾不起，是谓得道"。可见，欲得养生之道，就应顺从天地之道。

在当代现实生活中，许多人"天人相应"的理念日渐淡薄，一味追求舒适和享乐，对于天地阴阳的变化，或者回避，或者对抗，如夏天不能耐受一点热，冬天不能耐受一点寒，这是有违养生之道的。

顺天还要顺志。《灵枢·本神》说："故智者之养生也，必顺四时而适寒暑，和喜怒而安居处，节阴阳而调刚柔，如是则僻邪不至，长生久视。"所谓"智者"，就是明智的人，有智慧的人，通达事理的人。智者养生会注意六个问题：顺四时、适寒暑、和喜怒、安居处、节阴阳、调刚柔。

顺四时、适寒暑，就是要顺应自然时序的变化，在日常生活中，要让自己的衣食住行符合四季气候的冷暖更替。和喜怒、安居处，就是要使自己的情绪和达，不要过于喜怒，生活要安然，起居要随遇而适。节阴阳、调刚柔，就是要心态平和，待人宽厚，处事中道，既不刚愎自用，也不优柔寡断。将以上原则贯彻到生活中，身体自然健康，内心安和，外邪不侵，就能延年不衰，实现"长生久视"的愿望。这些问题看似平常，但真正要落到实处也并不容易，所以不要忽略了那个"必"字。这里提到养生的六个关键字：顺、适、和、安、节、调。这六个字针对的是三个方面的问题：一是对待自然，要顺、适；二是对待生活，要和、安；三是对待自身，要节、调。如果一个人能够在一生中践行这些原则，那他一定是智者，也一定能长寿。

顺其自然，强调的是"我"要主动地与自然相和谐。

无我之境——贯通自然

养生不仅要顺应自然，而且要追求贯通自然，做到人与自然贯通一气，"不知何者为我，何者为物"，与天地合其德。这是养生的完美境界，也是高妙境界。

贯通自然，其核心在于"通"。人对于自然变化不只是被动顺应，而是能够自然而然地与之相应，不刻意，不追求，动皆相得，达到人与自然相通相融。人与天地之气相通，人与自然之德相贯，即所谓大德至美。

要做到人与自然的贯通，则不能仅仅停留在养形、养心的层面，而是养德。《素问·上古天真论》说："中古之时，有至人者，淳德全道，和于阴阳，调于四时，去世离俗，积精全神，游行天地之间，视听八达之外，此盖益其寿命而强者也，亦归于真人。"具有良好道德修养的人，能够阴阳和谐、调顺四时、精神健旺，这对于延年强体是至关重要的。道德修养是中国传统观念中最为看重的大事，是做人的基本点和出发点。尤其是儒家，最重品德修养，孔子还直接将道德修养与人的寿命联系在一起，明确提出"仁者寿"，《礼记·中庸》也说大德"必得其寿"。《黄帝内经》中"德全不危""淳德全道"与之一脉相承，要达到的境界即通彻天地，与天地同其德。

养生不只满足于养"我"。贯通自然，必然超越养己。不仅要养"我"，还要养人、养物、养天、养地，这样便达到"无我之境"。从这一角度来说，养生不仅局限于个人身体层面，而是包容处世的学问、生活的态度、对待自然的心境，是一种道德的要求。

从"有我之境"到"无我之境"，就是从顺其自然到贯通自然的升华。顺其自然是贯通自然的基础，关键在于切实地去行、去做，相对来说偏于被动，是以"我"随"天"；贯通自然是顺其自然的目的，关键在于切实地去修、去养，相对来说偏于主动，是"我"与"天"合。

总之，养生不应只局限于养身体，也不应只追求方法，而是应有更高的追求——贯通自然，与天地合德，这样就会有宽广的心胸、良好的心境、平稳的心态，内心充满美意，美意自能延年。

（原文发表于《家庭中医药》2013 年第 1 期）

第二板块 展示篇 中医科普范文展示

国医大师李振华：五和养生　贵在力行

国医大师李振华教授，身材高大，气宇轩昂，慈眉善目，虽已86岁高龄，依然精神矍铄，面色红润，思维敏捷。他在每周2～3个上午出诊时间里，笑容可掬、言语亲切地为病人看病，耐心细致地为学术继承人和学生解疑释惑。作为著名的中医脾胃病专家，李振华自有一套系统的养生理论。

生活规律　顺应自然

李振华说，中医讲究天人合一，一年有寒、热、温、凉，自然界有风、寒、暑、湿、燥、火，所以要"动作以避寒，阴居以避暑"，和于四时，顺应自然之气。尤其年老体弱者，更应适宜寒暑，"早卧晚起，必待日光"。早晨活动不宜过早，以见到阳光为宜。冬季三九天，多在室内活动，以免寒气伤阳；夏季三伏天，避暑要及时，但也不宜过凉。总之，人要适应自然，生活要规律，寒温要适度。

动脑动手　形神受益

李振华认为，健康需要活动，但必须适当，不可劳倦过度，尤其是老年人和病人，一定要选择适合自己的锻炼方式。他多年来的活动方式主要有四种：一是每天早晚各慢走一公里，坚持不懈。二是坚持门诊看病，为病人解除了病痛，他内心无比欣慰，也有益于脑力活动，一举多得。三是在带徒弟和传承学术经验中，他感受到为中医药事业培养人才的责任感，内心充实和满足；同时也启发他经常思考问题，增强了思维分析能力；加上常与青年人相处，增加了活力，振奋了精神。四是练习书法。他以练习楷书为主，一笔一画，一丝不苟，使人心静、神安、志定，既陶冶了情操，也活动了肢体，达到形神受益。

揉搓经穴　养生防病

李振华非常重视经穴，常以指代针揉搓经穴养生防病。他每日睡前和起床时，常用手指揉搓百会穴及头面部，以促进头面部血液循环；揉搓涌泉穴、膻中穴以补肾、强心、健脑；揉搓听宫、耳门、颅息等穴以助听力；揉搓童子髎、睛明穴以增强视力；揉搓迎香、风池穴以防感冒；指压足三里、内关、中脘、气海等穴，以增强胃肠消化吸收功能。每个穴位揉搓按压 50～100 次，四肢和腹部穴位揉压 150 次。他还时常叩叩牙齿，以强齿和促进消化液的分泌。他说，通过 20 多年的穴位揉搓按压，确实收到了行气血、调营卫、益心脑、防外邪、强耳目的效果。

饮食有节　定时定量定性

李振华的饮食有三个原则：定时、定量、定性。如果没有特殊情况，他坚持每日三餐按时就餐；定量是三餐不过饱，以八成饱为宜，尤其晚餐食少，以易于消化吸收；定性是粗细粮配合，蔬菜水果搭配，吃后以能消化吸收、腹部舒适为准。他爱吃面条，尤其爱吃稀软的带汤水的面条，面条可用细粮也可用杂面，再放些青菜之类，既有营养又易于消化。他常嘱咐病人注意食疗，如晚餐喝粥适当加入红枣、薏苡仁、核桃仁、山药等以增强脾胃功能，还要结合大便情况对饮食进行调整，以保持大便通畅，每日一次。

情志安宁　气血通畅

李振华说，喜、怒、忧、思、悲、恐、惊是生活中难以避免的，但只要生活中加强修养，爱好广泛，宽宏大量，不计得失恩怨，遇事不躁，就能心静志安，乐观宽宏。情志安宁，气血通畅，人就健康长寿。正如《黄帝内经》所说："志闲而少欲，心安而不惧，形劳而不倦，气从以顺，各从其欲，皆得所愿。美其食，任其服，乐其俗，高下不相慕。"他谦虚地说，我只初步做到了一些，但这确是养生中最重要的一个方面，是必做又较难做到的。

李振华深刻体会到中医养生学的博大精深与科学实用，他将自己的养生经验总结为以下几句话："**与四时节气协调，与天和；情志安宁，与气血和；动静合一，形神合一，与自身和；饮食有节，与脾胃和；益肾固精，全真养形，与神和。**"他说，养生贵在力行，持之以恒，就会寿而康，幸福、快乐地度过一生。

（原文发表于《中国中医药报》2010 年 2 月 4 日）

周天寒：衣烂从小补 病从浅中医

刘世峰

古人强调未病先防，"衣烂从小补，病从浅中医"的道理，不只是在过去，在今天乃至明天都具有指导意义。

想吃就吃　食贵有度

周天寒认为，民以食为天，想吃什么是由人体需要所决定的，想吃就吃，不必在吃的问题上讲究太多，关键是要把握好度。

前人说饮食有节，就是要人们食贵有度，度把握好了，什么东西都吃点，对人体无疑是有益的。一个人的食谱应该广泛，但除了主食外，有些食物不能天天吃、顿顿吃，这是底线，是原则。再好的食物也不能多吃，少则有益，多吃有害，过则为灾。

另一方面，饮食宜清淡，就是味不可过咸、过于油腻，也不能吃得太饱。有的人虽然饮食较清淡，但不注意节食，结果造成形体肥胖、超重，不利于健康。

起居有常　生活规律

生活方式是否合理，同人体的寿命密切相关。如《管子》"起居不时，饮食不节，寒暑不适，则形累而寿命损"，明确指出生活起居没有规律，饮食不知调节，冷热不知调摄，可以造成机体劳累而损及寿命。

周天寒认为，有规律的生活，可对中枢神经系统产生良性刺激，使之有节律地活动。这种节律，保证了心跳、呼吸等生命活动的正常及持久性。有规律的生活，容易形成条件反射，使各组织器官的生理活动能持久地进行下去。总之，起居有常、生活有规律是健康长寿的基础，是活到正常寿数的基本条件之一。

周天寒认为，要想身体健康，需要正确看待仪器检查，不过分依赖药物。实验室检测技术、药物治疗都是双刃剑，把握不好，反而损害健康。有的人过分看重身体，崇拜科学，完全相信仪器检查。其实当人体出现身体不适，很多情况下属于亚健康。有很多自觉症状，就当前医学水平而言，或者在今后很长一段时间内，再先进的仪器也难以查出问题。在这种情况下，首先要反省自己的生活方式和习惯，及时调整；其次要调节好情志，保持心情舒畅和良好精神状态；身体不适可选择看中医服中药调理。

有病不治　常得中医

《汉书艺文志·方技略》中说："有病不治，常得中医。"其中的"中"，是"中目标""中的"之意。就是说，有些疾病，与其乱治，不如不治疗，反而符合医学的要求。这话虽然有点夸张，细想也不无道理，有很多人却认识不到这一点。有的人不懂中医气血阴阳，却喜欢吃补药养身保健，随意购买阿胶浆、六味地黄丸之类补养身体，其实误服补药不但不能起到养身保健作用，反而会扰乱人体正气，造成气血阴阳失衡；也有人有病不看医生，乱服中成药；还有很多人不明白"三分治疗，七分保养"的道理。

周天寒说，养生保健要正确认识人体，正确对待疾病，始终不要忘记人体自身具备一定修复能力。人的一生中，特别是进入中老年时期，大多数人是带病生存的。不能过分追求完美，那种不容人体内有任何疾病存在的想法不现实。

调摄情志　泰然处世

要保持身体健康，必须注重调摄精神情志。人体很多疾病都与七情有关，关键是要善于调摄，不太过无不及。保持心情舒畅，气血自然畅通，身体才健康。思虑太过、心情不舒、情志抑郁，日久皆可导致气滞血瘀、脏腑功能失调而发生疾病。

懂得了七情太过对人体的危害，就要学会调节情绪，做到心胸豁达开朗，遇事冷静不急躁。人生一世，要受到很多挫折，都需要去面对，要有乐观的态度，克服困难的勇气，加强修养，提高心理素质和适应能力，坦然去面对生活。如果出现心情抑郁、烦躁易怒、胁肋胀痛等症状，最好选择看中医，服中药调理。

流水不腐　户枢不蠹

生命在于运动，运动之道要有恒和有度。运动可以促进气血运行，犹如河流可以及早清除河床污垢；运动需要大量能量释放，可以消耗多余脂肪，加大肺活量，气体交换；运动可以让人精神焕发，充满活力。长期不运动锻炼，人体气血运行缓慢，摄入的营养物质过剩，则转化为脂肪储存堆积，使人动作迟缓；不爱好运动锻炼，年岁稍长，运动量稍大则不能胜任，气喘吁吁，或者出现"三高"，加速衰老。总之，可能很多人都懂得运动锻炼对身体的好处，但是要付诸行动，需要持之以恒，有不少人却做不到。这就需要对锻炼身体认识到位，需要有毅力和恒心，这对于崇尚养身保健的人来说，做到也不是难事。

开卷有益　重视健康

周天寒认为，诸子百家讲养生的内容不少。因为"修身"是"治国平天下"的基础，也是一门学问，内容丰富。虽然人们的人生观不一样，各有所好，但普遍都希望健康长寿，生活幸福。养生首先是对自己身体有好处，如果每个人都懂得爱惜身体，对家庭和社会也是贡献。

关注自身健康，远离亚健康。喜逢当今盛世，各种宣传节目很多，谈养生的书也不少，让人眼花缭乱、目不暇接。爱好养生的人们，特别是中老年人，更加关注养生保健，首先应该选择好的书刊，不断学习，借鉴长寿之人的养生经验，结合自己身体情况和生活环境，身体力行，修身养性。

大道至简，对于养生保健，个体差异很大。有的人虽然没有多大文化，但由于禀赋好，具有长寿基因，加上悟性高，能够顺应自然，饮食有节，生活有规律，心态好，虽然没有学习过怎样养生保健，但他的生活却符合养生之道，所以也能健康长寿。

（原文发表于《中国中医药报》2013 年 8 月 29 日）

管住嘴　迈开腿　知足乐　精神爽
孟如：运动节食陶性保安康

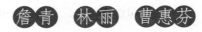

个人养生经验

孟如教授性格开朗，喜爱运动，兴趣广泛，精力充沛，她认为养生应当注重心身健康。知足常乐，兴趣广泛是心理健康的基础；良好的生活习惯，节制饮食与适度运动是身体健康的保障。她常说：管住嘴，迈开腿，知足乐，精神爽。

一、锻炼身体，增强体质

孟如教授年少时身体瘦弱，不爱运动。中学时，一次偶然机会她被体育老师发现有短跑潜力，选送参加区、市和省运动会。多次的运动集训和丰富的运动营养膳食，不但增强了体质，也提高了她对体育的爱好。此后除田径运动外，她还积极参加排球、篮球运动，在大学期间成为学校篮球、排球队主力队员。工作后，由于工作繁忙，不能经常参加体育运动，但高强度的工作压力使孟如教授养成了长途快骑自行车和快步行走的习惯。任中医系主任期间，为在体育课中增添具有中医特色的传统医疗保健课程，她又学习并为学生开设了太极拳、太极剑和导引养生功。

孟如教授认为生命在于运动，运动就是保养，生命不止就应该运动不息。中医院校师生要学习传统中医强身健体运动，有利于开展临床养生保健。

二、兴趣广泛，陶冶情操

孟如教授上初中时，在学校的课余时间选修了钢琴，虽然由于各种原因，在大学和工作后的很长时间没能接触到钢琴，但她对于音乐的爱好一直延续至今。随着生活空间的不断变化，划船钓鱼、爬山旅游、种花养草、下棋打牌、弹琴唱歌，孟如教授样样参与，活动拉近了她与同事、学生们的距离。退休后她坚持每天饭后 1 小时散步，每周爬一次山，并经常参加各种娱乐活动，丰富了精神生活，增加了生活情趣，陶冶了情操。

孟如教授常说：她们那一代经历过物质匮乏、生活困难时期，也曾多次送医送药下乡，多次带学生到艰苦地区实习、体验生活。这样的生活阅历对于来自大城市的她来说触动很大。山区农民生活艰辛，却不畏艰苦、生产自救，人虽贫困却民风淳朴、感情真挚。生活在他们中间，她懂得了不论贫富贵贱都要一视同仁的价值所在，也懂得了减轻他们的经济负担和改善缺医少药状况是她应尽的责任。在那个时期，她学会了在山中采集中药，常拿着中草药图谱，带着自己的学生一起学习，在为病人服务的过程中锻炼了身体，增长了才干，得到了快乐。现在生活富裕了，她仍经常教导学生们要懂得珍惜今日之甜，做知足常乐者。

孟如教授还常说：学习上不知足、工作上知不足、生活上能知足，是一条很好的修身养性理念，它可使人奋发向上，团结友爱，健康快乐，青春常驻。蓝天碧海虽然开阔，尚有边际，而人的宽广胸怀是没有边际的。

三、节制饮食，促进健康

孟如教授在饮食方面主张荤素搭配、粗细结合、瓜果相伍、低脂低糖，至于辛辣、清淡除受体质限制外，可各有所好。她认为粗放一点，较之过于小心谨慎更好。中青年时代的孟如教授，由于工作繁忙，在饮食方面只能随便一些；退休后有条件了，常自己动手烹调一些自己喜爱的食物，在烹调过程中，体味其乐趣，倒也怡然自得。

临床养生指导

孟如教授认为临床养生首先应发挥中医"以人为本"的理念，应该把心理健康与身体健康放在同等地位上，既要看到病更要看到人。

在指导方法上，要增加人们对中医养生保健的了解，提升身心健康水平；同时可在临床诊疗工作中针对患者的具体情况，进行个体化指导。药疗、食疗、体疗、心理疗法在中医药临床养生中各有所长，根据所需综合运用，有时可收到事半功倍的效果。

在具体做法上，孟如教授强调饮食与体质、疾病与食疗的关系，良好的生活习惯与疾病防治的关系，心理疏导与疾病的关系等。

一、重视饮食与体质关系

孟如教授说：食物除具营养价值外，尚有不同的性味，即寒热温凉平性与酸甘苦辛咸味；而人有不同的体质，如寒体、热体、痰湿与中性之体，体质不同的人对食物有不同需求。民以食为天，如何吃好，吃得有益于健康，是养生保健的重要内容之一。利用合理的食谱纠偏治弊，以食代药，调整机体的寒热虚实，以促进身体健康，具有简便易行、安全无毒的优点，为历代医家所推崇。宋《太平圣惠方》指出："摄生者，先须洞晓病源，知其所犯，以食治之，食疗不愈，然后命药。"金元名医张从正认为："养生当论食补""治疗当考药攻"。为普及中医食疗知识，孟如教授曾数次在老年大学及各级学术活动中做《老年饮食与体质》的学术讲座，结合生活与临床实践介绍了不同体质的识别方法及110种食物的性味功效及烹调举例。很多学员听完说，没想到吃东西还有这么多学问。

二、重视疾病与食疗关系

孟如教授常结合不同疾病选用不同的食疗方辅助药物治疗。她曾诊治一位女性脑积水患儿，因患儿体弱多病，常感冒咳嗽，发热腹泻，致使治疗主病的药物经常停服。为保证脑积水患儿的中医用药，孟如教授开了食疗方：把怀山药粉、鸡内金焙干研末，与米粉、牛奶调服。调治半月后患儿外感咳嗽、腹泻未再出现，保证了疾病的治疗。用药两年后痊愈。

此外，她针对风热咳嗽，在食疗方面常指导病人用排骨、白萝卜、新鲜侧耳根炖汤服；胃寒疼痛则辅以猪肚、胡椒、生姜炖服；小儿遗尿用猪尿胞与白果炖服；血虚有寒的腹痛与肢体痛则用当归、生姜、羊肉炖服等。

三、重视良好生活习惯与疾病防治关系

如在糖尿病患者诊治中，孟如教授强调"管住嘴"、"迈开腿"对糖尿病治疗的重要性。从某种意义上说，良好的生活习惯对糖尿病患者的治疗较之药物更为重要。病人的饮食不控制，不调整饮食结构，不增加运动以消耗血糖，则药物很难奏效。对于此类疾病除药物治疗外，宣传教育十分重要，医者应告诉病人吃什么、怎样吃，并通过不断地自测血糖找出适合个体的合理膳食；同时

开展一些适合自己的运动锻炼。由于在临床诊疗过程中做了这方面的工作，被动治病的状态得到改善，轻型的糖尿病患者可以通过调整饮食结构、增强运动锻炼后停服原有的降糖药，使血糖维持在正常水平。

又如对系统性红斑狼疮患者，除药物治疗外，在生活上指导病人避免日晒，外出戴帽打伞，忌食辛辣及煎炸烧烤食品和羊肉、狗肉等燥热食物，参加一些适宜个人的传统保健锻炼。

四、重视患者身心健康，进行心理疏导

20 世纪 70 年代，孟如教授曾接诊一喜悲伤欲哭的中年妇人。患者对答切题，但常悲伤不已，号啕大哭，伴胸闷太息，痰多口苦，神倦数欠伸，舌红苔黄厚腻，脉象滑数。其夫曰："经治数月不效，亦不知何病？"孟教授告之《金匮要略》一书早有记载，病属脏躁。开药后复诊，因其哭啼影响他人就诊，故均提前就诊，并辅以关切和宽慰。病者甚感温暖，医者的关爱使病人在心中燃起希望之光。经予黄连温胆龙牡汤、丹栀逍遥丸治后悲伤欲哭停止，继以归脾汤、甘麦大枣汤巩固疗效而病痊愈。在药物治疗同时，辅以心理疏导，给病人以温暖和信心，取得很好的疗效。

孟如教授常说：对慢性病、诊断不清或难治病患者，要理解病人长期遭受疾病折磨，会产生各种复杂心理反应和身体不适，使原有疾病变得更加复杂。由于患病日久，患者生活单调，心理负担重，应鼓励病人参加一些健身娱乐活动，以融入社会增添生活情趣，充实精神生活，减少自我封闭。医者在诊疗中的亲切、耐心、诚挚、开导、关心与相助，有助于解除患者紧张、焦虑情绪，对疾病诊断与治疗有积极的意义。

（原文发表于《中国中医药报》2013 年 12 月 19 日）

养生从中青年开始

谈及"养生",大多数人认为那是老年人的事,至少也应该是退休以后所涉及的领域。

据有关资料统计,近年来,四十岁左右的中年人死亡率大幅上升,男大于女,死亡原因常见于心肌梗死、脑出血等心脑血管疾病,而冠心病、高血压、高血脂、糖尿病等疾病的发病率也趋于年轻化。其主要的病因包括中青年人士工作压力大、生活无规律、饮食不合理等诸多因素。"冰冻三尺,非一日之寒。"要想预防、延迟疾病的发生,必须做到预防为主。在传统的观念里,人们认为养生是老年人的事,但是,人到了六七十岁时,各脏器均已衰老,自然规律不可抗拒,中、青年时的过度消耗与透支,等到老年以后养生已经太晚了。所以说养生应从中青年开始。

生活规律化

谈到生活规律就是指一天安排要形成良好的规律性,如起居有时,根据每个人习惯早睡早起,或晚睡早起,以不睡懒觉为好。一日三餐要按时,不要经常变换,如早餐 6 点半,午餐 12 点,晚餐 6 点半相对固定。根据一年四季调整起居饮食时间,也就是中医所言"顺应四时"。生活有规律可以使人身体各个系统功能较为正常,有利于营养消化吸收,使人有充沛的体力去工作。

再有,可以试着过一下"老年式"的生活。那就是早晚遛遛弯，晚饭后看看电视剧，表面上看有"虚度"之闲，其实不然，这正是一种生活中的养生方法。因为很多中、青年人工作压力大，下班后脑子仍留在事业里，完全没有休息。而看看电视，尤其被剧情所打动，那才是真的使大脑放松了。当然，有其他爱好也是一样，只要与工作无关就好。长此以往，休息好了，工作效率反而高了。

饮食科学化

随着人们生活水平的提高，物质极大丰富，工作、交友频繁，使一些人外出餐饮机会增多，这样极易造成饮食的不合理性，如暴饮暴食、食无定时、食无节制、挑食偏食，日久就会造成营养过盛，从而出现高血脂、高血压、糖尿病、肥胖等多种饮食不合理造成的疾病。中医曰："膏粱之变，足生大疔。"说的就是多食肥甘厚味，可生疮长疔。过量饮酒还可造成脂肪肝及酒精性肝硬化。所以饮食要合理，最好的办法是在家吃饭，因为家里可根据情况做到营养合理、荤素搭配、食量适度。人到中年后，要多食蔬菜、水果、高蛋白（如牛奶、鸡蛋等）、低脂肪，这样可以预防心脑血管疾病的发生或延迟一些中老年疾病。

运动坚持化

生命在于运动，大家似乎都明白这个道理，但如何运动，运动量多大为宜等却不是每个人都做得科学合理。我认为最好的运动是散步，这是大多数人都容易做到且容易坚持的。根据每个人体质等因素选择步行的长短，一般来讲，路程以 3 ~ 5 公里为宜，晨起或晚饭后均可。散步是有氧运动，好处很多：首先有助于消化系统，对慢性胃炎可起辅助治疗作用；防止脚的退化；提高心肺功能，降低血压；还可达到精力充沛、工作效率高、睡眠好等等。还有就是爬楼梯，如工作或生活高层建筑的人们可选择逐渐增加的方式锻炼，如先爬 3 层，1 个月后加 1 ~ 2 层，逐步加至 10 层左右，每天爬 2 ~ 3 次，同样达到锻炼的目的。当然，爬楼梯最好是 40 岁以下的人士，因为年龄偏大关节负重可促使其老化。现在有一些人因为工作忙，一周只抽出 1 ~ 2 小时运动，这样虽然也能锻炼身体，但没有持久性。所以要想提高抵抗力，增强体质，还是要选择易掌握、易坚持的散步和爬楼梯。

心态平和化

中医认为七情（喜、怒、忧、思、悲、恐、惊）可以致病，当然多指太过而致。而七情致病又较为难治，如怒伤肝、过喜伤心、忧思伤脾等等。当前，生活节奏过快，生活、工作压力过大，尤其是 40 岁左右的中年人，上有老下有小，又面临着市场经济的各种竞争，造成精神高度紧张，长此以往使心情不好，情绪喜怒无常，呈现亚健康状态，甚至发生疾病。所以保持良好的心态非常重要。如何保持良好的心态呢？要在上述三种养生已经做好的基础上，对待任何事情保持乐观情绪。不要长期超负荷工作，要有放松的时间与方法，如散步、逛商店、与朋友聊天等。上班时要集中精力工作，下班后要学会休息与放松。遇到问题要换位思维，多想积极向上的一面，善于思考，并善于倾诉，只有这样，才能使心情舒畅。

总之"养生"应从中青年开使，"养生"的方法也要从生活中来。只要"养生"得当，就可延缓衰老，预防疾病的发生，起到事半功倍的效果。

（原文发表于《健康》杂志 2012 年 11 期）

治有病莫如"治未病"

随着时代的发展，医疗技术的进步，中外医学界都发现，许多疾病难以根除。小到感冒，生物因素的细菌、病毒无法灭绝，气候因素的风寒暑热不可能隔离，决定了感冒的治疗，近期效果只能解除症状，远期效果可以减少罹患次数，总之不能彻底消灭。至于癌症等疾病，也许未来可以治愈，但在这个时代，却是名副其实的夺命"杀手"。

面对这种情况，人类该怎么办？其实早在两千多年前，中医经典《黄帝内经》中就已经为我们提出了一个解决的办法，那就是"治未病"，不必与疾病缠斗。毕竟，得病之后无论怎么治疗，"战再胜，当一败"，吃亏的总是我们自己，更何况"是药三分毒"，药物本是"双刃剑"。历代中医学家对预防思想十分推崇。唐朝大医学家孙思邈就说："善养生者，则治未病之病，是其义也"，"是以圣人消未起之患，治未病之疾，医之于无事之前，不追于既逝之后"。因为，人体因疾病引起的伤害是无法弥补的，任何再高超的治疗方法和手段都是罹病之后实施的不得已而为之的被动干预，甚至是"徒劳而已"！可见，对于健康而言，治未病比治有病重要得多。那么，如何"治未病"？

首先，满足养生健康的基本要素。世界卫生组织曾提出健康四大基石的概念，即"合理膳食，适量运动，戒烟限酒，心理平衡"，做到这四点，便可很大程度上预防疾病的发生，使平均寿命延长10年以上。尚可学习《黄帝内经》中所说"法于阴阳，和于术数，食饮有节，起居有常，不妄作劳"，也就是顺应自然而活动，坚持锻炼，饮食有节度，起居有规律，不过度劳心劳力。看来，无论古今中外，"治未病"的基本要素是相似、想通的。

其次，干预亚健康。亚健康状态是健康向疾病过渡的中间状态。忽视亚健康，向前一步便是疾病；调摄亚健康，退后一步就能回归健康。因此，倘若身体稍有不适，需倍加注意，切不可因各种借口而忽视对亚健康的干预。当代诗人陈志岁《病中窥镜》云："至防防未病，精补补初亏。"(《载敬堂集·江南靖士诗稿》)病中对镜自叹，却得养生真髓。

最后，"治未病"要"三早"。人到中年或老年时，随着衰老的加快，疾病往往在不经意间到来，这时必须高度警惕，定期体检，做到"三早"，即"**早发现，早诊断，早治疗**"。这也是"治未病"的重要内容之一。

当然，如何治有病的问题是医学问题，那就将其交予专业的医生和医学研究机构吧。明代大医学家张景岳说："履霜坚冰至，贵在谨于微，此诚医学之纲领，生命之枢机也。"对于普罗大众，做好"治未病"，才是把握了养生的关键！

（原文发表于《养生杂志》2013 年第 12 期）

好生态造就好心态

俗话说"没有好的生态就不会有好的心态"，此话一点不假。纵观世界几大长寿之乡，均位于环境优美的地区，人们不仅能自给自足，过着李白描述的"桃花流水窅然去，别有天地非人间"的生活，而且大多具有恬淡朴实的心态，因而得以健康长寿。

比如有着"内陆三亚"之称的米易县，充足的日照和特殊的河谷地形造就了米易得天独厚的生态环境，使其冬暖夏凉、风调雨顺、物产丰富、人杰地灵，更成了冬季避寒、夏季纳凉的休闲度假的好地方。米易不仅有了越来越多的长寿老人，从他们平静安详的脸上，更能感受到他们内心的幸福。再看邻国日本，之所以在长寿国家中名列前茅，除因饮食结构较为合理外，更重要的是其环境优美，旅游资源丰富。其大多数国民，即使生活压力很大，也能很方便地得到心态的调节。

由此观之，好的生态环境的确能促成好的心理状态。被称为"奉（养）生之始"的中医经典《黄帝内经》中就曾提到"恬淡虚无，真气从之，精神内守，病安从来"，就是说，生活在优美环境中与世无争的人，多能形成"恬淡虚无"的心态，较少罹患疾病，健康能得到良好的保障和延续。那么，好的生态环境从哪些方面影响人的心态呢？

首先，好的生态环境必然具有清新的空气。尤其在山清水秀、鸟语花香的怡人之地，空气洁净，负氧离子含量高，尘埃及有害化学气体很少。常处于这样的环境中，遂能使人精神振奋，心旷神怡，烦恼与倦意全消，有助于调节神经、心血管及呼吸系统功能，从而有利于健康。并且在面对远山、大海之时，呼吸之间，顿觉心胸开阔，有利精神调养，这也是疗养院和避暑山庄多建在山畔海边的原因，诚可谓"明月清风本无价，近水远山皆有情"。

其次，好的生态环境必然具有宜人的气候。宜居地区，大多有四季分明的特点，长期生活在这种环境中的人，自身必受自然环境的影响，随着四时变迁而有良好的心态变化。春天，"此谓发陈"，万物生发，人的情绪随之舒畅；夏天，"此谓蕃秀"，万物茂盛，人的情绪外向，精神盛旺；秋天，"此谓容平"，万物成熟，果实累累，人的情绪渐趋内敛；冬天，"此谓闭藏"，万物蛰伏，人的精神多藏而不露。在这种不受现代调温设施干扰的环境中，人的精神能得到最自然的调节，从而保持全年的情志顺畅和健康心态。

另外，好的生态环境能让人流连其间，忘却烦恼与忧愁，能为人减轻精神压力。现代人的一些疾病多由巨大生活压力引起，若能身处"采菊东篱下，悠然见南山"的世外桃源般的生态环境之中，"境由心生天地宽"，自会感到心旷神怡，如是，则"不禳祸而祸去，不求寿而寿自延"。

两千多年前的《黄帝内经》总结高寿之人心态特点为"志闲而少欲，心安而不惧""以恬愉为务，以自得为功"，这些心态都必须在优美的生态、宽松的环境中才能形成，因而可以说，好的生态才能造就好的养生心态。

（原文发表于《华人时刊》2013 年第 3 期（上））

养生之道　顺时为妙
适度秋冻　滋润秋燥　化解秋愁

顺时养生说奥妙

中医养生的根本理念就在"天人合一，人天相应，人必顺天，顺应四时"。也就是说，明智之人讲究养生，必须懂得顺应天地大自然，顺应春夏秋冬四时寒热温凉的变化，与之适应，和谐相处。顺应自然，顺应四时，是养生之道的根本规律，是养生保健的最高境界。

面对天地大自然，面对四季气候变化，人要顺应，要适应，还要防护。《理虚元鉴》说得明白，"一年之内，春防风，夏防暑，又防因暑取凉而致感寒，长夏防湿，秋防燥，冬防寒，更防非节之暖而致冬温"。古人所总结的这"七防"包括三种情况：一种是面对春温、夏暑、秋燥、冬寒这四季正常的气候变化，加以防范。另一种是对反常气候变化的防范。例如冬天本应寒冷，但有时会出现"暖冬"，人体不适应，就容易生病；又如秋天本应凉爽，但有时反而出现酷热，俗称"秋老虎"，人不适应，也会生病。所以要特别注意防范，"气候反常，更要早防"。第三种情况，气候原本是正常的，但因人的生活起居不当而致病。例如暑天炎热，但因过度贪凉而感寒生病，这就更应特别注意防范。

中医的顺时养生，就是强调要顺应天地阴阳寒热消长变化的规律，注意建立与天地阴阳变化相适应的生活方式，人与自然和谐交融相处，从而达到养生防病、健康长寿的目的。一年四季，春生、夏长、秋收、冬藏，与四季阳气的盛衰密切相关，春季阳气初升，夏季阳气旺盛，秋季阳气始收，冬季阳气闭藏。面对这四季的气候变化，人的生活起居和心态情绪也要与之适应，加以调整。《黄帝内经》专门写道：春天适宜"夜卧早起，广步于庭"；夏天又宜"夜卧早起，使志无怒"；秋天应该"早卧早起，与鸡俱兴，使志安宁"；冬天又应"早卧晚起，必待日光""去寒就温"。前人的这些经验总结，至今仍然值得我们借鉴。然而，毕竟时过境迁，更应面对当今的新情况，采取新的办法来顺时养生。8月7日恰逢立秋，我们就以秋季顺时养生为例加以说明。

适度秋冻

民间素有"春捂秋冻"的养生之说。应当怎样正确看待"秋冻"呢?

秋冻,就是说秋天不要急于添加衣服,可以再冻一段时间。这是因为初秋天气,余热还在,即使到了中秋,天气渐凉,晚一点添加衣服,也可以锻炼耐寒的能力。等到深秋来临,气温明显下降,再穿较厚的秋装。《诗经》有"七月流火,九月授衣"的句子,就是说农历七月的初秋,天气仍然较热,直到九月深秋,天气才真正转凉,才是添加秋衣的最佳时节。

但是,"秋冻"也要适度。绝不能为了美观,只要风度而不要温度。秋季毕竟和夏季不同,秋天早晚凉,而且秋后每下一场雨,气温也随之下降一次,衣服也应随着气温的变化逐渐增加。特别是老人和病人,尤其不可拘于"秋冻"之说,该加的衣服还是要及时添加,以免受凉生病或使病情加重。

滋润秋燥

秋天气候干燥。针对这个特点,秋天养生就应重在防秋燥、润秋燥,所以养阴津、补水液就成为秋季养生的重要诀窍。通过滋阴补水,既可补充夏季热蒸汗多引起的阴液消耗,又可消除秋天气燥对人体的干扰。

具体怎么做呢? 主动喝水,足量喝水最重要。25℃左右的白开水最适合人体生理的需要,淡淡的绿茶水、菊花水,口感清香,又能滋润秋燥。多吃蔬菜水果也很重要,黄瓜、梨子营养丰富,含水量高,梨子生吃,黄瓜可凉拌,还可做成梨子粥、黄瓜粥。"秋藕最补人",可以切片生吃,也可做藕粥,还可以将糯米灌入藕眼蒸熟食用,既能滋养润燥,又能饱享美味。

化解秋愁

秋天气候干燥，有些人的心情也随之烦躁。化解之法，还是养心才有效，就是要以平静的心态，来消除气候干燥对心情的干扰。秋天不仅气候干燥，而且阳光照射也远比夏天更少，中秋以后，特别是深秋之际，气温大降，凉风习习，草枯叶落，花木凋零。有些人触景生情，引发凄凉之感，增添忧郁焦虑的情绪，加之秋雨绵绵，天气阴沉，进而产生"秋风秋雨愁煞人"的感叹。面对这种"秋愁"，又怎么去化解呢？

增添情趣，转移排忧。明代名医陈实功说得好："观花解闷，听曲消愁。"你看那花儿千姿百态、五彩缤纷，你的心神被花姿花色吸引，情绪随花转移，愁情即消。你听那轻快的音乐、悠扬的乐调，你的心情也随乐曲而转移，自然而然就忘忧解愁了。参加文娱活动，也是解愁妙法，唱歌跳舞、下棋玩牌，情绪随之舒畅。开展体育活动，打球、练拳、快走、慢跑，活动筋骨，心情也随之轻快。出外旅游、欣赏美景、品尝美食，既动身形，又舒心情，更是化解忧愁的妙法。如果不能远游，近郊短游也能放松身心，愉快心情。邀约三朋四友，到公园中的茶园去，一边品茶，一边聊天，尽享交友之乐，秋愁自然而然烟消云散。

心情全在心态，要想从根本上化解"秋愁"，变为"秋喜"，还须奋进排忧，把心思融入你喜爱的事业中，品尝成功的乐趣，精神振奋，情绪舒畅，忧愁自消。你就不会感叹"秋风秋雨愁煞人，凉风落叶愁断肠"，只会感到"秋高气爽心舒畅，秋收成果喜洋洋"！

（原文发表于《中国中医药报》2013年8月7日）

春食养生三部曲

一元复始，万象更新。春归大地之后，在和煦的阳光与轻拂的暖风中，自然界呈现出一派生机。古人云"天人相应"，作为与大自然同呼吸、共命运的人来讲，在饮食上亦要讲究"天时"。那么，在阴退阳长、寒去热来的春天，在轻柔的春天的旋律中，饮食上应注意以下三"时"的不同。

早春

早春时节，阴寒渐退，阳气开始升发，乍暖还寒。根据祖国医学"春夏养阳"的理论，此时可适当吃些葱、姜、蒜、韭、芥，不仅能祛散阴寒，助春阳升发，而且其中所含的有效成分，还具有杀菌防病的功效。另外，还可适当吃一些鸡肉、动物肝脏、鱼类、瘦肉、蛋黄、牛奶、豆浆等营养品，以供人体各组织器官功能日趋活跃的需要。此时宜少吃性寒食品，以防阻遏阳气发越。

仲春

古人云，春应在肝。肝禀风木，仲春时节肝气随万物升发而偏于亢盛。祖国医学认为，肝旺可伤脾（木克土），影响脾胃运化。因此，唐代药王孙思邈曾言："春日宜省酸增甘，以养脾气"。此时可适当进食大枣、蜂蜜、山药、锅巴之类滋补脾胃的食物，少吃过酸或油腻等不易消化的食品。另外，仲春之时，应注意多吃菠菜、芹菜、莴笋、胡萝卜、花菜、柿子椒、嫩藕、油菜、绿豆芽等黄绿色蔬菜和时令水果，以补充维生素、无机盐和微量元素的不足。此时正值各种既具营养又有疗疾作用的野菜繁茂荣盛之时，如荠菜、马齿苋、鱼腥草、蕨菜、竹笋、香椿等，应不失时机地择食。

晚春

晚春时节，气温日渐升高。《饮膳正要》曰："春气温，宜食麦以凉之。"此时应以清淡饮食为主，在适当进食优质蛋白类食物及蔬果之外，可饮用绿豆汤、赤豆汤、酸梅汤以及绿茶，防止体内积热。不宜进食羊肉、狗肉、麻辣火锅以及辣椒、花椒、胡椒等大辛大热之品，以防邪热化火，变发疮痈疖肿等疾病。另外，夏天临近，还应注意饮食卫生，严防病从口入。

（原文刊载于《春夏秋冬 顺时养生》2011 年 1 月第 1 版）

盛夏勿忘护阳气

夏季是一年中最热的季节，人们往往因为怕热而恣意贪凉，结果易导致人体阳气受损，而发生感冒、肠胃炎、心绞痛、脑血管意外等各种疾病。因此，古人早就认识到这一点，而提出了"春夏养阳，秋冬养阴"的养生法则。在科技发达、制冷手段非常先进的今天，重提这一法则有非常重要的意义。夏季炎热，人体阳气亢奋，这是天人相应的结果，我们应积极顺应天时，注意顾护自身之阳气。

第一，饮食清凉勿过冷，以护脾胃阳气。人体肠胃对饮食物的消化吸收，建立在脾胃阳气充足的基础上，有阳气才能腐熟水谷。如果夏季过食寒凉饮食，则将损伤肠胃的阳气，轻则导致消化不良，饮食减少，口淡无味，重则产生腹痛、腹泻。阳气受损后，不易出汗，怕冷畏寒，舌头上常常布有一层厚白苔。老百姓有句俗话说"冬吃萝卜夏吃姜，不劳医生开处方"，因为生姜是热性食品，食后有助于驱散寒凉之气，而顾护脾胃的阳气。因此，夏天要少食冷饮，少食冰镇啤酒及瓜果，喝水以温开水为宜，不要让肠胃整天受冻。为防止阳气受损，可适当多食大蒜、韭菜、辣椒、洋葱、五香、八角、生姜等。

第二，保暖避寒勿贪凉，以护肺卫阳气。随着人们生活水平的提高，空调进入寻常百姓家，但因此产生的"空调病"也日渐增多：乏力神疲，精神萎靡，汗出减少，消化功能减退，反复发生感冒，关节疼痛，甚至于发生肺炎、哮喘等。有些人喜欢露天乘凉过夜，有些人则整天不离电风扇。过于贪凉，寒凉之气从人体皮肤、毛孔、腠理而入，易损伤肺卫之阳气，导致呼吸道免疫力下降，细菌、病毒乘虚入侵，则易发生上述种种疾病。因此，夏季不宜过于吹冷风冷气，以防肺卫阳气受损。

第三，多运动，多出汗，以护心阳。有些人夏天怕热，怕出汗太多，而终止了锻炼，这是一种错误的认识。俗话说"冬练三九，夏练三伏"，夏天坚持运动，有助于心阳的散发，促进血液循环，防止血液瘀滞，从而达到防止各种心脑血管疾病的目的。运动还能培养与炎热气候作斗争的信心和恒心，防止性情受气候的左右。运动促进出汗，有助于热量的散发，一定程度上可防止中暑的发生。出汗还是人体各种代谢产物的三大排泄途径之一，出汗少则易发生肥胖、高脂血症、血黏度增高等。

第四，舒畅情志，宁心安神，防止肝阳郁结。夏季气候炎热，有时闷热潮湿，容易使人心情烦躁、失眠。但是心静自然凉，烦则伤心，愈烦愈热，愈热愈烦，形成恶性循环。不如宁心安神，正确面对这种气候，知晓这是自然变化之客观规律，急躁发火解决不了问题，反而易伤身体，导致肝气郁结，或郁而化火，易导致血压升高，甚至发生中风、心绞痛等等。可以通过喝茶聊天、赏花下棋、运动等方式达到移情悦志的目的。

第五，节房事，护肾阳。夏季血液循环旺盛，人体儿茶酚胺及性激素分泌增加，性欲增强，加之衣着较少，配偶间吸引力增强，易勾起性欲，因此夏季夫妻间性交明显增多。适当的性活动有益于身心健康，保持情志的舒畅。但过则为害，过则易伤及肾之阳气，导致精神萎靡、腰膝酸软、畏寒头昏等。夏天泌尿系统疾病增多，亦与肾阳受损，邪毒乘机入侵密切相关。因此夏季应节制房事，而且事前就注意卫生，认真清洗外阴等等。

（原文发表于《家庭健康》2012 年 第 8 期）

漫谈春节的衣食住行养生

一年一度春节到，有些人利用长假大快朵颐，有些人闷头大睡，有些人彻夜砌墙打牌，有人游山玩水，有人闭门读书，不一而足。春节期间如何在衣食住行方面注重养生，谈谈我个人的看法，以供看客参考。

吃的养生

随着生活条件的改善，不需要像物质生活非常匮乏那般，到了大年夜家家户户杀鸡煮肉，到了二十八还要吃什么"杀馋肉"。适当多弄几样清淡的菜肴，也在情理之中，可以增加节日的气氛，但不宜油腻，即使菜蔬也少用食油为妙，因为过多食油也会转为脂肪，一个春节长假下来，腰部增粗，引起肥胖者不在少数。

春节期间，难免会多吃多喝一些，可以不时地煮一些粥，配上爽口的酱菜，既可调节胃口，也可清清肠道。

另外，为了增加亲朋好友聚会的气氛，喝些酒怡情怡性也在情理之中，但是选用红酒、黄酒为好。我常说：红酒、黄酒少喝养血，中喝活血，多喝伤血，猛喝吐血，不喝"伤"心。切忌酗酒，尤其是烈性白酒。经常在急诊间遇见喝得烂醉、又吐又呕的醉汉，浪费了好菜好酒，损伤了身体，而且弄得全家或亲朋好友里外忙碌，家里鸡犬不宁，实在不美。

我的习惯是坚决不抽烟，偶尔喝些酒，天天要喝茶。无论在什么情况下我都不会抽烟；过年过节，亲朋好友相聚偶尔喝些酒，但从未喝醉过，到了杯觥交错、兴致高涨时，装"死"也不喝醉；然而养成每天喝茶的习惯。对于香烟而言，我是反对抽烟，鼓励戒烟的，须知您在吞云吐雾时，不仅害己，而且害人，惹人厌烦，损人不利己。

睡的养生

因为全家团圆，或习俗中的守岁、或看春晚电视、或砌墙打牌，不少人到一两点钟入睡，甚至通宵不睡。俗话说"一夜不睡，十夜不醒"，打乱了生物钟的正常运转，引起了人体气血阴阳的变化，容易导致人体生物节律的紊乱、肠胃功能的失调、内分泌的改变，因而出现头晕、乏力、食欲不振等症状。

由于平时工作辛苦，日出而作，往往不能日入而息，甚至加班加点，长期缺觉，神疲乏力，利用春节长假七天，适当睡睡懒觉情有可原，养精蓄锐，以便节后更好地投入工作。一般到九点左右起床即可，不能一反常态，日以继夜，整日躺在床上，饭来张口，茶来伸手。须知长时间躺在床上，进多出少，气血运行不畅，反而容易引起肥胖、越睡越懒，节后慵懒无力，反而不妙。

住的养生

优化家居环境，积极向上的环境无不通过感官给人以良好的心理刺激。汉民族对于过春节非常注重，往往在春节前有进行"大扫除"的习惯，擦窗抹橱，角角落落清扫一番，陈年旧尘一扫了之，确实是一个很好的习惯。

务必使家居明亮畅快，而不应暮气沉沉，毫无生气。另外贴上喜气洋洋的对联，家里换上几幅迎春的书画，茶几上放上几盆仙客来、圣诞红、水仙花，如此使人油然生出欢喜之心。

利用春节长假给自己读书的机会是一个不错的想法，可以选择一些轻快休闲的书籍，切忌悲凉、惊悚、鬼怪之类，影响心情。

衣的养生

春节期间尚处于寒冬腊月，穿着方面注重宽松、保暖，颜色相对靓丽暖色调的衣服，衬托节日的氛围。外出时一定要注意保暖，戴上帽子，围上围巾，进得屋来，热起来时可以逐步解除。

本人的经验，严寒不戴帽子犹如热水瓶不塞塞子，热气很快就会散失，并容易引起头疼头昏，高血压、冠心病等患者尤其需要注意。

行的养生

利用春节长假，放飞心情，外出游山玩水并无不可。但是需要注意的是，旅行的目的是放松心身、增长见识，而不是扎堆热闹、疲于奔命。

建议在旅行前做好功课，大致了解一下当地的风土人情，选择一些人烟稀少的景点，住个几天，以休闲的方式为主，喝喝茶、看看书、在景点周边走走为宜，一日数百里走马观花般的旅行，非但达不到放松心身、增长见识的作用，反而身心俱疲，影响节后的正常工作。

（原文发表于《文汇报》2012 年 1 月 19 日）

中医健康养生谣

《中医健康养生谣》以普及中医药文化，宣传健康生活为出发点，用七言律诗形式写成，分为节饮食、慎起居、调情志、通经络、善服药等部分。用通俗易懂、合辙押韵的文字，宣传了中医药的基本理念与日常保健原则。

开篇

悠久中医源岐黄，灿烂文化奏奇章；

天人合一贯古今，阴阳五行统总纲；

望闻问切求根本，辨证论治出良方；

防病养生有妙招，造福人类保健康。

节饮食

四季阴阳万物源，依据天时用饮膳；

五味调和方为本，滋腻味重体难安；

寒热温凉需慎断，阴阳平衡最关键；

秋冬养阴夏春阳，应时精选宜细辨。

春季少酸多食甘，补脾益胃病不沾；

夏季养心宜清淡，苦凉相伴身康健；

秋季节辛常用酸，滋阴润燥养为先；

冬季宜苦不宜咸，温食暖饮御酷寒。

谷蔬果肉精心选，多样调配营养全；

勿饥勿饱益身心，饮食有节尽天年；

体虚不足可适补，实而有余泻则安；

百病调养遵医嘱，未病谨防古训传。

慎起居

世人过忙易变老，起居有常从天道；

邪风恶习须远避，不妄闲逸与过劳；

胜日寻芳多情趣，心旷神怡少烦恼；

多彩生活培雅兴，琴棋书画皆逍遥。

家居舒适避尘嚣，开窗透气不可少；

绿色点缀神清爽，房室整洁阳光照；

晨起按时莫赖床，正午小憩倦意消；
醉眠饱卧均无益，睡前静心勿久耗。
四季着装皆可俏，肥瘦松紧适切好；
随季增减适寒暑，春捂秋冻勿忘掉；
传统健身术高超，五禽八段太极妙；
调理气血养元神，持之以恒适医道。

调情志

古来圣贤重养神，身心合一气血通；
五脏协同畅情志，正气存内建殊功；
喜怒忧思悲恐惊，七情调和能防病；
疏泄气机顺为要，阴阳平和疾可平。
过喜伤心神思朦，范进中举为笑柄；
悲愁不已尤损肺，黛玉葬花叹多情；
思虑恐惧伤脾肾，神疲体弱力不胜；
肝如武将怒气冲，眩晕呕血易中风。
尚德制怒重修身，戒骄戒躁多自省；
尊师勤问学必得，敏思笃行业可成；
敬老爱幼天伦享，知足常乐美人生；
宁静致远仁者寿，宽容博爱智者同。

通经络

经络阻滞百病由，疏理调达有妙手；
欲通经脉用何法，"敲击胆经"健康奏；
每日拍打三百次，空掌股外轻轻叩；
疏肝理气柔筋骨，身强体泰健步走。
惠及众生保健灸，常灼要穴解忧愁；

无疾自温足三里，祛病延年保长寿；

身体疲劳兼虚冷，需将艾火"关元"守；

男女老幼皆可用，坚持不懈佳效收。

日日养生长浴足，朝夕温浸驱病苦；

足反射区应五脏，水温四十调左右；

春能生阳夏祛暑，秋润肺肠冬寒走；

浴罢揩摩反复揉，祛邪健体功悠悠。

善服药

自古神农尝百草，千年疗病有奇招；

寒热温凉药本性，五味更把五脏调；

药材良莠讲地道，北枳南橘不同效；

炮制得法方为药，减毒增效建功劳。

中药煎煮有门道，事半功倍疗效高；

汤药宜用砂锅煮，金属器皿莫来扰；

饮片入前宜慢泡，沸后慢煎忌久熬；

先煎后下要区分，空腹温饮是诀窍。

服药禁忌须知晓，因人服用方为妙；

妊娠期间慎用药，斟酌利弊循医道；

老人小儿体单薄，药性宜缓量酌少；

远离生冷与油腻，健康生活乐陶陶。

结　语

遇病平和心不慌，勿信游医骗人方；

求医问药有正途，因人而异保安康；

针灸按摩理疗术，丸散膏丹与煎汤；

扶正祛邪调情志，岐黄国术远名扬。

（原文由北京市中医管理局监制公开宣传）

逆境中长寿的文坛巨星——夏衍

夏衍是我国文坛的老寿星，他以 96 岁的高龄仙逝，克享期颐，令人敬羡。然而夏公是个逆境中成才的寿星。

他不仅是杰出的文学家、电影艺术家、新闻家，还是个卓越的职业革命家。解放前，夏公长期生活在白色恐怖下，处境十分险恶，对人体的健康和长寿带来种种不利的影响。特别是晚年，夏公遭到了巨大沉重的打击和磨难：66 岁遭批判，被撤销文化部副部长的职务；文革期间被定为"四条汉子"之一，戴高帽、坐"喷气式"、揪斗、挨骂、被打……轮番不迭；一条腿被打断致残，抛进秦城监狱，置身铁窗高墙之内，过着不见天日的生活长达 8 年之久。直至 1975 年，在周总理、邓小平同志关心和干预下，夏公才释放回家。这时他已是 76 岁的老人了。瘸着一条腿回到家，瘦得形销骨立，但夏公不仅熬着活了过来，而且活到了 96 岁的高龄。夏公真是个逆境中长寿的文坛巨星。

逆境长寿，实非易事。夏公长寿，其奥秘何在？笔者认为：首先要归功于他坚忍不拔的意志力。别看他身体消瘦，一阵风都能把他吹倒，但他坚强的意志力如同他家乡——浙江的竹子，苍劲挺拔，狂风刮不倒，暴雨折不断。夏公逆境长寿的第二个奥秘是热爱生活，对生活充满了情趣。他喜爱小动物、小生命，爱猫养猫成为文坛佳话。夏公逝世后，中国小动物保护协会送来的挽

第二板块 | 展示篇 | 中医科普范文展示

联写得好，"庭前竹树千秋韵，膝上黄狸一世心"，传神地写出了夏公既有竹的坚强性格，又有慈祥、挚爱的赤子之心。夏公逆境长寿的第三个奥秘是豁达超脱，乐观开朗。当横祸临身时，他坦然从容，微笑迎之；处顺境，面对荣誉、鲜花、盛名、桂冠，他依然十分平静。当别人谈起他文革中遭难事，他一笑置之，从不耿耿于怀。他淡泊名利，对一生珍藏、精心收集的稀世之宝，如古邮票、古钱币、古代书画等视若身外之物，全部捐献给国家；珍本善本书籍捐赠给浙江图书馆；稀世古代书画真迹赠给上海博物馆。夏公逆境长寿的第四个奥秘是，不论置身何处皆勤读书，勤用脑。人脑"用则灵"，"不用则退"。勤读书、勤用脑的人，大脑不易衰老。夏公古稀之年，记忆力仍很强。与人谈吐，回忆往事，虽十分复杂之事，仍如数家珍，条理十分清晰。他年过九旬，还在撰写回忆录《懒寻旧梦录》。不少老人到了古稀之年往往头脑模糊，前言不搭后语，夏公直到仙逝前思维仍很清楚。临终前几天，夏公感到身体很难受。秘书林缦说："我去叫大夫。"他同意，就在林缦开门欲出的一瞬间，他说："不是叫，是请。"一个"叫"字和一个"请"字，一字之差，体现了夏公的谦让为人，虚怀若谷；同时又说明他的思维仍很敏锐，很清晰。

所以说，环境好坏对人体健康长寿固然有影响，但不是决定性的因素。具有坚韧、顽强的意志力，充满热爱生活的情趣，豁达超脱、开朗乐观的胸怀，淡泊名利、宠辱不惊的从容气度，学而不倦、"不知老之将至"的人，处逆境照样能健康长寿。

（原文发表于《中国中医药报》1996 年 4 月 19 日）

笑，一种不花钱的良药

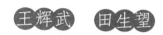

容易发怒的人，俗称"肝火旺"；患有肝病的人，特别爱生气，有时也无端发怒，这是病情所致。其实有一种"药"，可以驱赶怒气，那就是"笑"。

笑，无师自通，人人皆会。俗话说，"笑话，笑话，笑在先，话在后"。每一个人，早在学会说话之前，就掌握了"笑"这门技巧了。著名相声大师侯宝林，堪称当代"笑星"之祖。他说：笑，是人呱呱坠地后真情实感的第一次亮相。不信，你留心观察，刚出生的婴儿都会在酣睡中微笑。

笑的种类繁多，如常见的微笑、大笑、回眸一笑、嫣然一笑、拈花而笑、掀髯大笑、冷笑、讥笑、苦笑、傻笑、皮笑肉不笑、奸笑……如此等等，不一而足。笑声随处可得，似乎一钱不值，但在历代有关笑的典故中，却有很多为博他人一笑而费尽心思，甚至付出惨重代价者。如唐伯虎厚颜施计，才有"三笑"而缔结良缘；贾宝玉不知撕碎了多少把扇子，才获得美人晴雯一笑；周幽王为博得宠妃褒姒一笑，点烽火而失信诸侯，终遭杀身之祸……可见，有时要求一笑，也是很难的。

笑是感情的产物。《论语·宪问》有"乐然后笑"的记载，指自然之笑，是应该先感喜悦而后开颜。我们所倡导的笑，是那种有益于养生的、健康的、真诚的笑。德国的生物学家农涅在92岁高龄时，总结他健康长寿的秘诀，就是一个字——笑，也就是

"笑一笑，十年少"。古今中外，大量实践均证实，笑具有预防保健的作用，而且还可以用来治疗疾病。用笑声来治疗称为"笑疗"，它既无服药之苦，又无手术之痛。笑声就蕴藏在自己体内，不必买，不需借，取之不尽，用之不竭，真可谓不花钱的良药。

既然把笑当成是一种"药"，也就该有它的功效药理、主治病症、运用范围、用法剂量以及禁忌、注意事项等。用得不当，出现不良反应或副作用，也是必然的。可见研究笑，有可观的使用价值。

笑的"药效"作用

据挪威科学家研究发现，人的右脑是笑的指挥中心，如果一个人的右脑受损伤，当健康人捧腹大笑时，他却无动于衷。观察证实：笑可以使膈肌、胸腹、心脏得到有益的运动锻炼，促使深呼吸，让肺泡扩张，增加肺活量；笑可以使血液循环加快，脉搏增加，收缩压升高；笑让胃肠道血供充足，促进消化，食欲旺盛；笑可以调节植物神经功能，使肌肉放松，减轻疼痛；笑还可以显著降低皮质醇水平，提高机体免疫力；等等。

笑的适应病症

欧洲有一句谚语："一个小丑进城，胜过一打医生。"笑有利于多种疾病的康复。对于一切情绪不良、心想事不成的诸多不快者，笑都有一定治疗作用，可以收到"一笑了之"之效。心肺有病，出现胸闷、胸胀、胸部压榨感，甚至胸痛的病人，可以借笑宽胸；胃腹胀满，食欲不振，口淡无味，或食后不消化者，可借开怀畅笑获舒肝和胃之效。而且，笑特别适宜于各种肝脏疾病的治疗。如因肝病导致的心烦、易于发怒的患者，以及异常兴奋而失眠、早醒、难以安静、坐卧不宁的人，"笑疗"的作用尤其明显。

笑的使用剂量

笑的剂量，虽不能称斤论两，却有量大量小之分。比如会心之暗笑，只在心中作乐，形不外露，这是笑的前奏，其量甚微；当笑逐颜开时，只表现在脸上，多条肌肉在为笑而运动，尚不一定发出声响，这就是微量的笑；发出咯咯之笑者，可谓中等剂量；捧腹而笑，则要调动全身数个器官，有声音有动作，可谓"大量"之笑；如前俯后仰、曲背弯腰、涕泪并流、气难接续者，称为超剂量的笑；至于狂笑、爆笑，或因笑而猝死者，也许属于中毒剂量的范畴了。

笑的注意事项

俗话说，"是药三分毒"。笑也必须有禁忌、慎用等注意事项。诸如患有肝硬化、食道静脉曲张、有出血倾向，以及胃十二指肠溃疡患者，要注意不宜大笑，以免导致大出血；患高血压、冠心病、脑血管硬化的人，一般禁忌狂笑，以预防心脑血管意外；腹部疝气应谨慎大笑，因为腹压增加，易使小肠膨出，疼痛加重，或有发生嵌顿、缺血、甚至坏死的危险；手术后伤口未愈，应注意不宜捧腹大笑，避免切口崩裂，影响愈合；妊娠妇女，只宜微笑，不可狂笑，以防流产与早产；睡觉之前不可大笑，避免兴奋过度，入睡困难；吃饭时不可言笑，避免食物误入气管；等等。总之，在大多数情况下，特别是在有较严重的器质性病变时，只宜进行中度以下强度的"笑疗"，否则可能弄巧成拙、适得其反。

笑颜有如此之神通，用笑，也有这诸般学问。看来，为了你的健康，促进疾病康复，不要忘了这与生俱来的良药。为自己暗笑，保健益寿；对别人微笑，四海逢春。

（原文发表于《肝博士》杂志 2006 年第 1 期）

陵阳子明旋溪钓长寿

　　陵阳子明，西汉安徽石埭县人。他一生酷爱钓鱼，年逾百岁，仍垂钓旋溪。一天，钓起一条白龙（白鳝），他从未见过这样的鱼，便将白龙放回河中。一会儿，又钓上一条白龙，他又放入河中。如此连连数次，钓起来都是白龙。他想，看来是天赐我也。于是拿回家中，剖开鱼腹，见腹中藏一帛书，上面写的"食鱼养生法"。他照法烹调，果然鲜美异常。从此，他便天天去旋溪钓鱼，每天都不虚此行，因而天天都能吃上鲜活的鱼。光阴似箭，日月如梭。不知不觉陵阳子明就活了百多岁。

　　钓鱼，在我国有悠久的历史。姜太公钓鱼的故事几乎家喻户晓。殷朝末年，姜太公垂钓于陕西渭水的磻溪。他钓鱼不挂鱼饵，声称"愿者上钩"。其实他的心思不在钓鱼，而是在等待周文王来请他出山，施展他的军事才干，实现他推翻殷王朝的政治抱负。之后，钓鱼便成了文人雅士的休闲生活，当今更是发展成为一种体育运动项目。

　　古代养生家将钓鱼作为一种养生术。汉代养生家、针灸学家涪翁就常垂钓于涪水（今四川绵阳市涪江）。他隐姓埋名，独自一人钓鱼，因人们见他是白发老翁，便称他为"涪翁"。垂钓沉浸在诗情画意之中，可陶冶情怀，怡情养性。唐代诗人柳宗元《江雪》吟道："千山鸟飞绝，万径人踪灭。孤舟蓑笠翁，独钓寒江雪。"多美的雪景，多静的环境，仿如置身仙境之中。在这安宁的银色世界独自一人垂钓，一切烦恼、荣辱不都抛在九霄云外了？此时垂钓者的心灵必然像雪一样纯净。正如王维《清溪》诗云："我心素已闲，清川澹如此，请留盘石上，垂钓将已矣。"垂钓使这位大诗人心如清川，澄澈清朗，恬淡安然。所以垂钓是古今人们所喜爱的怡情养性活动。北宋诗人林逋"人间幸有蓑笠翁，且上渔船做钓师"，元代墨客萨都剌"钓竿如在手，便可上渔舟"的诗句就表明了人们对垂钓的向往。钓鱼钓意，心神专一，不声不响，眼睛专注于浮标。这胜过练气功意守丹田。当鱼来吃饵，将鱼钓出水面，顿时心花怒放，其乐无穷。所以钓鱼养生重在养心。烹食自己钓的鱼又别有一番滋味，何况鱼是高蛋白低脂肪，鱼油中的欧米茄 3 脂肪酸能降低血脂、软化血管，可防止心脑血管疾病，最宜老人。因此，垂钓养生值得提倡。

（原文发表于《家庭医生报》1998 年 12 月 7 日）

休闲养生：颐神健体戏半仙

温长路

【闲话休闲】

秋千，有"千秋"之意，原是祝寿用的，以喻长寿；后来有了新意，形容这项活动包括万千变化之象的特点。三月设秋千，是为养阳，古人把秋千运动与身体健康连在了一起，这是具有积极意义的认识。

【健康链接】

根据春生、夏长、秋收、冬藏的规律，养阳是四时之要。秋千荡出了春季养阳的话题，值得探讨。

秋千是全身运动的好形式

春季荡秋千以养阳，是华北民俗中提出的见解。它不仅说出了秋千的运动学意义，而且揭示了运动与健康的关系，是十分难能可贵的。有人说，秋千本身就是流行于古代北方少数民族山戎的一种体育活动，齐桓公北伐山戎时传入了中原。也有人说，秋千是汉武帝时的宫中游戏，南北朝时传到了南方。"体育活动"也好，"宫中游戏"也罢，都包含在运动的范畴之内是无疑的。作为一种运动形式，它除了普通运动所具有的加快血流速度、促进血液循环、增大肺活量、活动筋骨关节、激发生命活力等功能外，还具有锻炼感觉平衡、增强空间意识的独特效果，使人在上下纷飞的大运作中增魄添志、提神运精，得到心、神、视、感上的全面锻炼。有人说，现代飞行员运用的一些平衡锻炼器材和动作编排中，受到秋千运动形式的许多有益启示。从医学角度来讲，春天荡秋千，可以促进人体阳气的开发和利用，对机体健康是有积极意义的。

春季养阳要诀

阳气是人体生命活动的动力，凡表现为活动的、上升的、外在的、明亮的、温热的、兴奋的、机能亢进的，统属于阳。"阳化气，阴成形"，故通常又称"阳气"。阳气不足，就是人的生命动力源出了问题，少气懒言、倦怠乏力、头昏目眩、阳痿早泄、身寒肢冷、动辄汗出等一系列症状就会表现出来，呼吸、脉搏、血压等代表新陈代谢状况的指标都会呈下降趋势。在这种状态下生存，不要说从事劳动、创造价值，就是保命之力也会渐渐消失掉的。所以，阳气对人如天如日、如食如饭、如火如荼，缺之不可、少之不得。春季阳气萌动，万物始生，犹如襁褓中的婴儿，刚刚显现出生命力。养之则生，育之则长 。襁褓中的病儿，很难想象一下子成为壮汉；微弱无助的阳气，无法满足机体蓬勃运动的需求。此时养阳，对一年之中人的健康有至关紧要的作用。有人把这个阶段养阳的重要性比喻为打基础，这种说法是大有道理的。我国现存较早的医学典籍《黄帝内经》中有专门论述春季养阳一节，说："春三月，此谓发陈。天地俱生，万物以荣；夜卧早起，广步于庭，被（披）发散形，以使志生；生而勿杀，予而勿夺，赏而勿罚，此春气之应，养生之道也"。古人不仅对这一问题的认识水平很高，还告诉了人们切实可行的养生方法：早睡早起，孕育阳气；缓缓散步，运动阳气；宽松形体，生发阳气。至于"勿杀""勿夺""勿罚"之说，实是提醒人们要时时积累、育养阳气的意思。紧接着，文中又向人们发出了"逆之则伤肝，夏为寒变，奉长者少"的告诫。大意是说，如果不按照上述正确的方法养阳，首当其冲受损害的是肝脏，因为肝属于春天所主；夏天还容易感寒为病，因为在春天养育的阳气太微弱；一年之中的生命活力也比较差，因为阳气的发生、贮存不足，基础没有打好。这里说的，确属经验之谈，迄今仍可作为养阳的法宝。

【相关信息】

秋千千秋

"半仙之戏"，是唐玄宗对秋千的称呼。据《开元天宝遗事》

说："天宝宫中，至寒食节，竞立竖秋千，令宫嫔辈戏笑以为宴乐，帝呼为半仙之戏，都中士民相与仿之。"可见唐时荡秋千风气甚盛，连皇帝都卷进去了。蒲松龄在《聊斋》中借文中主人公之口所吟的"雅戏何人拟半仙，分明琼女散金莲。广寒队里应相妒，莫信凌波上九天"诗中，引用的就是这个典故，也是荡秋千遗风在清代盛行的真实写照。韦庄也有诗是写荡秋千的："满街杨柳绿丝烟，画出清明二月天。好是隔帘花树动，女郎撩乱送秋千。"宋时此风不减，年方二八的女词人李清照，春天在花园里荡秋千时，其未婚夫赵明诚初到她家，天真烂漫、激动羞涩的她立即写出了《点绛唇》一首表达自己当时的心情："蹴罢秋千，起来慵整纤纤手。露浓花瘦，薄汗轻衣透"。她的词中已明确提及了秋千运动使得汗出衣湿的情形，是运动医学的朦胧体现。明清时期，荡秋千之风在民间尤为普及，并且开始由形式简单的妇女运动、儿童运动逐渐向形式复杂的全民运动演变。我国的哈尼族，春节前村村寨寨早已用竹子搭好秋千架。过节之时，不论男女老少均盛装争打秋千，被认为是磨炼意志、增强体质的有益运动。还有民歌唱道："无风一上秋千架，小妹身材比燕轻。"国外也有荡秋千的，邻国朝鲜新年的第一天要举行"秋千比赛"，少女们头戴"福巾"帽，身着五色服，飘荡在秋千上，把事先选好的树花、树梢或挂在树上的响铃作为目标，以足先踏上或手先摸到者为优胜。越南的秋千有梯式、轮式之分，规模庞大，同时可以载 8 个人游戏，故也被称为"八仙秋千"，荡起来煞是有趣。

（原文发表于《中国中医药报》2010 年 3 月 31 日）

中医说女人——秋冬膏滋养红颜

　　女性由于经带胎产特殊生理因素，血成为支撑女性健康和美丽的生命源动力。中医历来认为，女人以血为本，养颜全靠血色好，月经量少、色淡、经期推后，阴道干涩，不孕或易于流产，乳房干瘪、乳汁稀少，皮肤粗糙、头发干枯、面部易生黄褐斑，都与血虚有关。这一观点现在已成为广大女性朋友的共识。吃花生、红枣、蜂蜜、阿胶、枸杞……养血成为普及运动。

　　但实际上每个人的生理、病理状况都不是单一的，用一种食品想要达到调理身体的目的并不是很容易的事。门诊上有一位40岁左右的女性，身材高挑，月经量不多，颜面上有隐隐约约浅浅的斑点。朋友送了她阿胶助其养血养颜，特来咨询怎样服用效果更佳。"养"功在缓而持久才能收效。阿胶是驴皮熬得的胶质，重庆"雾都"湿气重，红枣、蜂蜜、阿胶、枸杞都有黏稠的特点，加上现代人运动少，"养"的人群以40岁以上居多，长期服用这类"胶黏样"食物容易增加血液的黏稠度。而血液一旦黏稠很容易流速缓慢，出现血瘀，导致各种新的问题发生。所以在服用阿胶时多半需要加上推动血液流速的"动力药"，以防黏稠。但她看见其他人都在用膏滋调养，也想弃阿胶不用改用膏滋。膏滋固然好，但我劝她不要浪费，建议她用当归补血汤送服阿胶。因为当归补血汤中黄芪、当归都是植物药，纤维素可防血液黏腻；黄芪动力十足，可加速血液运行。当归补血汤本身就是养血名方，与阿胶补血养颜相得益彰，服完后再改用膏滋也不迟。

现代女性防衰意识增强，调整亚健康、延缓衰老成为新的门诊诉求。有调好身体准备生育的、有生育后调养恢复状态的、有保持年轻状态的、有防更年期提前的……有疾病的更不用说，调养几乎成为每个人的普遍需求。调养，关键在于补养，只有正气充足，才能邪气不可侵犯。补养的时机以秋冬为佳。冬三月是"生机潜伏、阳气内藏"的季节，保养、积蓄的最佳时机，正所谓"冬令进补，来春打虎"。秋天是阴气开始生长、天地阴阳平和的季节，"补冬不如补霜降,"霜降（今年是 10 月 24 日）是秋季的最后一个节气，也是秋季到冬季的过渡节气，换言之冬补从秋季就开始了。秋冬的天气有天干物燥的特点，补养又以滋养、平补、调补、温补为基点，所以膏滋最适宜。

中医膏滋，渊源悠久。在大型复方汤剂的基础上，根据每个人的不同体质、不同临床表现而确立不同处方，而且相当强调辨证施养、辨证施治，切忌一方多人服用。选用君臣佐使各类几十味药物进行配伍，经浓煎后掺入某些辅料而制成一种稠厚的半流质或冻状剂型。制作时需严格操作和掌握好浸泡、煎煮、浓缩、收膏、存放等工序，精制加工，才能起到理想的作用。在上海，有规定需要有执业医师资格认证的医生才能开出膏滋处方。在重庆，要考虑"雾都"湿重，膏滋中要加"动力药"。女性年龄 40 岁以上者要考虑调月经、补充雌激素、化包块等，浓稠的膏滋对于养长子宫内膜、改善月经量、助胎儿着床、调冲脉养颜色都是极佳的选择。

内服膏方主要适用人群：一是"亚健康状态者"，即平时虽无慢性疾病，但容易感冒，长期劳累或压力负担过重而致身体虚弱或显现衰老状态的人群；二是慢性疾病患者，如慢性支气管炎、肺气肿、支气管哮喘、高血压、冠心病、高脂血症、糖尿病、慢性肝炎、早期肝硬化、慢性胃炎、慢性肾炎、慢性泌尿系统感染、贫血、夜尿多、腰腿痛、男子性功能障碍、女子月经不调等的患者；三是康复患者，如手术后、出血后、大病重病后、产后身体虚弱、肿瘤放化疗病人等。

TIPS 小贴士

1. 膏方的服用一般是每天早晚各一次，每次约一调羹，用温开水化服。以空腹服用为佳，或半饥半饱时服用。

2. 服膏期间，忌食萝卜和饮浓茶。

3. 服膏期间，若遇感冒及食滞者，暂停服用，待愈后续服。

（原文发表于《健康人报》2009 年 11 月 674 期）

坐月子是陋习吗？

海 霞

近日，所谓"科学打假卫士"方舟子又对公众放出一炮："坐月子是最具中国特色的传统陋习"。那么我们来看看，"坐月子"到底是不是陋习？

妇女担负着人类养育生命的重任，要承受经、带、胎、产带来的生理、病理和心理变化，其中的磨难、痛苦和喜悦是男人体会不到的。妇女在经历了妊娠的特殊生理状态和生产阶段的超负荷劳动后，需要有一段时间的修复调整，这就是俗称的"坐月子"。"坐月子"期间按照产妇的身体情况有一些饮食、起居、情志等方面的要求，如保暖避风、饮食调养、情志调节、适当活动等，以使产妇身心恢复，尽快适应婴儿出生后带来的各方面变化。

我们从产妇的身体与心理适应性来看，"坐月子"是最人性化的安排，最能表达对肩负人类繁衍重任、家庭核心的女性角色的重视，最能体现人类对母亲的敬爱，也寄托了对产妇养育婴儿的厚望。这是人类文明的表现，是文化进步和发展的表现，怎么会是陋习呢？

"坐月子"不仅是中国的习俗，在许多国家也有让产妇休养的习惯。许多国家对产妇都有特殊的关爱，我国的不同民族也有不同的"坐月子"法，但宗旨是一致的——尽快帮助产妇身心恢复，有能力哺育婴儿，使母婴健康。

不论是西医还是中医，均重视疾病的预防。"虚邪贼风，避之有时。"妇女保健就要从妇女的生理和病理特点入手，"坐月子"首先可保证母亲健康，还可降低婴儿发病率和死亡率。这种加强预防、防患于未然的思想，是预防思想在妇幼保健中的具体落实。若说"坐月子"是陋习，那么，我们许多预防疾病的措施，如饮食有节、少吃生冷、充足睡眠，难道也都是陋习吗？

"坐月子"这一时期，是产妇的"多事之秋"。恶露不尽、产褥感染、乳腺炎、子宫脱垂、附件炎等多种疾病都有可能发生，而且产妇经历了人生重大的角色转变和身体重负，心理落差很大，极易出现情绪抑郁等。中医对产妇的保健指导是科学、有讲究的，如调节情绪、睡眠充足、增加营养、适当活动、产后锻炼、房间通风、避免风寒等。"坐月子"期间如果不注意这些宜忌，极易埋下病根。记者一位女友，坐月子期间为了赶写论文和科研资料，用眼过多，之后视力下降、眼睛干涩。西医检查无异常，中医辨证为产后阴血亏虚，目失肝血濡养，用滋阴养血药物治疗后好转。

中医临床大量病例证实，"月子病"不是心理疾病，绝不是疑神疑鬼导致的。而方舟子盲目崇拜西方，说西方国家让产妇分娩后就吃冷饮，分娩当天洗澡，立刻下床运动，说这样可以防止血栓栓塞。这种不了解具体情况、不考虑民族习惯和种族体质、盲目推崇的做法，是哗众取宠的作秀，也是违背科学态度的误导。

不可否认，在一些地区，有些"坐月子"的方法不符合医学科学甚至是愚昧的，如产妇不能洗澡、不刷牙、只喝小米汤等，这些多是因条件限制、缺乏科学指导造成的，说明我们的科普宣传还不到位。不能因为其中存在认识和操作误区就全盘否定"坐月子"的必要性和科学性。

敢于挑战是好事，但挑战常识、常规不但要有胆量，更需要科学态度、科学知识。"坐月子"的习俗在我国沿袭了千年，其中固然有需改进之处，但坐月子绝不是陋习，而是在中医文化影响下的重要养生手段，其体现了中华文化对妇幼的关爱，是中医因人、因时、因地制宜养生治病思想的具体落实，是中医"治未病"理论在妇幼保健中的长期实践。

（原文发表于《中国中医药报》2011 年 7 月 18 日）

强身保健第一穴——足三里

在人体 400 多个穴位中，具有强壮保健作用的穴位很多，像肚脐下的关元、气海，腰背部的命门、肾俞，下肢的足三里、三

阴交，脚板心的涌泉穴，等等。若是给它们排个"座次"，那么，足三里穴无疑应该是其中的第一要穴了。

为什么足三里能坐上强身保健穴中的"头把交椅"呢？它在强身健体、防病保健方面究竟有什么神奇功效呢？今天我就来给大家说说这强身保健第一穴——足三里的妙用。

古人以足三里强身健体、防病保健，可以追溯到两千年前的东汉末年，华佗就以本穴疗"五劳羸瘦、七伤虚乏"（即身体虚弱和各种慢性虚弱病症）。到了唐宋时代，由于艾灸疗法的盛行，用艾灸足三里防病保健就更为广泛了。

宋代医书《医说》中有"若要安，三里常不干"的说法，意思是说一个人想要平安无恙，就必须长年不断灸足三里穴。因所灸处经常会灸出水泡，故以"常不干"言之。现代有人还戏言说针灸一次足三里，就等于喝一碗老母鸡汤呢！足三里真的有这么神奇的功效吗？我给大家说个故事。

日本有一个名叫原志免太郎的人，在小学期间，因体弱多病，不得不休学半年。在家经过灸足三里等穴，身体变得壮实起来。后来，不但顺利完成了学业，而且还致力于灸法的研究，写出了《灸法医学研究》一书。书中转录了日本《帝国文库·名家漫笔》中所载的一个长寿之家的故事：日本国天保十五年（相当于 160 年前的 1845 年前后）9 月的一天，东京都旁边的永代桥换架竣工，要举行一个剪彩仪式。这种剪彩仪式很特别，按照当地的习惯，要找一位当地年龄最大的老寿星先过这个桥，然后其他的人和车才可以经过这个桥。经过户籍警的调查了解，一个叫满平的老汉获得此殊荣。当时满平已经是 242 岁的高龄，他提出来希望自己能和全家人一起过这个桥，组织者同意了。仪式开始的那一天，只见 242 岁的满平带头，221 岁的妻子紧跟其后，下面就是 196 岁的儿子和 193 岁的儿媳妇，再后面就是 151 岁的孙子和 138 岁的孙媳妇……在这个长寿之家，100 岁以上的人竟然有十几个人之多。如此长寿之家令世人惊叹不已，有人就想，难道这老爷子一家有什么法术不成？怎么这么多人长寿，而且个个都体魄非常健壮呢？有人就问满平："老爷子，请问你们家长寿的秘诀是什么？"老爷子捋捋胡须笑了笑，然后说："我们家族有个祖传的习惯，每个月初一到初八全家男女老幼都灸足三里，世世代代、祖祖辈辈都一直坚持，始终不渝，仅此而已"。

由于年代久远，日本的这个长寿之家无从考证，但是，从古至今，足三里的养生保健作用是经得起实践检验的。所以，原志免太郎在书中奉劝军队当局和大工厂厂主们，废除对士兵和工人的鞭挞之惩罚，以施灸（瘢痕灸）代替之，则惩罚与保健并顾。并希望上自大臣，下至国民，皆体验三里之灸，以建设世界第一健康之国。1937 年元旦，日本政府卫生省（即卫生部）向全国发出通令，号召掀起一个"人民三里灸健康运动"。足三里强身壮体、防病保健的威力由此可见一斑！

那么，足三里穴最擅长治疗哪些方面的病症呢？

第一，主治各种消化系统病症。主要包括食欲不振、恶心呕吐、胃痛、腹痛、腹胀、肠炎、腹泻、痢疾、便秘、肝胆疾病等。在这方面，可以毫不夸张地说，足三里的治疗速度和效果，明显要超过中西药物。所以针灸医学中自古就有"肚腹三里留"的歌诀。这里的"肚腹"，就是泛指一切消化系统病症。

第二，用于防治各种慢性虚弱性病症。例如由于后天之本亏虚、气血生化无源引起的贫血、眩晕、肢软无力、神经衰弱、产妇乳汁减少以及由于中气不足、脾虚下陷引起的久泄、久痢、遗尿、脱肛、子宫脱垂、内脏下垂（尤其是胃下垂）等等，刺灸足三里都能收到较好的治疗效果，从而为人们探索刺灸本穴防病保健开拓了思路。

足三里穴的强身健体功效已被古今大量的临床实践所证明，验之临床，疗效确切。例如我国解放初期 1952 年第 1 期的《针灸医学杂志》刊登的一篇题为《足三里的保健作用与灸法的改进》的文章，介绍了这样一个真实的病例：患者汪某，有胃溃疡病史多年，曾先后 5 次发生胃出血和大便下血，致使面黄肌瘦，贫血严重，身体极端虚弱。后经灸足三里穴 1 个月，病情就显著好转。灸 3 个月后，饮食增加，面色红润，身体日渐强壮起来，再未发生过出血。可见，前人所云，并非戏言。

在我 40 年的行医生涯中，用足三里防治疾病取得良好效果的病例很多。就是在前几年，我回湖北老家探亲，一个老同学因为患直肠癌，先是放疗、化疗，导致白细胞下降、头发掉得很多，后来做了手术又不能进食，身体瘦弱，体重下降近 20 斤。我让他每天用艾条灸足三里 1～2 次。灸 1 个月后，饮食、睡眠、精神就开始好转；4 个月下来，白细胞恢复正常，人也长胖多了，体重增加了 16 斤。

第三，提高免疫力，防治感冒、咳嗽、哮喘、肠炎等。解放战争时期，陕甘宁边区的解放军医务人员在环境艰苦、药品缺乏的情况下，根据毛泽东主席的指示，在延安和平医院开设了针灸门诊，以足三里穴为主，防治感冒、疟疾、肠炎等疾病，为保障广大军民的身体健康、支援解放战争做出了巨大贡献。

据报道，建国初期，全国各地也都开展过以刺灸足三里预防流行性感冒、麻疹、肠炎、细菌性痢疾的工作。例如陕西省原延安县医院曾在感冒流行区域为 818 名未病者针刺足三里 1 次（用补法），两个月内，被针刺者无一人发病；对已病者刺灸足三里、大椎等穴，其治疗效果也超过口服 APC。1959 年 5 月哈尔滨市流行小儿痢疾，死亡率很高。医务人员在一家幼儿园为 144 名幼儿针刺足三里穴，发病率仅为 0.7%，而未针刺的幼儿发病率却高达 8%。

第四，预防中风。早在宋代《针灸资生经》一书中就记载了前人灸足三里等穴预防中风的经验："但未中风时，一两月前，或三四个月前，不时足胫上发酸重麻，良久方解，此将中风之候也。宜急灸足三里、绝骨四穴。"说的是素有头晕目眩（相当于高血压）的病人，在还没有中风的前一两个或三四个月，如果一侧的上下肢不时发酸、发麻、发软，手持物容易掉，下肢沉重、容易摔倒，这是将要发生中风之先兆。应该急灸足三里、绝骨（足外踝高点直上 3 寸）4 穴。因为灸足三里可以预防中风，使人推迟衰老、延年益寿，故被后人誉为"长生灸""长寿灸"。这对于研究老年医学是极有价值的。

第五，克服水土不服，消除旅途疲劳。唐代医书《千金方》中记载："凡宦游吴蜀，体上常须三两处灸之，勿令疮暂瘥，则瘴疠温疟毒气不能着人。"足三里就是其中的主要穴位。说的是唐朝盛世，一些达官贵人喜欢到江浙一带和天府之国四川旅游，注重养生者身上总是要带上一些艾，休息的时候就在足三里等穴上施灸，则瘴疠温疟毒气就不能伤人。现在我们国家已是国富民强了，旅游事业日益兴盛，但是不少人在旅游过程中由于水土不服、旅途劳累，很容易感冒或者闹肚子什么的，影响旅游。如果在旅途中能每天灸灸足三里穴，就能提高免疫力和对外在环境的适应性，调节胃肠，从而适应旅游中的气候、饮食等，防止各种疾病的发生，保障旅游的顺利和愉快。

由于刺灸足三里既能强身防病，又能消除疲劳，所以，在日本也有"不灸足三里,勿为旅行人""旅行灸三里,健步快如飞"等说法。在旅游事业如此发展的今天,这些史料所记,不能不给热衷于旅游的人们一定的启示!

通过上面古今中外大量的实例,我们已经知道了足三里在养生保健中的重要作用。要想用足三里保健,我们首先得学会如何正确找到足三里这个穴位,无论是指压,还是艾灸,只有把穴位找对了、取准了,才能获得满意的疗效,否则其防治疾病效果就会大打折扣。

下面就教大家关于足三里的定位取穴以及操作方法。

1. **取穴方法** 足三里穴究竟该怎么找呢?这里我教大家 4 种方法,以便临证使用。

(1)分寸法:坐位或卧位,屈膝,外膝眼距足背横纹 16 寸,足三里在外膝眼直下 3 寸,胫骨前嵴外缘 1 指(中指)宽处。我们可以用折量法定位取穴,我们把松紧带测穴尺找到 16 个格子的这个地方,上端放在外膝眼正中间,下端就放到足背横纹中点这个地方,足三里在外膝眼正中下 3 寸、胫骨前嵴外缘 1 指宽的地方。

(2)四指横量法("一夫法"):坐位或卧位,屈膝,将一手拇指以外的四指并拢,食指第 2 指节置于外膝眼正中,四指向下横量,小指下缘距胫骨前嵴外缘 1 横指(中指)处是穴。

(3)中指直量法:坐位或卧位,屈膝,将一手掌心盖在膝关节髌骨上,四指向下伸直(食指紧靠在小腿胫骨前嵴外缘),中指尖所抵达处即是。

(4)骨标志法(手推胫骨法):坐位或卧位,屈膝,以一手的大拇指顺着小腿胫骨前嵴由下往上或由上往下推至胫骨粗隆下方,再向外侧旁开 1 横指处即是。

怎么样?学会了吧?朋友们可以根据自己的喜好和习惯,来准确地找到足三里的正确部位。

这里还要向大家说明一点，那就是针灸学中的分寸法、指量法都是指的"同身寸"，也就是每个人的手指只能测量自己身上的穴位，不能用在其他人身上。如果是高矮胖瘦和手指长短粗细差不多的人，可以互用；否则，就得根据实际情况增加或减少。

2. **操作方法**　我们知道了足三里的穴位所在，学以致用，我最后再教给大家几种足三里的操作方法：①用拇指或中指指端点压、按揉；②双手握拳，以弯曲的拇指指关节突起处或小指侧指掌关节部位捶打；③皮肤针叩刺；④艾条灸、艾炷灸或艾灸器温灸。

怎么样？操作起来不难吧！我想每个读者都应该能掌握了。那么，上述各种方法具体应该怎么运用呢？每种方法需要操作多长时间？间隔多少天做一次？几种方法是单独用？还是结合用？一般情况下，每次操作时间，一侧穴位可 3 ~ 5 分钟，艾灸器可适当延长 5 ~ 10 分钟。几种方法用于保健可单独选用，用于治病应结合使用；用于治病可每天 1 ~ 2 次，用于保健每日或隔日 1 次也就可以了。关键是持之以恒，长年坚持，必有奇效。

（原文讲授于江苏电视台《中老年穴位养生保健》节目）

莫道闹市无寿星　请看锦城百岁人

人们经常把寿星比作神仙，认为长寿的人总是生活在山林之间。神仙的"仙"字，从人从山，其意即为山上之人。山区人烟稀少，空气新鲜，环境幽静，长寿的人较多，是有其条件的。但在人口密集的城市，仍然有不少长寿老人，原因何在？值得探讨。

最近，我们先后访问了本市九位百岁以上的长寿老人，他们就都居住在城区。你看，那住在市中心鼓楼洞街的郑洪新老大爷，已经120岁了。他最爱坐茶馆，白发银须，谈笑风生。家住陕西街的汪连卿老人，105岁，爱听收音机播放流行歌曲。她的爱人和她共同生活了80多个春秋，活了102岁才谢世。川大苗圃的刘树成老人，已经107岁了，仍每天坚持劳动。沙河堡花果村111岁的叶金莲婆婆，喜欢种菜，你看她正在菜园采摘她亲自栽种的峨眉豆。住在胜利东路的王婆婆，100岁了，还能飞针走线做鞋底。胜利村78号的张素清婆婆，101岁了，天天守自来水桩，为居民放水，还能自己提一桶水回家。小天竺街的唐鑫芸，中医学院的王学佩，四圣祠西街的刘素珍，她们也都年逾百岁了，仍然身体健康，经常坚持家务劳动。

我们访问了这九位年逾百岁的长寿老人，探索他（她）们长寿的秘诀。访来访去，她们谁也没受过异人传授，更没遇什么仙人指点。她们都是普通市民，也没有练过功，也没有吃长生药。在生活饮食方面，有几位老人特喜油荤。刘树成大爷，现在一天能吃一斤肉；郑洪新大爷每天酒肉不离；张素清婆婆每逢三、六、九吃素，但平时大肥大肉也没少吃。九位老人中有五位爱抽叶烟，烟、酒、茶"三项全能"的有三人，"全能冠军"就是年龄最大的郑洪新。九寿星无一患心血管疾病，血压也多在正常范围。除牙齿残缺外，大多耳聪目明。他们在六七十岁前，由于生活困难，大都粗茶淡饭，以素食为主。多数老人有饮茶的习惯，虽然晚年油荤多，香茶却可去油腻。

究竟他们长寿之谜何在呢？这些百岁老人有两个显著的特点：一是**性格温和，开朗乐观**。他们平时总爱说说笑笑，真是"笑一笑，十年少"。从外貌看，与一般六七十岁的人相差无几。还爱文娱，川大的刘树成晚上爱去看川戏，不时还哼上两句。他们不争名逐利，无思想负担，无得失之忧，所以老人们睡眠很好，每天能睡七八个小时。105 岁的汪连卿每天还能睡十个钟头呢。这大概就是中医经典上说的"恬淡虚无，真气从之"，故能长寿而精神不衰。二是**劳动成了他们生活第一需要**。这些百岁老人有一辈子种花的，有挑水烧茶的，有绣花缝纫的，有拉车驾船的，从小就劳动惯了，现在也不愿在家闲着。107 岁的刘树成老人虽早已退休，但他退而不休，仍然天天锄地种花。正如名医华佗所说，"人体欲得劳动，但不当使极耳。动则谷气得消，血脉流通。病不得生，犹如流水不腐，户枢不蠹是也"。唐代百岁中医孙思邈也说过，"人欲劳于形，百病不能成"。如此，他们天天都快快乐乐，潇潇洒洒，轻松劳作，无灾无病，想不活到百岁都难呵！

（原文发表于《成都日报》1981 年 11 月 7 日）

廉颇老矣，尚能性否？

戚大夫：

您好！我是一位退休的工程师，今年已经 76 岁，妻子也 70 岁了，退休已 16 年了，安度着幸福的晚年。问题是：我们俩身体仍然很棒，住房条件也很好，时常还有"那个"要求，虽然妻子觉得在性生活时有阴道干涩不舒服的感觉，经别人介绍试用了润滑剂，我们觉得效果不错。虽然我们年逾古稀，但还可以享受到性的愉悦，给我们晚年的生活带来了不少乐趣！但有的人认为我们是老不正经，甚至说我是"骚老头子"，有的人还认为这么大岁数还过性生活，对身体不利。虽然我和妻子"我行我素"，但毕竟时间一长"人言可畏"，自己对自己也产生怀疑了。请问戚大夫，我们在超过"古来稀"之年，还有这样的要求是否正常？对我们的身体是否有影响？若蒙回答将不胜感激！

北京的一位老工程师

受传统观念的影响，不少上了年纪的人认为，一旦进入老年期，就应该龙体保重，马放南山，刀枪入库，性生活也就"升华"了，如此才符合老年人的"规范"，否则就是"老不正经"。还有的人对随着衰老而自然发生的性功能的逐渐改变感到惊讶，发觉自己偶尔会力不从心，结果使这些正常的变化被当作性功能即将丧失的预兆或证据，以后就不敢轻易尝试了。还有一些老年人虽然"性"致勃勃，无奈老伴不愿配合，她（他）们往往认为自己早已完成养儿育女的"任务"，演完"相"夫（妇）教子的角色，接下来应该过"无欲无求"的生活了，而不愿与丈夫（妻子）做爱。性生活也就成为美好的和向往的回忆。这使得许多老年夫妻结束或避免性的接触，一方或双方只得忍受孤单的痛苦。

记得近 40 年以前，我在医院做实习医生时，跟着一位在中医学上颇有造诣的老师进行临床实习。某天一位 46 岁的男子因阳痿（勃起功能障碍）来求诊，老师就问病人是否已经有了孩子？病人在作肯定的回答以后，老师就说："既然已经有了孩子，那么就算了吧"。可见在多年以前连大夫都持有这种观念，遑论一般百姓，认为夫妻只要完成生育的功能以后，性生活就可有可无了。

其实，衰老并不意味着性欲的必然丧失和性生活的终止。随着生活条件的改善，身体状况的健康，年过"70 多来稀、80 不稀奇"，10 多年以前听说香港人可以做"那种事"到 60 岁，目前在我的专科门诊，七八十岁的老人来看性功能障碍的比比皆是，最高的年龄甚至达到 93 岁。其实一对性兴趣浓厚的老年夫妇，他们的性兴趣和性功能可能维持到相当大的年龄。老年人来诊治勃起功能障碍，希望能恢复较好的性功能，继续鱼水之欢，是一种非常正常的事情。

因为性爱和爱情一样，不受年龄的限制，绝不是到了某一个年龄就停止了。性和爱一样，与生命同在。因此，首先在全社会要对老年人的性需求树立一个正确的认识，只有这样，才有可能使老年人名正言顺地去享受他们应有的性爱乐。

我国 60 岁以上的老龄人口已经超过 2 亿。研究发现：男性到 70 至 80 岁仍可保持某种方式的性能力；60 岁以上的男子有性欲者达 90.4%，其中 54.7% 会有强烈的性要求。由此可见，老年人的性生活是正常的生理与心理需求。性生活是人生的美好享受，是增进夫妻间感情的滋润剂，也是维持美满幸福家庭的重要因素。虽说进入老年期后性器官会逐渐老化衰退，但性功能不会消失。适当和谐的性生活对老年人来说，有利于增强神经系统的免疫功能，消除孤独感，使其对生活充满乐观情绪，从而延缓心理和生理上的衰老。

老年人应该知道，不能简单地认为衰老正好与性功能的下降相一致，便把性功能障碍的原因归属于衰老。医学研究发现，导致老年人性兴趣和性行为下降的潜在因素很多，大致可归纳为生理变化、医源性疾病（如糖尿病、高血压、高脂血症、冠心病等）和精神因素（如对勃起功能障碍的恐惧、性欲降低的担心、吸引力缺乏等）三个方面。积极防治这些疾病可以更好地保持老年人的性功能。

其实老年夫妻正常的性生活，是锻炼身体的方法之一，可以抗衰老、减少疾病的发生率。英国学者威克斯和詹姆斯在欧美地区访问 3500 名 20 到 104 岁的男女，受访者以 45 到 55 岁居多，平均每周做爱 3 次者的外貌比实际年龄小 7 到 12 岁，年龄差不多但平均每周做爱 2 次者则看起来较苍老。日前，在墨尔本举行的第四届世界中风研讨会上，一位心脏病专家说，男士如果每周最少做爱 3 至 4 次，将能使心脏病与中风的发病率减半。

那些过早结束性生活的老年人，衰老会明显加速。他们的剩余寿命较之性活动持续时间长的老年人明显缩短。据国外的一项调查发现，老年男性的性功能如果彻底丧失，他的平均剩余时间只有 13 年了。其实一些被人称为"骚老头"的人，往往是一些身体健康、生活积极向上的可爱老人，因此为了保持健康的身体、愉悦的心情，老年人应该积极投入到性爱当中。

为了保持性活动更为长久，我建议老年朋友应该做到以下几点：

1. 改变落后观念。衰老并不意味着性欲的必然丧失和性生活的终止。因此，首先要对老年人的性需求树立一个正确的认识，解除传统观念的束缚，追求积极向上的精神生活，保持乐观的心态，同时继续保持对性生活的浓厚兴趣。

2. 科学锻炼身体。健康的身体是性能力的先决条件。根据自身体质，积极参加体育锻炼，维护身体健康。选择适宜的体育锻炼项目，不能过于激烈，坚持运动，以增强体质。同时要避免身体的过度疲劳和情绪上的高度紧张。肥胖者减轻一些体重，也有助于性功能的改善，也是保持身体健康的方法之一。

3. 合理调理饮食。应注意膳食平衡，营养合理。除了饮食要荤素搭配外，多吃含有丰富矿物质、维生素和有益脂肪酸和氨基酸的食物。常吃些鲜鱼、牛奶、蛋类、牛羊肉、豆制品、海产品、时令蔬菜瓜果等，以满足身体对各种营养素的需求。

4. 戒除抽烟酗酒。烟酒对性功能损害较大，香烟中的有害成分会抑制血液中的睾酮水平，故以戒除为宜。少量喝一些葡萄酒、黄酒对身体有好处。但长期大量饮酒，特别是烈性酒会戕害身体，尤其是影响肝功能，导致肝脏对雌激素灭活水平的降低，使血液中雌激素含量增加；同时也会抑制睾丸产生睾酮，致使性欲减退。

5. 优化家居环境。积极向上的环境无不通过感官给人以良好的性心理刺激。老年人应调适自己的审美情趣，加强自身的文化艺术修养，采取不同的方式来优化家庭的性环境。使家居环境明亮畅快，不能使家庭的装饰暮气沉沉，毫无生气。

6. 积极治疗疾病。年老体弱，容易患高血压、冠心病、糖尿病、高血脂等疾病，应该积极治疗。许多疾病在得到良好的控制后，性功能也会得到恢复。年高体衰，服药是经常的事，有许多药物会抑制性功能，在运用治疗疾病的药物时也要了解其副作用。如复方降压灵、速尿、氯丙嗪等药物对性功能有明显的抑制作用。故老年人服药，应尽量避开这些药物。

7. 适当进补用药。不少中药有抗衰老的作用，听从医生指导，根据体质的不同，合理采用中药进补，能起到调理身体、增强性功能的作用。特别是进入冬令，进行适当地进补，可以起到比较好的效果。另外十多年前上市的"万艾可"，对老年人的勃起功能障碍也有较好的效果，当然，需在专科医生的指导下服用。

（原文发表于《家庭用药》2004 年第 6 期）

祖国医学的五脏究竟是什么

日常谈话中，会说到"开心""肝火旺""脾气好""感人肺腑""肾亏遗精""五脏六腑都很健全"等,民间俗语和中医、西医都要讲到心、肝、脾、肺、肾这五脏。那么五脏究竟指的是什么呢?先来说说——

中医的五脏和西医的五脏有什么不同?

祖国医学有心、肝、脾、肺、肾五脏,西医不仅有相同的名称,而且不止五脏,还有胰脏等,因此往往会因为名称相同却又弄不清它们之间的区别而闹笑话。例如有一次,一个女病人听到老中医说她月经之前的乳房胀痛是由于肝气郁结,很紧张,以为肝脏有了毛病,立刻跑到西医那里要求抽血检查肝功能,当然遭到了西医的拒绝。那么,中医和西医都用同一个"肝"脏的名词,但所表示的内容不一样,这是什么原因呢?这就要追溯到中医和西医两种医学体系的产生起源及时代背景。祖国医学的渊源很早,它产生并繁荣于古老的封建时代。那时,不但"男女授受不亲",而且认为头发皮肤受之父母,是不能剪割损伤的,因此那时人们就不能对躯体内部进行观察,而是通过对外部的各种表现加以细致观察,归纳了几组症状,每一组症状代表某一个脏器的变化,结果可分为五脏六腑。每一个脏或腑的功能并不是孤立的,而是相互联系形成一个整体。祖国医学中很重要的一个学说就是藏象学说,说的是五脏六腑,以五脏为中心。藏象的意思其实就是"藏之于内,象之于外。"古人也就是通过"外"面的表现来推测"内"脏的功能或病变。而西医就完全不同了,西方医学则是通过对尸体的解剖,了解到每一个脏器的位置、形态、大小以及相互之间的联系。以后由于科学仪器的发展,更能从显微镜下看到组织、细胞,甚至细胞内的变化。所以,西医是从脏器的形态学特征以及生理功能变化来进行观察的。由于这两种医学体系的产生和发展不同，于是它们从不同的角度来观察同一个人体的生理和病理，也就免不了有片面性。因此，中医和西医就各有长处，也各有短处。目前在广泛探索的中西医结合，就是要相互取长补短，更全面地认识人体。

清朝有个叫王清任的医学家，他不顾当时封建社会的种种限制，经常一个人深夜到荒山坟地，观察被野狗咬碎的丢弃尸体，写了一本名叫《医林改错》的书，书里更正了从前中医古书里对五脏六腑位置、重量、长短等的错误记录。这说明中医在很早就懂得五脏六腑的解剖。其实，祖国医学几千年历史的宝贵财富，倒不在于对脏器的解剖认识，而是通过大量细致、科学的分析、归纳方法，把人体各种复杂的病理、生理活动划分为五组功能单位，这五组功能单位就称为五脏，它们之间又是密切相关、密切联系，形成一个整体。这是目前西医还不很了解的内容。

以下让我们把祖国医学的五脏逐个地作简单的介绍。

心

古书上把"心"看得很重要，提到"心为君主之官"，在人体内相当于古代皇帝的地位，故而又有"心为主宰""心藏神"的说法。西医从解剖上知道心脏的位置在左胸。俗话讲"开心""用心"，以及《三国演义》《水浒传》里常提到的"眉头一皱，计上心来"，这些所指的心并非西医的胸部心脏，而是祖国医学的"心"，其实相当于西医的头部大脑皮质的功能，主管人体的精神与思维活动。这样，心一旦有病，就会有大脑皮质功能的紊乱，轻的表现为记忆力减退、多疑虑、失眠，重的就会有精神失常或神志昏迷等。

"心主血脉"说的是"心"与循环系统的关系，这一点倒和西医的认识相当一致。古书上提到一种"真心痛"（这种疼痛的部位颇像西医的心脏部位）可以早晨发作而晚间死亡，很像西医所指的"心肌梗死"病。

肝

古书上描写"肝为将军之官",将军往往代表粗鲁易怒的性格,人们也常用"肝火旺"来形容急躁易发怒的人。当肝有病时,最基本又最常见的是"肝阳上亢",就是头昏头痛。在西医来说常见于高血压,当然,没有高血压的人也可以有肝阳上亢。至于中医所说的"肝火上炎"也是指头部的症状,表现为面红、眼睛发红,这在暴怒的人是常见的。还有"肝风内动"则往往是在肝阳上亢严重时,有手足麻木以至抽搐,或者口眼歪斜,是"中风"的表现。总而言之,高血压病人多伴有肝阳上亢的头昏头痛症状,在发展较严重的情况,可以有肝火上炎的面红目赤或者肝风内动的麻木抽搐、口眼歪斜。当然,高血压病人未必都有这样的发展过程,也未必都具有中医所说肝病的症状,其他疾病也可见到肝阳、肝火、肝风的表现。

祖国医学认为"肝"的部位是在两胁,所以说"肝主两胁",而西医的肝脏仅在右胁。凡是两胁疼痛或胀满,中医认为是肝气郁结。从经络的循行路线来看,肝经要经过生殖器、下腹部的两侧、两胁、乳头,这些地方有胀满疼痛,也属于肝气郁结。从西医的角度来认识很可能是植物神经功能受到影响。

所以,中医认为"肝"有病,并不等于西医的肝脏有病,而西医的肝病却有可能表现出"肝气郁结""肝火上炎"等症状。这两种肝脏的含义实在很难等同起来。

脾

俗话说这人脾气不好,这里的"脾"既不是指中医的脾,也不是指西医的脾,而是指性格一类的概念。西医的脾脏在左胁内,患血吸虫病时若发生巨脾症,可采用手术把它切除,这说明西医的脾并不是那么重要。那中医的"脾"究竟指的是什么呢？祖国医学认为脾主运化，是后天的根本，有将饮食和水液进入人体消化，并将营养物质转送到全身的功能。如果脾有病，就会饮食不消化、腹胀、大便稀薄等，这种病在西医看来是属消化系统的疾病。脾除上述功能外，还有转送水液至全身的功能。脾有病时，会出现浮肿，由于能引起浮肿的原因很多，这就不是消化系统疾病所能解释得了的。"肺为贮痰之器，脾为生痰之源"，这是中医认为慢性支气管炎病人痰量很多，痰液是从肺出来的，肺只不过是临时贮存痰液的地方，而痰液之所以多，病根在于"脾"。现在我们知道，痰液增多是气管的分泌腺体功能旺盛，并不是消化系统功能紊乱所引起。这样，"脾"也不是消化系统疾病所能解释得了的。所以也不能把中医的"脾"和西医的消化系统完全等同起来。

"脾主四肢肌肉"，脾有病，时间久了，可以出现四肢软弱无力和肌肉萎缩，这或许和脾的运化营养物质（可能为某些蛋白质或酶）的功能障碍有关。此外，"脾统血"指脾能统摄血液的运行，脾有病而不能统血时会出现各种慢性出血，如大便出血、皮下出血、月经过多等，关于脾统血这方面的功能究竟代表什么，还是很难用目前西医所知道的知识来解释。

肺

古话说"谆谆教导铭肺腑"，这既不是西医所说的肺，也不是中医所说的肺，因为中医的肺是指肺脏，不是肺腑，也不具备记忆的功能。祖国医学所说的肺是"肺主气，司呼吸""肺主肃降"，说明肺不仅有管呼吸的功能，而且具有肃清外邪、肺气下降的功能。当肺不能抵制外邪的侵犯，就会出现咳嗽、多痰、气喘等一系列肺气往上冲的症状，中医称之为"肺气上逆"，只有用药来帮助肺肃清外邪，排除痰液，这样咳嗽和气喘才会渐渐平复，也就是恢复了肺主肃降的功能，这和西医的呼吸系统功能是基本相似的了。

"肺主皮毛"，这是说肺和皮肤、汗腺的功能相适应，当肺气虚弱，病人就易感冒、易出汗，是抵抗力降低的表现，这可能和西医所指的外表防御系统有关。

肾

民间把男子遗精、阳痿叫做"肾亏"，这确也是祖国医学所说"肾"功能的一小部分，但只能说是狭义的"肾虚"。祖国医学说脾是后天的根本，因为人出生后就靠饮食来维持全身的功能；而肾是先天的根本，因为肾和每个人的生长、发育、衰老有非常密切的关系。古书上把女性以"七"计数，七岁肾气盛开始换牙，长头发；（二七）十四岁开始有月经而能生育……到（六七）四十二岁头发开始变白，（七七）四十九岁月经停止而老态也出现。男性以"八"计数，八岁肾气盛开始换牙，长头发；（二八）十六岁开始可以有正常的遗精现象……（六八）四十八岁鬓发变白；（七八）五十六岁肾气衰，老态出现。男性以八计数正说明男性发育比女性较晚一些，但不论男女，都是以肾为先天之本。人体由生长发育、壮盛、衰老至死亡是肾气由盛变衰的结果。肾还有一些重要的生理功能，如"腰为肾之府"，肾虚多有腰脊酸痛；"肾开窍于耳"，肾虚多有耳鸣耳聋；"肾之华在发"，肾虚有头发脱落或早白；"肾主骨""齿为骨之余"，肾虚有下肢软弱、足跟痛、牙齿松动；"肾藏精"，肾虚不能藏精可有遗精、阳痿等。其实这些腰酸疼、耳聋、脱发、牙齿松动、下肢软弱等都是老态的表现。在一个人的生长发育过程中，如过早出现这些症状，就是未老先衰，也就是广义的肾虚。在很多病里都能看到，不同于民间所说的狭义的肾亏。

从明代起，不少学者把肾看得比任何脏器都重要。肾中有阴阳两个部分，肾阴是主管全身的阴，肾阳是主管全身的阳，并成为提供五脏六腑阴阳的源泉；这样，肾阴肾阳就成为全身的调节中心了。明代有个学者叫赵献可，他把肾阳比作火，肾阴比作水，举了这样一个例子：肾阳好比是元宵节的走马灯中心的烛火，由于烛火点燃着，走马灯才会转动，于是灯上的人影（其他脏腑）才活跃起来，有的舞剑、有的射箭、有的打拳；若这烛火熄灭，那灯上的人影就都会寂然停止动作，好像是生命的根本。

除了以上肾为先天之本、肾阴肾阳的重要性，还有"肾主二便""肾主水"，肾有病时，可以有小便减少甚至小便全无、浮肿、遗尿等，这与西医的肾脏功能或泌尿系统功能相仿。

中医的五脏和西医的五脏有什么相同？

既然中医和西医是两种医学体系，从不同的侧面来认识人体，但人体毕竟是一个。即使中医和西医对五脏的解剖位置意见不一致，但从生理、病理的表现上总有一些共同的语言，如中医的"心"也管血液运行；中医的"肝"主两胁，当西医所称"肝炎"而有胁痛时，也会和中医的"肝"发生关系；中医的"肺"也主管呼吸功能；中医的"肾"也与尿液的排泌有关。当然，中医的"脾"就和西医的脾没有什么共同的地方，而且从整个来说，祖国医学的五脏和西医的五脏是不同多于相同。那中医的五脏究竟是什么呢？为了发掘祖国医学的"肾"，有研究者采用现代科学方法加以研究，经过十几年的探索，发现有"肾阳虚"症状的病人，大多数有肾上腺皮质功能不足的证据。肾上腺皮质是人体的一个很重要的内分泌腺，它分泌的肾上腺皮质激素作用是维持、促进、协调全身各种机能活动，是人体生命过程正常进行的必要条件，因此，正像明代学者赵献可形容的那样重要，烛火熄灭，走马灯上的人影就会寂然停止动作。肾上腺皮质受到脑下垂体的调节，而脑下垂体又受到丘脑的调节。研究者就顺藤摸瓜，终于进一步又发现祖国医学所说的"肾阳虚"在西医认为有下丘脑－垂体－肾上腺皮质系统功能紊乱。当然，"肾阳虚"可能还包括其他更多的内容，下丘脑－垂体－肾上腺皮质功能紊乱只是其重要的内容之一。可见，要用现代科学方法来说明祖国医学的五脏究竟是什么，并不是一件容易的事。但是，我们相信在中、西医团结协作、共同努力下，一定可以把祖国医学的五脏本质研究清楚，从而逐步创立我国统一的新医学新药学。

（原文发表于《大众医学》1978 年 7 月出版第 1 期）

诊脉三指禅

    清代著名医家周学霆撰写了一本中医脉学著作，切于临床应用，颇为后世医家所推崇。他说："医理无穷，脉学难晓。会心人一旦豁然，全凭禅悟。"并认为"全身脉症，于瞬息间尽归三指之下"，所以他把书名题为"三指禅"。在中医诊断方法中，脉学是最玄妙的。《黄帝内经》说："微妙在脉，不可不察。"晋代医家王叔和也说："心中易了，指下难明。"这都说明诊脉必须细细体察、感悟，才能作出正确的诊断。周氏将三指脉法称为"禅"，也表达了这个意思。

    中医认为，正常的脉象一定要有胃、有神、有根，这是诊脉的"禅机"。有胃，是指脉来表现要有胃气，实际上"胃气"代表了人的生机，脉象表现不浮不沉，不疾不徐，从容和缓，节律一致是有胃气的表现。有神是指有神气。怎样的脉象才是有神气？

历代医家都有不同的体会，李东垣认为"脉中有力，即为有神"，周学霆认为"缓即为有神"，陈士铎认为"按指之下若有条理，先后秩序不乱者，此有神之至也"，这需要从长期的经验中去体味。有根是指脉要有根基，一般认为脉象尺脉有力，沉取不绝是有根的表现。中医的这些认识现在还很难用标准的数据来规范，所以也成为某些人攻击中医"不科学"的口实。

中医诊脉非常重视指法。卢子颐在《学古诊则》中说："人之三指，参差不齐，必使指头齐平，节节相对，方可按脉。但三指端之皮肉，食指最灵，中指最厚，无名指更厚木，故必用指端棱起如线者，名曰指目，以按脉之脊。"这是要求医生用指端最敏感的部位来诊脉，必须经过训练才能掌握真谛。

人体的脉象表现十分复杂。《黄帝内经》用了很多篇幅来比拟描绘脉象表现，例如说"脉至如丸泥"是形容诊脉的指下感觉如同抟泥丸滑中带涩，再如脉象如"屋之漏"，是形容脉搏像屋中漏雨，滴滴答答时有间断，颇难体味。到了晋代王叔和将脉象归纳为二十四种，称为二十四部脉，后来增加为二十八部脉，成为脉学的基本规范。二十八种脉象包括了脉位、脉次、脉形、脉势四个方面。脉位是指脉搏跳动的部位和长短，现在诊脉的部位是在腕横纹后桡侧一寸的部位，称为"寸口"，其桡骨茎突部位为关，关前（近腕横纹处）为寸，关后为尺。长短浮沉是对脉位的描述：脉搏超过一寸的为长脉，不足一寸的称短脉；脉搏表浅即可按得的为浮脉，重按才得的称沉脉。脉次是指脉的节律和数率，这样的脉象比较好掌握。脉形则是指脉搏跳动的形态，如"芤脉"，形容这种脉象为"按如葱管"，是一种宽大而中间有空虚感，重按时中间空而两边有的脉搏，好似手指按葱管的感觉。脉象中最难体味的是脉势，脉势是指脉搏应指的强弱、流畅等趋势，如"洪脉"的来势汹涌、去势衰落，"涩脉"的来去艰涩不流畅，等等。

寸间脉搏，无限风光，外国人怎么也搞不懂在一根桡动脉上，这么短短的一段距离为什么会有那么多的变化和差别？中医脉诊的玄妙确实需要用现代科学的方法和手段进行研究。

（原文发表于《中国技术市场报·医药卫生》2012年5月10日）

中医有颗伟大的"心"

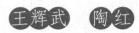

王辉武 陶红

一位白领走进了我的诊断室，那天是每周一次的失眠专家门诊。他是一个大公司的业务经理，家里有一个刚满两岁的女儿，妻子漂亮贤惠，说话间流露出一种成功得意的霸气，似乎除了因长期失眠而苦恼之外，一切都感到顺利无虞。

经过一番望、闻、问、切之后，当我在病历上写下"心火亢盛"四个字时，他立即否认，并滔滔不绝地陈述过去看病检查的经过。他刚做过普通心电图、超声心动图、活动平板心电图、心肌酶谱，也做过心脏24小时监测，都无异常。他还斩钉截铁地说，爬山登楼、游泳踢球都没问题，并曾在比赛中获奖。他说话有条不紊，速度很快，没有标点空隙，想插话也难。很明显，他把中医之心，误为西医之心了。待他说完，我解释说，中医与西医都有一颗"心"，此心并非彼心，个中道理，我们慢慢叙谈。

接下来的两个星期，他除了内服复方中药制剂之外，还间日在治疗室进行针灸、耳穴和心理治疗，我们常在一起闲聊此心与彼心的问题。

　　的确，在医书上，中医和西医都有一颗心。西医所谓之"心"，是由"Heart"翻译而来，指人和脊椎动物血液循环的肌性泵血器官，如心肌缺血、心绞痛、心肌梗死、心房纤颤、心肌炎、心律失常等。而中医之心，主要是精神之心，其次才是血脉之心，其生理病理意义要比西医之心丰富得多。西方医学把"Heart"牵强地（也可以说是不确切地）翻译为"心"最多不过150年历史，而中医之心至少也有3600多年了。早在商周时代，甲骨文中就有了"心"字，经过历史的锤炼，中医之心深深地扎根于中华民族伟大的文化之中，与宗教、语言、文字、书法、美术、音乐和民俗的发展有着千丝万缕的联系。如汉语成语中的心想事成、心胸开阔、心花怒放、心猿意马、心狠手辣、心旷神怡、心潮澎湃、心不在焉、心甘情愿、心平气和、心中有数、心满意足、心慈手软、心急火燎、心灰意冷、心腹之患、心照不宣……还有心算、心计、心声，开心、虚心、爱心、童心，记在心上，心静自然凉，等等。成都武侯祠名联有"能攻心，则反侧自消……"传统的道家、儒家和佛教都强调"静心""仁心""修心"，《心经》还是佛学大乘典籍中文字最少、涅槃妙心的经典。这众多的"心"字，都是中医"心主神明"的意蕴，没有一条是西医所谓心之功能。因此，我们完全有理由说，当年把"Heart"译成"心"是错误的，以致成了当今概念混乱的罪魁祸首。

　　再从"心"的造字意义上讲，小篆之心"中"是一个象形文字，一个实体的心脏解剖外形，说明中医心包括了西医之心。五脏中"心"与肝、脾、肺、肾四脏不同之处，唯"心"字没有"月"（肉）旁。这就告诉人们，中医之心，并非仅是一个有形的实体之心，还有一个无形之心，那就是精神层面上之心，而以后者更为要紧。

《易·系辞》云："形而上者谓之道，形而下者谓之器。"何谓器？指的有形质的东西，看得见结构的东西。这说明：现代科学用各种手段（如磁共振、CT、B超、X线）所能见到的都属于"形而下之器"；形而上这个层次，当代的方法是看不见的。难怪不少病人跑遍全国各大医院，检查化验单提了一大包，钱花了几万，仍然未确诊是啥病，痛苦依然，就是这个道理。

另外，一切人体的感觉，"心"是首先知道的。痛与痒是人类本能的感觉，小孩不会说话时就知道痒与痛，这叫"心领神会"。中医经典《黄帝内经》早有"诸痛痒疮，皆属于心"的论断，这句话有两方面的意义：一是，痛与痒的感觉是人体的自我保护功能，使之在受到伤害时，主动避让，免于损伤；二是，包括痛痒在内的感觉功能主要受"心"的指令和控制。例如临床上痒与痛的程度，完全与精神情绪有关。同样一个人，心绪安定愉快时，可能不痛或疼痛轻微，而焦虑急躁时也许会让疼痛不可忍受。对于"痒"来说，临床一味祛风凉血止痒乏效，而采用养心、清心、宁心的方药，不止痒而痒自愈，大概就与"心"的功能有关。

中医认为，"心者，君主之官，神明出焉"，机体的康寿协调都由"心"主管。"心"在主宰全身的过程中，必须明察秋毫，脏腑、四肢、百骸、肌肉、经络等哪一部门出了毛病，"心"马上神而明之，立即采取应急措施，一般情况下都能化险为夷，使之不病或自愈。只有在"心"被某种因素搞昏了，机体有问题，"心"无法明之，发现不了，或发现了又无力协调，就出大病了，称为"主不明则十二官危"。

还有，中医之心还在我国源远流长的书法艺术中得到充分体现。西汉杨雄认为"书，心画也"，柳公权有一句名言叫做"心正才能笔正"，这里"心"是一个人的道德、情操等所有的精神内涵，基本上属于形而上的那一部分，书法史上对岳飞与秦桧、颜真卿与赵孟頫的书法有迥然不同的评价就是这个原因。傅山（青主）在中医界赫赫有名，然而他在书法上的成就远远大于医学，他认为书家之字是其内心世界的自然流露，手随心动，毫无掩饰。据说王羲之在写下天下第一行书《兰亭序》以后，他并不满意，曾经多次重新创作，想在原来的基础上提高一些，但因为没有当时的那种心情，都没成功。

项穆在《书法雅言》中说："夫人灵于万物，心主于百骸。故心之所发，蕴之为道德，显之为经纶，树之为勋酋，立之为节操，宣之为文章，运之为字迹。"可见，汉字之心乃书画同体的文字，有着"天雨粟，鬼夜哭"的效应，字母拼写的"心"，怎能望其项背哉！

这位白领经过三周的治疗与交流，采用清热宁心、滋阴养心、镇心安神等综合疗法，睡眠与全身状况均有显著改善，离开时他说："没想到，中医确有一颗伟大的心，应该虔诚敬仰，注意保养"。

（原文发表于中华中医药学会科普创作学术研讨会 2005 年 9 月论文汇编）

声声咳嗽何时休

马有度　丁燕萍

声声咳嗽此起彼伏，咳得令人心烦，又忧心咳嗽加重，担心转成肺炎。这声声不停的咳嗽何时才能歇口气？

小米丁：百姓为本，健康第一。欢迎参加今天的小马哥趣谈养生保健访谈。小马哥，您好！

小马哥：小米丁，您好，读者朋友们大家好！

小米丁：人生一世，从不咳嗽的人恐怕绝无仅有。咳嗽如此常见，既会咳出声音，又会咳出浊痰，确实让人心烦的。

小马哥：咳嗽确实让人心烦，不过，说句公道话，咳嗽对于人体也是有好处的，是不可缺少的保护机能。

小米丁：小马哥，您今天可给我们提出了一个新概念，我还从来没听说过咳嗽对我们身体有好处呢，这是怎么回事呢？

小马哥：中医说"肺主气"，西医讲每天有 1 万升气体进出肺脏。肺是气体交换的器官，我们古人不是有句话叫"吐故纳新"嘛。既要吐故，不停地呼出二氧化碳；又要纳新，不断地吸入新鲜的氧气。而要保持吐故纳新正常进行，呼吸道就必须畅通无阻，这就要靠"清道夫"随时清除"垃圾"。我们人的呼吸道上长有许多细细的纤毛，这些纤毛不分昼夜来回摆动，就像扫帚一样不停地把侵入呼吸道的灰尘、细菌、病毒混合而成的痰液扫到喉头，最后通过咳嗽把这些"邪气"清扫出去。所以说，咳嗽也并非全是坏事，对于维护呼吸系统吐故纳新的顺利进行，可说是个大功臣。

小米丁：任何事物都有两面性，没有绝对的好坏。不过持久、剧烈的咳嗽不仅影响到休息和睡眠，而且让我们特别劳累，这种咳嗽应该算是一种病了吧？

小马哥：在中医看来，不管咳嗽的时间是长是短，不论咳嗽的程度是轻是重，都把咳嗽当做一个独立的疾病，就叫咳嗽病。中医把咳嗽分为**外感咳嗽**和**内伤咳嗽**两大类型。感冒咳嗽、支气管炎咳嗽、肺炎咳嗽都属于外感咳嗽，而肺结核、肺癌引起的咳嗽则属内伤咳嗽。在西医看来，咳嗽只是一个症状，许多疾病都可以出现咳嗽，而在呼吸系统的疾病中最为常见。诸如支气管炎、肺炎、肺结核、肺癌等等。

小米丁：小马哥，您每天门诊的病人中来看咳嗽的病人多不多呢？

小马哥：相当多，在冬春两季，来看咳嗽的病人特别多。

小米丁：小马哥，听说您是善治咳嗽的高手，您有何妙招为咳嗽病人排忧解难呢？

小马哥：说不上妙招。关键在于明确西医病症诊断之后，还要按中医辨证来施治。在门诊病人中，外感咳嗽比内伤咳嗽更为多见，一般都要区分**风寒咳嗽、风热咳嗽**这两种基本类型。

小米丁：我每次去看医生，医生有时说你是风寒咳嗽，有时又说你是风热咳嗽，我就没搞清楚到底怎样的症状才算风热，怎样的症状又算是风寒，这两种咳嗽各自有什么特点又常用什么药治疗呢？

小马哥：小米丁，你这个问题问得好，现在我们就来区别一下这两种咳嗽类型的症状，采用对症的药物去治疗。风寒咳嗽，痰稀色白，容易咳出，并有怕冷、流清鼻涕等风寒感冒的症状，应当用发散风寒、祛痰止咳的治法，一般可以选用参苏丸治疗。风热咳嗽，痰黄黏稠，不容易咳出，口干口苦，舌头红，舌苔是黄色的，又宜用发散风热、祛痰止咳的治法，一般可选用桑菊感冒片、银柴颗粒治疗。

小米丁：上次我的一位好朋友，咳嗽特别厉害，您说她是"寒包火"咳，给她开了三瓶糖浆，很快就好了。这"寒包火"咳又是怎么回事，您用的是什么糖浆呢？

小马哥：这种"寒包火"咳嗽在临床上最为常见，咳嗽也更厉害，病人既有发冷发热、鼻塞流涕这些表寒的症状，又有痰黄、咳痰不畅、口渴、尿黄这些里热的症状，这时候就该采用散表寒、清

第二板块 | 展示篇 中医科普范文展示

里热的治法。采用麻芩止咳糖浆，效果又快又好。这种"寒包火"咳，也就是表寒里热类型的咳嗽，既可见于急性支气管炎，也可见于慢性支气管炎急性发作的病人。服用麻芩止咳糖浆疗效显著，是因为它既能外散表寒，又能内清里热，且能祛痰止咳。药理实验也证明麻芩止咳糖浆具有明显的解热、抗菌、消炎、祛痰、止咳的药理作用。

小米丁：麻芩止咳糖浆效果这么好，我今年春节回家要多带几瓶回去。我老爸老妈受凉就爱咳嗽，他们相信中医中药，但又怕药苦，熬药麻烦，这糖浆好吃，服用又特别方便。

小马哥：小米丁，现在机器熬药，方便多了。根据不同咳嗽病人的不同病情请医生开出更有针对性的中药汤剂，再配合麻芩止咳糖浆效果更好。对于重症的急性支气管炎，常常是病毒和细菌混合感染，对于严重咳嗽病人，还要特别警惕肺炎，只要拍个胸部 X 光片，就能发现。一旦确诊肺炎，就应住院，选用抗生素，麻芩止咳糖浆只可作为配合治疗。

小米丁：我听明白了，有的咳嗽单用糖浆即可，有的要配合中药汤剂，有的还必须配合抗生素治疗。小马哥，我还有一个问题要请教，有些咳嗽怎么老不好，几个月下来，天天都在咳，有没有办法治疗这种久治不愈的咳嗽呢？

小马哥：首先要警惕两种病，一种是肺结核，一种是肺癌。俗话说："久咳易成痨"，实际上是"痨病常久咳"。古人说的肺痨，就是肺结核，咳嗽往往伴见痰中带血，《红楼梦》中的林黛玉长期反复咳嗽，痰中带血，就是典型的例子。肺癌的病人，也常见久咳不止，痰中带血。诊断这两种病并不困难，一般只要拍胸部 X 光片，再加痰液检查，就可初步诊断。一定要到医院检查，如能排除这两种病，最常见的就是慢性支气管炎了。我们中医又称为内伤老咳嗽。

小米丁：听到这名字，太熟悉了，不就是"老慢支"嘛。这"老"，说明它咳的时间久，老年人多见；这"慢"，说明它好得慢，多么生动的描绘啊！这"老慢支"是怎么来的，又该拿它怎么办呢？

小马哥：慢性支气管炎，有的是急性支气管炎反复发病没能及时治疗转变过来的，有的是因为反复受细菌感染，有的是长期吸烟又经常吸入污染的气体粉尘导致的。

小米丁：它有什么特点，怎么治呢？

小马哥：凡是一年内有3个月都咳嗽，而且连续2年以上都发病，又排除了心肺等其他疾病的，我们基本上就可以诊断他是慢性支气管炎。慢性支气管炎常易急性发作，我们中医治疗同样要区别风寒、风热和表寒里热三种常见类型，必要时要配合抗生素治疗。

小米丁："老慢支"是慢性病，不仅要"治"，更要"养"，这样的病人平时要注意些什么呢？

小马哥：慢性支气管炎病人既要**有争取康复的信心**，又要**保持乐观开朗的心境**，更要**适当的锻炼**，散步、快走、体操、打太极拳这些运动，只要持之以恒都能收到很好的效果。在冬春季节，慢性支气管炎特别容易发作，这时候要**注意保暖、避免过劳、合理营养、保证睡眠**。另外一个特别值得注意的就是**一定要戒烟**。我给你举个我身边的事例，我的岳母从年轻时就吸烟，中年的时候就患上了慢性支气管炎，到了60岁以后经常急性发作，每到寒冬就发病，咳喘难受，呼吸困难，多次住院治疗。她下决心彻底戒烟之后，很少急性发作，少受了许多苦，而且得享88岁的高龄。

小米丁：88岁应该算是长寿了。这样看来，戒烟对慢性支气管炎的病人来说特别重要。对于咳嗽家族的各种疾病，我们今天总算是摸清了它的来龙去脉，俗话说小病也有大智慧，平常千万别把风热咳嗽当风寒医，更别把肺结核、肺癌当成一般咳嗽医。把握不准的，咱还是跑一趟医院吧。每次和小马哥聊健康，时间总是不够用，又到了和大家说再见的时候，过几天我们再聊吧。

（节选自《名老中医马有度趣谈养生保健》2013 年 1 月出版）

是什么唤醒了"植物人"
——生命信息与养生保健

13年呼唤，唤醒"植物人"

"2011 平凡的良心"颁奖盛典于 2011 年 12 月 17 日在北京大学百年讲堂举行。工人杨立英坚持 13 年唤醒"植物人"丈夫的事迹使全场人深受感动，媒体和网络报道之后，被感动的人千千万万，越来越多。

1996 年 2 月 14 日，杨立英夫妇因煤气中毒被送至医院抢救，杨立英救了过来，但丈夫冯志良因中毒太深，成了"植物人"。那年，杨立英 38 岁，冯志良 41 岁，两人还没有孩子。

面对突如其来的劫难，一波又一波的人来劝导杨立英："傻丫头，死守着一个'植物人'干嘛，把他送敬老院得了"。

"我守着，我不能不管他，我们是夫妻，一天是，一辈子就是。"杨立英没有接受这些人的"好意"。

这是瞬间的决定，也是一辈子的决定。

从那一天起，杨立英天天守护着"植物人"丈夫，为他做饭，喂他吃饭、喝水，帮他擦洗、换衣，为他挖恶臭扑鼻的大便，换洗一桶又一桶的尿片，稍事歇息，就在丈夫床前跟他说话，讲夫妻以前共同生活的情景，不停地鼓励丈夫，深情地呼唤丈夫。

丈夫1米75，体重140多斤，为了防止丈夫肌肉萎缩，防止生褥疮，1米57的小个子杨立英每天早晚给丈夫擦拭一遍身体，早上一小时按摩，每隔两小时翻一次身，每天都铆足劲，将丈夫抱到沙发上坐几回。

从那一天起，因怕丈夫尿湿后捂出褥疮，一晚上换尿布三四次，杨立英夜里再也没有睡过一次安稳觉。天天洗尿布的手，被洗衣粉泡伤后，到冬天就流血。

就这样，一天、一天，一月、一月，一年、一年……足足呼唤了13年，直到2009年6月的一天，丈夫冯志良终于苏醒过来。那一刻，杨立英像一个小女孩一样痛痛快快地哭了。

那一年，杨立英被评为"首都十大道德模范"，她捧着奖章站在丈夫面前说："没想到，照顾你真成了功劳。评不评奖我都得照顾你啊！这才是第一个13年，我们两人还有第二个第三个13年，我会一直守护着你"。

15年呼唤，唤醒"植物人"

河南省登封太平煤矿矿工胡宏俊坚持15年唤醒"植物人"妻子的事迹同样感动着成千上万的人。

让人感动的还有用爱心唤醒"植物人"妻子的山东省聊城临清市的张玉华，广东省中山市的周立华……

所有苏醒过来的"植物人"在接受采访时都会告诉记者，他（她）们之所以能苏醒过来，最关键的是亲人们不停地呼唤和鼓励，使他（她）们不忍心放弃，坚持、坚持、再坚持。

联想到 2008 年汶川地震的救援现场，救援人员反复提醒被救者"和我们说话，不要睡觉"，因为在那种特殊情况下生命信息一断，经历极度惊恐和体质已十分虚弱的被救者就可能永远再无法醒来。

生命信息与健康"频道"

我们再来分析《世纪老人巴金的长寿秘方》中巴金翻译的那三段话：

"没有人因为多活几年几岁而变老，人老只是由于他抛弃了理想。岁月使皮肤起皱，而失去热情却让灵魂出现皱纹。"

我们每个人都有生理年龄，也都有心理年龄，无数事实证明，心理年龄对我们的健康影响更大，人衰老的快慢与否，确实与每个人的心理素养密切相关。一个人没有了人生理想，整天数着时间过日子，"哎，我又老了一岁，我又失去了一年……"这种怕老、怕死实为"等死"的心态，怎么不会令人很快衰老呢？所以人要健康，特别是老年人要健康，一定要永远追求和保持崇高的理想。

什么是"理想"呢？用道理去想。什么是道理呢？道理即天地大自然的规律。"天行健,君子以自强不息"（《周易·乾·象传》），天自强，人也应自强；"地势坤,君子以厚德载物"（《周易·坤·象传》），地厚德，人也应厚德；"天无私覆，地无私载，日月无私照。奉斯三者以劳天下。此之谓'三无私'"（《礼记·孔子闲居》），天地日月无私，人也应大公无私。天如何，人如何；地如何，人如何；日月如何，人如何。以天地日月为榜样，遵循大自然规律，这就是道理，就是"天地良心"，就是人类追求崇高理想的根基。

"你像你的信仰那样年轻，像你的疑虑那样衰老；像你的自信那样年轻，像你的恐惧那样衰老；像你的希望那样年轻，像你的绝望那样衰老。"

有着崇高理想与信仰的人才能保持自信，充满希望的人才能永葆青春。例如癌症患者中，充满希望和斗志的人不少挺了过来，而因癌症死亡的患者中，有很多是被"恐惧"和"绝望"夺去的生命。

"在你的心灵中央有一个无线电台。只要它从大地，从人们……收到美、希望、欢欣、勇敢、庄严和力量的信息，你就永远这样年轻。"

我们每个人都可以做出心电图、脑电图、肌电图来，说明我们每个人身体里也有电磁波，也有信息流，所以我们每个人也像一部"无线电台"，关键是自己设置怎样的"频道"去与宇宙中怎样的信息共振。你设善良的"频道"，善良、博爱、感恩，宇宙中善良的信息就会与你共振，你的心灵会越来越宽阔，你的身体也会越来越好。你若设仇恨的"频道"，所有仇恨的信息都会涌进你脑海中来，复仇的信息使你总是处在仇恨与紧张的情绪之中，你的身心能安宁吗？你设健康的"频道"，努力探寻大自然规律并按照大自然规律去生活，知足常乐，宇宙中健康的信息就会与你共振，你就会越来越快乐，越来越健康。如果总是忧心忡忡，一会儿觉得这儿不舒服，担心患了大病，一会儿又觉得那儿不舒服，怀疑得了癌症，总是与不健康的信息共振，你的身体就会越来越差，一些疾病真的就会缠住了你。这个不健康的"频道"是谁设置的呢？是你自己设置的。所以，我们每个人应该给自己的身心设置善良的"频道"、健康的"频道"，而不要设置仇恨的"频道"和其他不健康的"频道"。

爱的信息唤醒了"植物人"

是什么唤醒了"植物人"？是亲人们每天悉心的照料和爱心

的呼唤唤醒了"植物人"，其中最重要的是爱的信息唤醒了"植物人"。

信息是什么呢？信息是物质吗？我曾带着这些问题去请教过一些专家学者，其中德国天能生命信息能量科学研究院的卡尔·海因斯·睿博教授告诉我：一个夸克成为信息，两个夸克组成能量，三个以上的夸克才组成我们人类看见的变化很慢的物质。

按照物质不灭的认识论，物质应有广义与狭义之分。广义的物质包括信息和能量。信息可以刺激能量的产生，能量可以促使狭义物质的生成。反之，某些狭义物质也可以转化为能量，某些能量也可以转化为信息。是什么唤醒了"植物人"？是亲人们每天将爱的信息传递给"植物人"，这些宝贵的生命信息在"植物人"体内不断地转化为正能量，这些正能量帮助"植物人"受损的脑组织器官逐渐得到修复，最终使他们苏醒过来，重新站立起来。

懂得了信息共振原理和生命信息的重要性，我们就会给自己设置善良的"频道"、健康的"频道"，让我们的身心与宇宙中的善良信息、健康信息共振，这种养生方法既不花钱，效果又快又好，只要坚持，效果更显著、更长久。

（原文发表于《广州华声》杂志 2013 年第 1 期）

怪病治痰记

徐湧浩

祖国医学里，仅一个"痰"字，就创立了一门独具一格、丰富多彩的痰病学说，古人有"痰之为物，流动不测，故其为害，上致巅顶，下至涌泉，随气升降，周身内外，五脏六腑，四肢百骸，无处不到""痰生百病而形各色"之说。临床上，有不少久治不愈的疾病，中医通过治痰而得愈——

久失眠，不合眼，清化痰热睡得甜

老陆自担任厂长以来，忙于日常事务，渐渐得了个失眠症。开始偶尔有几次，后来经常失眠，便去厂医务室配些利眠宁、五味子糖浆服用。稍稍好转后，却碰到厂里经营亏损。作为一厂之主，老陆心情沉重，日夜操劳，力争扭亏为盈。这样，失眠症就更加重了，有时竟通宵不合眼。有人叫他去看看中医，吃吃中药。他实在忙得不可开交，直到雨季里产值上升、扭亏为盈后，他才去医院治疗。看了好几个中医，都无显著疗效。有的说他操劳过度、耗伤心神，有的说他心血亏损，也有的说他心脾两虚。这些，他也似懂非懂，但吃了药却不见好，后来又求教西医，尽是开些安眠药，岂知还是不能根本解决问题。人变得心烦、食欲不振，胸口时常发闷。没奈何，他又去请教一位著名的老中医。

这位老中医辨证用药都很精确入微。他凝神静气，诊得脉象弦滑，观其舌淡红、苔薄黄而腻，听病人说大便经常不通，口苦腻，有时口干却不想多饮水，心烦不能入睡。老中医推度以上病情，认为是心肝气郁造成痰热内蕴，扰乱神明，影响了睡眠。唯有清化痰热，方能达到治疗目的。老陆虽不懂中医医理，但也觉得有道理。便接过方子一看：用的是生大黄、枳实、陈皮、石菖蒲、郁金、远志、竹茹、黄连、半夏、茯神、生米仁、龙骨、牡蛎。像这个方子，他过去从未服过。果然灵验，连吃三剂，诸症大减。老陆神清气爽地再去复诊，老中医问他口苦不苦，大便通了没有？老陆止不住说："你老的方子很有效，头剂吃下就睡得好好的，第二天大便就不燥结了，口清爽了，胃口也正常了。"老中医把前方中的黄连、生大黄减去，嘱他继续服七帖。老陆七帖吃下，已经完全恢复健康，不再为失眠所苦。

冠心病，不治心，化痰泄浊心病愈

前几天，遇到钱总工程师。他一见到我，就满脸笑容地告诉我："我的冠心病这顶帽子已经不戴了，哈哈……"我一怔，惊喜地望着这位老知识分子。他是个冠心病的"老病号"，曾经发过许多次心绞痛，血脂也很高，怎么一年不见，好得如此快啊？我止不住惊奇地问："你是怎么治好的？"

"我的冠心病，先前中西医都从心治疗，没有显著效果。后来请一位老中医治疗，他说我的病是痰浊阻于心脉，不治心，而治痰，断断续续吃了一百多帖中药，竟把冠心病治好了。"说到此，钱老拍拍我的肩膀说："你这个搞西医的，看来也得学点中医啊！"

怀着极大的兴趣，我请钱老相陪去拜访这位老中医，老中医热情地接待了我俩。他毫无保留地介绍病从痰论治的经验："对于冠心病来说，需要辨别是标实为主，还是本虚为主。所谓标实为主，是指辨别致病因素属于血瘀、气滞、痰浊、寒凝，应以何者为先？所谓本虚为主，是指辨别正气虚衰属于阴虚、阳虚、气虚，何者为先？"

我急不可待地问："那么钱老的冠心病属于何种？"

"当然是属于痰浊引起的了。"

我又问："痰浊的标志是什么呢？"

老中医指着钱老说："一是他身体肥胖，肥人多痰湿这是中医的论点；二是具有痰浊凝聚，蕴于心脉的症状，像胸脘部闷胀痛，心绞痛发时有恶心的症状，舌苔白厚腻，脉呈滑象；三是钱总善食厚味、嗜茶饮酒都是造成痰浊的原因。而不少化痰的中药，有降血脂、抗凝、降压、增加冠状动脉血流量的作用，所谓"痰除则胸痹得解"就是这个道理。不少冠心病从中医来对照，大多属于胸痹一类。钱总发病以来，使用过生脉散、炙甘草汤以及活血化瘀的中药，有时虽有效，但不巩固。通过使用化痰泄浊之剂，痰浊消失，高血脂下降，心绞痛不再发作，心电图提示恢复正常。"

我一边听着，一边激动地说："祖国医学确是个宝库，仅痰病学说的内容就这么丰富，深刻……"

健忘病，不治脑，赖得妙方记忆复

退休不久的胡老师，近半年来得了个健忘病，做事总是丢三落四的：早晨出去买菜，忘了带钱；买好菜，回到家，又想起该买的东西有的还没买；更令人发笑的是，看报的时候，眼镜明明戴在脸上，却到处找眼镜……

在爱人的连连催促下，胡老师才去医院看病。医生检查后说他这是"老年性健忘症"，并对其老伴说"发展下去会变成老年性痴呆症，可得好好治疗"。老伴一怔，茫然地问："咱老胡年龄又不算大，今年才 62 岁，怎么就得了这个病？"

医生摇摇头笑道："这个道理很复杂，我讲出来，你一时也听不懂啊！"

就这么接连吃了不少西药，可记忆还是没有恢复，邻居们劝胡老师去看看中医。于是，老两口去拜访一位中医。中医一诊脉却说："这是痰浊上扰元神之府，堵塞了窍络……"

老两口不懂什么叫"元神之府"，忙问："西医说这是大脑功能衰退，同元神之府有啥关系？"

中医解释道："元神之府就是大脑的同义词，意思相同。不过，治疗倒是大不相同。"这位老中医望着胡老师说："这个病不治脑，应该先治痰，障碍物消除了，记忆的线路也就畅通了！"

　　胡老师和老伴似懂非懂地听着，觉得很新鲜。胡老师回去看了方子，里面都是些化痰、导痰、消痰之品，如干菖蒲、陈胆星、半夏、橘皮、远志、天虫、郁金等。奇怪得很，吃了这些化痰的中药后，竟有了微妙的变化，记忆仿佛比原来有了显著改善。接着，他又去复诊。这位老中医在原方上加了桂枝、龙骨、牡蛎几味药。吃了七帖后，做事情不再像过去那样忘这忘那了。为巩固疗效，胡老师又复诊一趟，那位老中医减去胆星，加了一味柏子仁，嘱他再服十帖。胡老师前后共吃了三十帖中药，感觉睡眠明显好转，读书看报的注意力，比原来还有提高。

（原文发表于《健康之友》1985 年 8 月 25 日）

难以洗去的老年瘙痒

李 斌

　　年过半百的孙先生是一家公司的老板，工作相当繁忙。近几年来，每到秋冬季节他全身的皮肤就出现干燥，瘙痒难忍，特别是在开会、谈生意时，不得已的挠抓令他颇失风度和形象。孙先生想：之所以瘙痒，肯定是身上不干净。于是他早晨起来第一件事就是洗澡，晚上睡觉前再洗一遍。每次洗澡，他都用很热的水，并拼命擦肥皂，当时自觉比较舒服，可结果呢？瘙痒不但没止住，反而变本加厉、越来越重。这瘙痒症状为什么没有被频繁而彻底的洗澡"一洗了之"？孙先生为此十分烦恼。

孙先生这种情况有一定普遍性。其实这就是常见的老年性瘙痒症，病因是中老年人皮肤退行性变，皮肤分泌功能减退。表现为皮肤萎缩变薄，含水量降低，皮肤附件萎缩，皮脂腺及汗腺分泌减少，皮肤干燥，失去润滑保护作用。加上秋冬季节气候寒冷干燥，天人相应，人体皮肤也变得更加干涩粗糙，甚至表皮脱落，使皮内神经末梢更容易受刺激而发痒，所以老年性瘙痒症在冬季表现得格外突出。洗澡过勤虽然能够暂时止痒，但会使得皮脂更加减少而加剧病情；而肥皂、热水的刺激，加速人体水分的蒸发，使得皮肤变得更加干燥、粗糙，从而加重了瘙痒。所以绝对不能洗澡太勤，否则只会越洗病情越重。

　　除此之外，老年性瘙痒症拖延日久，会发展成为神经功能障碍性皮肤病。每当情绪波动、气温变化、使用碱性过强的肥皂、饮酒、进食辛辣食物、洗浴、衣被摩擦，甚或某些暗示时，都会表现为瘙痒剧烈，每次可持续数小时，尤以夜间为甚，常被抓破出血，感觉疼痛才痒止。时间长了，可出现色素性改变、皮肤肥厚、苔藓化、皲裂等皮肤损害。

　　祖国医学认为本病的发生主要是由于老年人肝肾阴亏，真阴难复，不能滋润肌肤，而致阴血亏虚生风，风性善行而数变，表现出症状为瘙痒。治疗上强调运用补肾养阴、活血祛风的药物，如生熟地、首乌、龟板、当归、山萸肉、黄精、乌梅、荆芥、防风、乌梢蛇、五味子等。虽然不提倡过勤的洗澡，但每星期 1～2 次还是可以的。若有条件，建议兼用药浴疗法，将上述药物用纱布包好，放在浴盆中浸泡，药浴全身 15～20 分钟，达到内外兼治，有利于病情的恢复，同时在皮肤上擦一些甘油、尿素霜、冷霜，以滋润、软化皮肤。

　　中医理论认为"肺主皮毛""肺与大肠相表里"，因此便秘既是瘙痒发生的原因之一，也是加重瘙痒的诱因，所以要多食蔬菜、水果，保持大便通畅，将体内积聚的有毒物质及时排泄。瘙痒与情绪、睡眠也有相当密切的关系，瘙痒时往往导致夜寐不安，于是白天精神不振，可加重瘙痒，所以怡养性情，避免发怒和急躁，也有助于减轻瘙痒。

由此看来，老年性瘙痒症虽然是一个皮肤疾病，却与人体五脏六腑的功能变化密切相关。特别在冬季来临之际，我们提倡老年人采用"冬令进补"方法，补五脏六腑之真阴，以润养肌肤。通过调节人体阴阳的平衡，达到"治病求本"，使得肌肤恢复光华润泽，瘙痒自然能够控制。仅仅靠洗澡来祛除"瘙痒"，不仅是个误区，而且只能加重病情，百害而无一利。

（原文发表于《大众医学》2002 年 11 期）

天气干燥怎样才能防"上火"

王国玮

冬季上火的原因大多归于"燥"：一是天气干燥；二是室内取暖，温度高；三是进补季节，许多人饮食过于温热，如涮羊肉等。另外，年末压力加大，许多人难免会烦躁、焦虑，也容易上火。"火"散不出去就成了"毒气"，会使机体免疫力下降，表现为口干舌燥、咽干、鼻干、大便干燥等。

现在人若是"上火"可谓是混搭，心、肝、肺、胃的实火都很常见。下面就讲讲怎样"去火"。

心火

表现：心烦急躁、口舌糜烂、生疮、舌尖红等；儿童可表现为多动、烦、急、不安等。心脏在中医五行中属火，掌管血脉运行。

预防：主要是保持良好心态，防止情绪波动，寒温适度。多食蔬菜水果，少食辛辣之物，禁酒，多运动。儿童要多饮水，最好是温开水。

食疗：赤小豆粥：赤小豆50克，粳米100克。先将赤小豆煮开，再下粳米共煮为粥，服时加少许红糖，每日2次早晚服用，有降火之功效。

灯心草柿饼汤：灯心草6克，柿饼2个，水300毫升。将水煮剩100毫升，加白砂糖适量，温服，柿饼可吃，每日2次。此方有清降心火、清热利尿之功效。

肝火

表现：急躁易怒、头痛眩晕、目赤耳鸣、面红耳赤、口苦咽干；儿童较少见。肝的性情最急躁，肝气不遂就会肝火上升。

预防：养肝的关键在于制怒，同时要注意休息，防止过度疲劳。因为身体劳累，就会使人情绪不稳而易怒，所以生活中要少食辛辣、勿过劳、禁酒等。

食疗：菊花茶：选菊花10克加开水泡代茶饮，可加少许冰糖，有清肝明目功效。

肺火

表现：咳嗽时发、咽喉干疼、呕吐黄痰、口干而渴喜冷饮等；儿童肺热较为多见，如易感冒，经常咳嗽等。肺属五行中之金，故肺怕火。当外感温热之邪或风寒犯肺，会出现上述肺热之症。

预防：在多风多燥季节，要多饮水；冬季在注意保暖的同时，室内要通风；多吃蔬菜水果，但忌橘子（生热生痰）；适当运动，但应避免寒邪侵袭。

食疗：冰糖梨水：选梨数枚切块加水 500 毫升，煮开 20 分钟即可，加冰糖少许，有润肺止咳功效。

胃火

表现：胃脘灼痛、渴喜凉饮、口臭、牙龈肿痛；儿童表现为口腔溃疡、大便秘结等。此多因胃热偏盛，与情志郁火相关，过食辛辣而成。

预防：在平时应少吃辛辣、过热的东西，如火锅、辣椒、生葱、姜、蒜等。多饮水，适当运动，少吃肥甘厚味，多吃蔬菜水果。

食疗：藕汁蜜糖露：鲜藕榨汁 150 毫升，加蜂蜜 30 克，每天喝 2 次，连喝数天，有润胃凉血降火功效。

（原文发表于《北京晚报》2014 年 1 月 3 日）

"土法"救治肝硬化晚期患者的故事

陈四清

王萍是我诊治过的众多患者之一，但这个患者最令我和我的同事们"关心"：一是她所患的是"原发性胆汁性肝硬化"，早在六七年前就已进入失代偿期，家属则抱着"死马当活马医"的心态送到我们医院试用中药，令人欣慰的是中医中药让她获得了"新生"，用她自己的话说"死也要死在中医院里"。她的这种"生死相托"

的信任让我们倍感责任重大。二是她是个"因病致贫"的困难家庭，因此我们在为她诊治疾病时不得不考虑她的经济承受能力，令我们欣慰的是，经过我们运用"穴位注射疗法"，不但有效地降低了她的"黄疸"，还提升了她的白蛋白水平。在其肝昏迷时，我们运用"白醋灌肠"一次又一次地成功将其从肝昏迷状态下抢救过来。因此，每次她来复诊，我们心中又会涌起职业自豪感。

王萍今年才50多岁，原来是一名会计，然而7年前的那一次体检改变了她的人生，从此走上了治病求医路。典型的"肝功能谷氨酰转移酶明显升高、黄疸、AMA-M2阳性"等指标很快被确诊为"原发性胆汁性肝硬化"，住院1年，病情越来越重，皮肤、巩膜的黄疸难以消退，还反复出现腹水，精力越来越差，为了治疗腹水不得不经常输注价格昂贵的"人血白蛋白"等。每月仅服用的四粒德国产的优思弗（熊去氧胆酸）价格就要1000多元，家中有限的积蓄越来越少，但总胆红素却一直居高不下。看着自己逐渐"病入膏肓"，王萍甚至多次想到了"解脱"，但一看到白发苍苍的老母亲又于心不忍了。

开始接诊王萍后，正是我刚刚博士毕业不久，导师周仲瑛教授的教诲又响在我耳边："中医药博大精深，只有治不好病的医生，没有医生治不好的病"。我从"肝脾肾功能失调，气滞血瘀水停"立论，精心处方为其治疗，一星期后她的症状即有了明显改善，精神好转，大便成形了；但就是黄疸降不下来，仍然要隔三差五地输注白蛋白。看到那瓶50毫升的淡白色液体需要花费将近400元钱时，我就在想："难道我们中医真的一点办法没有了吗？王萍这辈子就这样靠输注别人的白蛋白维持生命了吗？"

直到有一天我从医院针灸科经过时，灵机一动，突然想到了"穴位注射"这一独特的疗法。上大学针灸课时，老师介绍说"肚腹三里留，针刺一次足三里，其补益作用就相当于给病人吃了一只老母鸡"。而汉代张仲景早就说过"见肝之病，知肝传脾，当先实脾"，说明肝病的病位主要就在肝、脾（包括胆、胃）。当时我想，如果我选择病人的足三里和阳陵泉穴位，或者背部的肝俞、胆俞、脾俞、胃俞四组穴位，每个穴位注入 2 毫升的黄芪注射液、当归注射液、肝炎灵注射液等，既能保肝降酶、退黄疸，又能健脾和胃、益气利水，增强患者的消化吸收功能，这样不就可以达到提高人体自身白蛋白的作用了嘛，而一次穴位注射所花费的成本还不到 10 元钱呀！说干就干，当天我就给王萍进行了穴位注射治疗，除了局部有针灸的"酸麻胀痛"感觉之外，没有任何不适症状，且当天大便形态转实。两个星期的检查结果比我们想得还好，真是 1+1>2，出了奇迹。经过一周两次的穴位注射治疗后，王萍的黄疸指标显著下降，白蛋白水平也显著提高，基本不需要输注白蛋白了，优思弗也从每天 4 粒降到了 2 粒。

中药加穴位注射治疗，让王萍度过了 6 年的"好日子"。但从 1 年前开始，她的病情因为一次生硬饮食而发生了改变，之后反复消化道出血。医生因其肝硬化晚期而不敢为其手术，而她本人也还是对我们充满绝对信任，"死"也不肯去西医院。由于她的肝脏代谢功能已很差，因而经常在食用肉、鱼等荤菜后发生"肝性脑病"，昏迷不省人事。我们又想到了一个最最传统而又简便验廉的"白醋灌肠法"，代替门冬氨酸鸟氨酸输液、杜秘克灌肠的常规方法。结果我们发现"白醋灌肠法"效果反而更快、作用更持久，而花费的钱不到后者的 1/10。每次白醋灌肠后不到半小时，王萍就会从昏迷中苏醒过来，她看到我的第一句话总是"你又救了我一命"。

白醋灌肠法治疗肝昏迷的道理其实很简单，就是利用醋的弱酸性特点，改变肠道的碱性环境，减少了肠道内氨的吸收，也就将大脑从"氨中毒"中拯救出来了。

"工欲善其事，必先利其器。"对于一个中医内科大夫而言，不能仅仅依靠中药汤剂一种手段，要取得理想的治疗效果，必须综合运用穴位注射疗法、白醋灌肠疗法等"土方法"，各取其长，这样才能让中医的疗效更好、更快、更强，改变大家对"中医就是慢郎中"的误解，满足广大人民群众对中医药的切实需要。

（原文发表于《大众医学》2012 年 10 月）

警惕中药的负效应

祖国医学在世界传统医学之林独领风骚，与现代医学并驾齐驱，仰仗的是中药，这是文明古国的骄傲，也为国人所津津乐道。出于对大自然的崇尚和对化学药物的畏惧，时下，在全球的"保健热"中，无论开发新药也好，还是研制保健品也罢，人们的目光都瞄准了中药。国内的中药热更是一浪高过一浪，一时间"纯天然""纯中药"似乎成了安全可靠、绝对保险的代用语。

其实，这是一种偏见。

日本可谓世界第二大中药国，在那里，我国古代医圣张仲景小柴胡汤备受青睐，占该国中药制剂消费的 1/4 以上，岂料，不仅从日本传出了该方导致肺炎的首例报道，而且用该方治疗肝炎发生肝损害的患者也在接二连三地出现，这使日本厚生省不得不提出对中药进行重新评价。

新加坡、马来西亚及东南亚诸国有着众多的华裔，对中药情有独钟，国人熟知的黄连，是这些国家处方最常用的药物，由于有报道黄连类中药有可能引起新生儿溶血性疾患，并出现了一些病例，使得这些国家对黄连的使用加以限制。

中药充当兴奋剂的帮凶，在世界体坛已不鲜见……

上述仅是中药负效应事件中的几个片段，最为令人遗憾的还是国人"不识庐山真面目"。我国古代医学家早就对一些有毒中药如乌头、附子、甘遂、朱砂、马钱子、斑蝥等的使用发出过警告，但后人仍在妄用。至于古医籍少有记载的如雷公藤、黄独、山豆根、人参等中药服用后发生中毒者如今更是屡见不鲜。以往认为，中成药经制作，较之中草药稳妥。但由于近年来中成药应用日益广泛，以致不良反应日渐增多，其中频率较高的，也是人们最常用的，如牛黄解毒丸（片）、六神丸、云南白药、红花油等。由单味中药如穿心莲、柴胡、鱼腥草、丹参、板蓝根等制成的注射液，虽经高度提纯，但用后也难以避免过敏反应，甚至造成休克。

"是药便有三分毒"，凡事无不具有两重性，任何药物在治病时，若用之不当，皆难免致病之虞。中药含物繁多，结构错杂，有效成分大多为化学物质，其治疗量与中毒量许多都很接近，没有明显界限。目前中药不良反应的监测在我国尚属空白，尤其是长期使用对人体的影响，还有许多未知数。至于中药复方，特别是经灵活加减后，在人体中产生的效应，远较单味中药复杂，对它的认识尚待时日。

"纯中药制剂，绝无副作用"之说，经时代检验，缺少科学依据，因而国人万万不可轻信，并应尽快走出这一生活中的误区。对于当前的中药及其保健品热，切勿盲从。对中药，只有科学地认识它、使用它，人们才可能享受到大自然的恩赐和真正意义上的健康。

（原文发表于《成都晚报》1995 年 3 月 24 日）

从不能发表的"真验方"说起

《家庭真验方》栏目开张后，陆续收到一些读者来稿。这栏目要求真实亲历，不能道听途说，把一大批热情的验方爱好者挡在了门外，所以应征者不多。不多的来稿，却问题多多，譬如手头一篇讲母亲用清凉油外涂鼻翼治好了复发的鼻息肉。此文确为读者亲身经历，也有出处，是符合栏目要求的"真验方"，但和专家讨论后却认为不能发表，也不宜公开评价。

首先，读者老母鼻息肉手术后"复发"诊断是否确立？因为即使有鼻息肉病史，出现鼻塞也未必是息肉所致。其次，中医确有外涂或吹法治疗鼻息肉者，但效果多不理想，未见有如此立竿见影者。再者，清凉油刺激性强，不能内涂鼻腔，长期外涂的话对鼻黏膜有无不良影响，因无体会，专家也不作妄议。

这样的验方不能说"假"，但疑点很多，不能轻率推出。可媒体上如今多的是这类个案性质的验方，读者也多折服于其喜人的效果，未深思一个"能否由此及彼"的问题。中医以医案为重要的研究传承方式，西医则要求以大样本说话，强调可重复性，这种思维模式上的差异放在各自的历史人文环境下都不是问题。但现在中西方文化大融合，信息传播又如此发达，中医如果固守原来的表达方式，必定会遭遇问题。

说句玩笑话，扁鹊医活了一个"死太子"而名噪天下。可这要放在今天，全国各地的"死太子"闻讯纷至沓来，几个能被医活就难说了。而那没被医活的，不会只让医生全家抬棺出殡就了

第二板块 展示篇 中医科普范文展示

事，却是肯定的。咱们媒体呢，雕版印刷活字印刷影响有限的年代过去了，如今电子版手机版都满天飞了，再拿个例当普象来说，尤其是在大众传播领域，一不小心可就祸害无穷，遗臭万年。

（原文刊载于新浪博客 2013 年 2 月 28 日）

中医食疗还有多远的路要走

马烈光

中医食疗，自古以来备受重视和推崇，其地位甚至超过药疗。唐代药王孙思邈在《备急千金要方》中指出："夫为医者，当须先洞晓病源，知其所犯，以食治之，食疗不愈，然后命药。"

随着经济的发展，人们的饮食观念开始趋于理性，更加关注吃什么保健康，吃什么能治疗疾病。因此，中医食疗成为最受关注和大众乐于接受的养生项目之一。随着药膳食疗日益为大众所接受，中医文化也日益为人们所了解和认可，并已经开始广泛应用于对日常生活的指导中。当前，对于大众来说，"食和五味""平调阴阳""辨证（辨病）施膳"等中医专业词汇已不再陌生，人们逐渐自觉地将其作为使用药膳食疗时的指导。中医文化的普及，也使药膳食疗的使用日渐正规与有效，因此药膳食疗的普及与中医文化的传播有着相辅相成的关系。

回顾近几年"绿豆先生""排毒教父""泥鳅教母"等事件，不免有亡羊补牢之感。歪风邪气得以猖獗的根本原因在于大众欠缺辨别真伪的基本素质。现在的人们过于重视技术方法的实用性，而对药膳食疗的基本理论了解不足。试想，如果大家熟悉和了解中医药膳食疗的基本理论，讲究因时、因地、因人制宜，审因施养，就不会因盲目跟风而跟出问题。理论知识是实践的根基，没有理论指导的实践犹如无源之水、无本之木，只能称之为具有相当局限性的经验。诚然，单纯学习理论是枯燥的，并且学会之后也不一定有立竿见影的效果。但就像一列火车，看起来是由煤、电等能源驱动的，可是没有了铁轨的规范，火车的存在也就失去了意义，甚至出了铁轨的火车要比失去动力的火车危险得多。

现代社会，方法和技术并不缺乏，却仍有不少用膳不当反而伤身，甚至刻意追求严格营养而导致伤生损命的实例。这正是因为违背了基本法则而"出轨"所导致的。所以，正确的科普宣传是压倒歪理鼓噪、提高大众鉴别能力的最有效途径。我们不仅要注意对每种中医食疗方法进行正确的科普介绍，还应该努力使大众了解掌握中医食疗基本的理论知识，特别是基本概念、基本原则、基本法则。大众只有以这些正确的基本理论为依据，才能从根本上鉴别伪食疗，"喝醋喝出溃疡""生吃芦荟排毒导致大肠黑便"的悲剧才会减少，病后不吃药而喝绿豆汤、肉汤、苦瓜汁的闹剧才难以上演。

（原文发表于《健康报》2013 年 1 月 23 日）

披金戴银清热药

金银花，在中医处方常被写成双花、二花、银花，在民间又被称为鸳鸯藤、二宝花，原产我国，为忍冬科忍冬属的半常绿缠绕性藤本花卉。在《本草纲目》中，金银花是和忍冬藤混在一起记述的。忍冬是金银花着生的藤，最早记载于陶弘景的《本草经集注》。李时珍认为"忍冬，茎叶及花，功用皆同"，因此并未区分。

据学者考证，直到南宋的《履巉岩本草》才开始出现"金银花"的名称。该书下卷载有"鹭鸶藤，性温无毒，治筋骨疼痛，名金银花"。从所附彩色图看，与现在入药的植物忍冬无异。明代的官修本草《本草品汇精要》中，在"忍冬"条下记载了异名左缠藤、金银花、鹭鸶藤等。经过清代，金银花才逐渐成为了药物的正名。另外，直到《本草纲目》，金银花的药用部位还是不加区别的，也就是药用地上部分的全草。明代以后，人们逐渐发现花的作用大于茎叶。《得配本草》记载，金银花"藤、叶皆可用，花尤佳"。现代虽然存在金银花和忍冬藤两种药品，但多在金银花条项附以忍冬藤。

一般认为金银花性味甘、寒，入肺、胃经；功效是清热、解毒，主治温病发热、热毒血痢、痈疡、肿毒、瘰疬、痔漏。忍冬藤性味甘、寒，入心、肺经；功效是清热、解毒、通络，主治温病发热、热毒血痢、传染性肝炎、痈肿疮毒、筋骨疼痛。现代研究表明，金银花的化学成分是挥发油，油中主要为双花醇、芳樟醇，并含木樨草素、绿原酸、异绿原酸、番木鳖苷、肌醇。其中，抗菌成分是绿原酸和异绿原酸，对葡萄球菌、溶血性链球菌、痢疾杆菌、伤寒杆菌、脑膜炎双球菌、肺炎球菌等有抑制作用，对某些呼吸道病毒也有一定的抑制作用。

金银花在我国分布很广，北起辽宁，西至陕西，南达湖南，西南至云南、贵州等省（区），均有野生或栽培，主产于山东、河南等地。野生品主产于湖北、四川、广西、贵州等地，多生于山坡、林旁及路旁。其中河南产的金银花称为南银花，特别是以河南新密市产的"密银花"品质最佳；山东产的称为东银花或济银花，产量大。密银花和东银花最著名，畅销国内外。

在河南省北部有一个关于金银花的传说。相传早年五指岭山腰里，住着一个姓金的采药老汉，他和山下一位姓任的老中医合伙在山下开了一家中药铺。金老汉有一个女儿，叫银花；任老医生有一个儿子，叫任冬。任冬和银花两小无猜，两家的老人给他们订了终身。却说五指岭上有一个瘟神，每日吞云吐雾，散放瘴气，传播瘟疫。自打它来到五指岭后，五指岭一带的老百姓染上疫病的便越来越多。

瘟神作恶多端，一天乘金老汉和银花上山采药时不备，把银花抢走了，还威逼成亲。银花宁死不从，被囚进一个石牢里。在山下的任老医生接连几天不见金家父女下山来送药，就让儿子去看看。任冬翻山越岭，终于找到了昏倒在草地里的金老汉。他救起老汉，知道了原委，继续去山里找寻，在魔窟中救出了银花。

银花听小妖说起要治瘟病除非金藤花，要想拿住瘟神除非药王。任冬就和银花双双到蓬莱仙岛的灵芝洞寻找药王。路上遇到瘟神，任冬掩护银花逃走。瘟神把任冬推下潭里淹死了。银花找到药王，一起赶往五指岭，赶跑了瘟神。银花知道父亲已经死去，任老医生也因思念儿子去世了，她不禁悲愤交加，来到燕儿坡任冬的坟前，止不住的泪水如同串串珍珠滴洒在任冬的坟冢上，坟上顿时长出了一丛丛茂密的金藤花蔓。

银花实在太悲痛了，便一头碰死在任冬坟前的岩石上。银花死后，整个五指岭漫山遍野都开满了金藤花。花儿金灿灿、银闪闪，一簇簇、一丛丛，光彩夺目，如云似霞。接着，当地凡是患了瘟疫的病人，喝了金藤花茶，立刻都痊愈了。后来，人们为了纪念银花和任冬，就把金藤花叫做"金银花"和"任冬花"，又叫做"忍冬"。为祝愿银花和任冬永远成双成对，也有人把这种花叫做"鸳鸯藤""二花"或"双花"。说也奇怪，直到如今，其他地方产的金银花泡在水中都浮在水面上，只有豫北燕儿坡前产的金银花泡在杯中直立而不下沉，据说这是药王亲口封过的。

据有人统计，金银花配伍的中成药有 200 多种，目前金银花除药用外，还被添加到保健品、牙膏、饮料、化妆品中，成为人们经常可以接触到的药食两用的中药材。金银花栽培十分方便，播种、分株、压条、扦插繁殖均可。金银花枝条柔软盘曲多姿，可盆栽观赏，又可做庭院垂直绿化，是一个优良的好树种，还可以制成观赏价值更高的艺术盆景。

（原文发表于《中国医药报》2013 年 9 月 2 日）

中药匮乏——人类自己酿就的苦果

正当人们为攻克生命大敌癌症和艾滋病寄厚望于中医的时候，从"岐黄"的大本营却频频传来告急声：中药——这一中国医学独有的优势和降伏病魔的法宝，在环境无情的"报复"中，药种正在减少、濒危、甚至绝灭……

随着我国森林减少、沙漠扩大、草原退化、水土流失等环境恶变，作为绿色植被一员的药用植物，也遭到了空前的破坏。人参以其神奇的药效风靡于世，却招来了杀"参"之祸，由于长期无休止地采挖，现野生者已极难觅到。冬虫夏草，上古不见经传，在现代商品经济中身价百倍，因"淘金者"日众，以致产量锐减。至于那些以树皮入药的植物，如杜仲、厚朴等，更是厄运难逃……中药的质量还受到了人类生活排放废气影响，如治疗肺痈的良药金荞麦，当大气中氟化氢平均为 $0.034mg/m^3$ 时，叶片即出现受害表现，大大影响了药效和产量。凡此种种，迫使医工临证不得不更方换药，疗效下降不说，中医完整的"辨证施治"体系也随之而面目全非！

野生动物是中药的又一重要来源，其中大多具有极为珍贵的医疗价值。麝香与犀角是中医急救"三宝"（安宫牛黄丸、紫雪丹、至宝丹）中的主药，前者国家连年歉收，正面临"杀鸡取卵"式的灭顶之灾，后者也因犀牛在我国绝迹及非洲的恣意捕杀而告危。还有，新疆旷野的高鼻羚羊已经从我国版图上消失，威风八面的东北虎行将在深山中灭绝，熊迹虽匿于密林之间，但仍躲不过猎枪和陷阱——羚羊角、虎骨、熊胆日趋枯竭，这预示着中医将要丧失急症医疗的工具……

矿物药不太那么名贵，因而易被人遗忘。但它既不可再生，也无法"栽培"和"驯养"，挖一则少一。当年唐代齐州属域齐山的阳起石就曾因服食之风盛行而被"吃净"；而今蓬莱境内古称"桂府滑石"之地，不仅桂府其名已逸，就连昔日盛产滑石的朱高山，也因滑石被采光而易名为"光山"。地球再大，矿产终有掘尽之日！

或许是"身在此山"的缘故，就在国人沉湎于"地大物博""用之不竭"之时，在中药进口和使用连年增长的日本，就已发出过

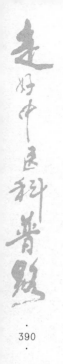

警告：中国的工业化进程正不断地毁坏着中国的国土，生药资源照此欠乏下去，"无米之炊"将使包括日本在内的中医名存实亡！近年国内正在加紧野生变家种、筛选代用品、开发新药源等应急措施，但治本之法乃是要竭力保护自然环境，给天然动植物药材以繁衍之地，不然，非但中医，整个人类都将吞食自己酿就的苦果！

（原文发表于《成都晚报》1990 年 11 月 13 日）

两千年前心移植　换了思想不见疤

曹东义

　　扁鹊是《史记》记载的著名医学家，他的事迹被人们广为传颂，有些故事既超前又离奇。对于这些记载，我们应该如何理解呢？

　　必须根据学术发展的具体情况，再结合历史背景、文献出处，才能推测到底哪些记载是实际状况，哪些记载属于文学加工。

　　《列子·汤问》甚至记载了扁鹊在两千多年之前为两个人互换心脏手术的事。那么，这个故事可信吗？首先我们要看看作者是怎样记载的。

　　《列子》说，鲁公扈、赵齐婴两个人有病，都来找扁鹊诊治。扁鹊为他们治疗之后，都得到了痊愈。然而，扁鹊的治疗，并未到此结束，他提出了一个更为大胆、更"彻底"的治疗方案。

　　扁鹊说："你们过去所患的疾病，都是外来的，从外向里，影响内在的脏腑，所以可以应用药物、针石治疗，能够治愈。你们还都有一种疾病，与生俱来，逐渐长大，影响深远。现在为你们治疗，祛除这个顽疾，你们看如何？"

两人互相看了一眼，都感觉很意外，就吞吞吐吐地说："是否请您先说一说，治疗之后的效果如何，我们再做决定可以吗？"

扁鹊对鲁公扈说："你的意志耐力很好，但是遇事决断力不够，所以经常是有余于谋虑，而不足以决断，丧失了很多机会。"一席话说得鲁公扈心服口服，不住地点头。

扁鹊转身对赵齐婴说："你的思虑谋略虽差，却长于决断，敢作敢当，所以很多时候，属于缺少思考而盲目行动，也就是人们常说的有勇无谋。"赵齐婴一听，连声称是："您说的太对了！我们怎么做才能扬长避短，智勇双全呢？"

扁鹊顿了一顿，说："治疗的方法，只有让你们两人互换心脏，这样就可以改变你们的性格，弥补缺憾，成为非常优秀的人"。

鲁、赵二人一听，都感觉扁鹊说得有道理，决定接受这个手术。

《列子》说："扁鹊遂饮二人毒酒，迷死三日，剖胸探心，易而置之，投以神药，既窹如初。"

也就是说，扁鹊使用了药物麻醉方法，麻醉的时间长达三天，可见手术的"难度"是相当复杂的。扁鹊的药物麻醉，比华佗的"麻沸散"药物麻醉早700多年，是世界最早的"药物麻醉记录"。扁鹊"剖胸探心"手术的难度，也超越了华佗的腹部手术。当然"易而置之"的换心术，也是人类最早的"科学幻想"，今天还做不到。它的手术效果，现在看来也是难于达到的。

做过互换心脏手术的鲁公扈、赵齐婴二人高高兴兴地回了家，可是没想到惹出了大乱子。

原来，中医认为人的神志精神活动，虽然与五脏有关，但主要为心所主宰。孟子说过"心之官则思"，就是这个意思。在中华文化里，几乎所有与思想、精神有关的汉字，都带着心字的偏旁。

鲁公扈、赵齐婴二人互换心脏之后，鲁公扈的心脏连同他的思想，一起都移植到了赵齐婴的身体里；鲁公扈的身体里装着的则是赵齐婴心脏与思想。因此，很自然的，鲁公扈走到了赵齐婴的家里，希望开始新的生活；赵齐婴也很自然地走进了鲁公扈的家，希望与他的家人一起重新生活。不知道原委的两家人，都不干了，都不欢迎这位"新来的生人"，任凭他如何解释都不起作用，二人只好分别去找扁鹊。在扁鹊那里，鲁公扈、赵齐婴的家人得到了圆满的解释，高高兴兴领着"新人"回了家。

可是，我们的疑问却来了：扁鹊互换心脏的手术可信吗？

按说，春秋时期的医疗技术，为人互换心脏是难以做到的；即使是互换了心脏，也不会鲁与赵互换思想；即使是互换了思想，如果有"刀疤"为证，也不必去找扁鹊做证明。显然这是一则寓言而非事实，这与愚公移山的故事一样，是古代人们美好的愿望。可巧的是，这样奇妙的两则故事，都出自《列子·汤问》。

如果说，扁鹊为人互换心脏不可能做到的话，在河北省内丘县的神头村的山沟里，至今还流传着扁鹊为人做手术的"洗肠沟""捞肠沟"的故事。

故事说，扁鹊在为人做手术的时候，把切下来的肠子，用流水冲洗，希望洗干净之后再装回去。但是，水流太急了，肠子被水冲跑了。情急之下，扁鹊急忙顺流而下，在下游的另一条沟里，把冲跑的肠子找了回来，把它重新安装到病人的腹腔里，救活了病人。

这显然也属于寓言故事，而不像是事实。当时，由于战乱、外伤，出现腹部的大伤口是有可能的，进行缝合、修补也是有可能的。华佗所做的腹部手术，也许是缝合之类的手术。肠子破了之后，进行腹腔清洗，虽然困难，也不是不可以做到。但是，把肠子完全摘除出来，经过清洗之后再装回去，现在也不一定能够做到，在扁鹊的时代，也只能是美好的愿望。然而，今天的异体器官移植已经成功，这不能不说我们的古人敢于想象，而且反映了他们对于医学的期待，对于中华大医精妙医术的渴望是多么强烈！

（原文发表于《中医药与亚健康》2013 年第 9 期）

胃喜为补与异域旁证

丁兆平

"胃喜为补"是句古老的中国谚语，推究它的渊源也许会很久远，至少在《素问·至真要大论》中就有"五味入胃，各归所喜"之说，强调了人体对饮食物主动的选择作用。清代杰出的医学家叶天士（1667～1746）将其引入中医临床。他在临证医案中应用并加以发挥，指出"食入自适者，即胃喜为补"。

"胃喜为补"，见于叶天士《临证指南医案·虚劳门》治钟姓案。其案记："少年形色衰夺，见症已属劳怯，生旺之气已少，药难奏功，求医无益，食入自适者，即胃喜为补，挟持后天，冀其久延而已。"他所说的"胃喜为补"之意，即"食入自适"。

适合人的口味，吃下去舒服的食物就是"胃喜"的食物；反之，则叫做"胃厌"。"胃喜为补"之重要，就在于强调，凡是"胃喜"的食物，一是符合身体需要，二是易于消化、吸收。这样的进补，方能对身体有益。选择自己喜欢的，是正确的饮食选择，这样的饮食原则，推而广之亦适用于疗疾康复。

这一认识的得出，是基于对人的饮食习惯与健康之间的相互联系进行长期的观察总结，并最终上升为理性认识的结果，应当是在生活实践中得出的真知。得出这样的结论，所观察的是实实在在的芸芸众生，是生活中的餐餐饮食，是包含有个人自我的切身感受与人群之间的差异比较的综合归纳，是长时期的而又绝非是由一人完成的。

凡事有持怀疑态度者，我们不妨把他们称之为"怀疑论者"。对"胃喜为补"，也有人觉得难以认同：那么对不同的人来说，饮食岂不是没有标准了吗？科学告诉我们"真理只有一个"，难道不该从食物的品种、营养、成分等决定哪个好、哪个不好吗？这句谚语、俗语或中医认识，没有得到实验的验证与检验，它得出的结论怎么能是科学的呢？那岂不是古人的愚昧吗？

决非愚昧。而是实践出真知——"胃喜为补"，古人有总结，有验证；今人有继承，有应用。

有人强调，科学的结论需要实验的验证。很偶然，我从异域所做的实验中得到了这一古老谚语的科学旁证，不过那实验并不是针对验证中国人的这一谚语而设计的，但不等于它的结论不能用来佐证这一古老谚语的正确与科学。

有两组参加实验的人群，志愿者一组是来自瑞典的妇女，一组是来自泰国的妇女。她们在面对同一道泰国菜时，参与实验的瑞典妇女都觉得味道太辣，而喜欢这道菜的泰国妇女则从中吸收到更多的铁。相反，当志愿者享受汉堡包、马铃薯和豆子时，这次仅仅是偏爱这些食物的瑞典妇女吸收的铁更多。这还不够，还给她们进行了另一项实验，这一次摆在所有志愿者面的，是营养价值很高，但淡而无味的糊状物。在这种情况下，无论是泰国人，还是瑞典人，都没有吸收到更多的铁。

《何必拒绝美食》——这是迈克尔·舍默（Michael Shermer）的论文标题，他的文章发表在《科学美国人》杂志（Scientific American）上。但上面所描述的实验并非他的研究课题，而是引用自美国南加州大学社会学教授巴里·格拉斯纳（Barry Glassmar）即将出版的新书《饮食信仰：你信奉的饮食规则都是错的》。"一顿饭的价值取决于饭菜中缺少的成分：糖、盐、脂肪、卡路里、碳水化合物。防腐剂、添加剂以及其他的可疑物质越少，饮食就越健康。"格拉斯纳认为，这种饮食信条毫无科学性可言。那么，我们是否也可以认为，什么食物的"营养成分很高"，这不是由指标说了算的！难道所标示的那些成分，就是人所真正需要的或者是真正能够利用的？

"实践是检验真理的唯一标准。"但现今有些人似乎持有实验至上的"唯一"论，在他们的眼中，实验才是检验真理的唯一标准，惟实验至上，其他的实践似乎毫无意义。众所周知，实践远非只有实验一途，实验是绝不等同于实践的。不能因为没有实验检验的，就不承认它，甚至武断地完全否认。这样的例子不是没有，而是很多。由于实验条件和水平的诸多限制，远远不能达到能够在世界上检验一切的理想状态，但是绝不能因此而说，除了实验检验之外的都不是真理。在中医领域，我们所面临的没有实验验证的东西还很多。这些来自于历史与实践的学问，确实需要淘汰错误的认识，获得正确的新知。但是，怀疑论者与反对者们，让你的否定来得更加审慎庄重些吧！切不要粗暴地说，没有证真就疑伪。历史证明，得出真理的实践是有多种途径的，而非仅仅有实验之一途。实验的验证很局限，验证的道路更很漫长，结论切不要下得太鲁莽。我想，从"胃喜为补"这一句古老谚语得到实验的旁证，怀疑论者应该深思——古人为什么能够得出这样的结论，使它能成为现代实验可证实的"真知"。这应当与凭空想象无关，因为颠扑不灭的真理是：实践出真知！

（原文发表于《中国中医药报》2007 年 6 月 8 日）

风采篇

中医科普活动风采

黄石会议吹响了中医科普工作的集结号

　　首届全国中医科普研讨会由中华全国中医学会编辑分会科普组与《大众中医药》杂志社联合主办，于 1988 年 9 月 19 ～ 21 日在湖北省黄石市召开。时间易逝，日月如梭，转眼已过 25 年了，在我的中医学术生涯中，尽管已参加、主持过大大小小的中医药学术会议 200 多场次，但黄石中医科普研讨会至今仍历历在目，记忆犹新，留下了难忘的印象。

　　黄石会议是由一批来自全国各地的中医专家、科普作者参加的一次中医科普工作研讨会。中华全国中医学会（中华中医药学会前身）副秘书长肖德馨教授、常务理事李今庸教授、理事马有度教授等 53 人出席了会议。会议由马有度主持，李今庸致开幕词。这次会议是新中国建立以来召开的第一次全国性中医科普工作研讨会，为今后中医科普工作的发展吹响了集结号，具有里程碑意义。会议期间，到会代表满腔热情，发言积极，进行中医科普创作、编辑、宣传等方面的经验交流，还认真地总结了十一届三中全会以来我国中医科普工作取得的成绩，特别是对今后中医科普工作的发展提出了许多很好的意见和建议。会后还向中华全国中医学会提出了建立全国中医科普研究会的报告，并推举李今庸、马有度、邬尧清、张腊荣、万铭、王平、江淑安为筹备牵头人。

　　在黄石会议上，我有幸认识仰慕已久的马有度教授。马教授时任重庆医科大学附属医院中医科主任，兼任中华全国中医学会理事、重庆市中医学会副会长。他在从事中医临床教学科研的同时，坚持笔耕不辍，不仅有大量的中医科研学术成果问世，而且每年还要创作发表许多中医科普方面的文章，以帮助人民大众了解中医药，用中医药防病保健。马教授站得高看得远，在当时中医界还不注重中医科普工作的情况下，他就认为：中医药这个伟大的宝库几千年来为中华民族的繁衍昌盛作出了巨大贡献。但随着社会的西化、传统文化的退化，中医药也受到了影响，许多老百姓不了解不善于运用中医药防病保健。因此，必须在社会上大力宣传和普及中医药防病治病保健知识，以弘扬中医药特色优势。他不仅大声疾呼要重视加强中医科普工作，并带头撰写中医科普文章，出版《家庭中医顾问》等科普著作，而且还于 1985 年以中华全国中医学会理事身份向学会提出了成立"全国中医科普分会"的建议，得到了全国科协"三大"代表、中华全国中医学会常务理事、普及和教育工作委员会主任万友生教授的赞同。万教授将他的建议提交中国科协"三大"作为提案，并附上自己坚决支持的意见信。由于种种原因，全国中医科普分会当时没有及时成立，但工作不能受影响。马有度教授以自己对中医的责任感和人格魅力，热情地与来自全国各地的中医科普创作者、爱好者、支持者坦诚交流，在这次首届全国中医科普工作研讨会上做了《心里始终装着大众健康》的报告，为新时期的中医科普工作进行了谋划，特别是为徘徊中的中医科普工作者增强了信心和正能量。

我时年 31 岁，正任职湖北省麻城市卫生局局长。由于自己 13 岁当中医学徒，后又上中专、大学学习中医，走上卫生局领导岗位前也曾从事中医临床教学工作多年，对中医药有一份深深的情结，虽然担任卫生局领导，但仍不脱离中医临床，在当时的市医院中医科还分管病床，每周定期上门诊中医科坐诊，每年要创作一些中医科普文章见诸报端。这次应邀参加了黄石会议，学到了很多中医科普创作方面的经验，特别是马教授的渊博学识和中医科普创作的激情极大地感染了我。两年后我和夫人叶琼花（时任麻城市医院中医科主任）共同编著的30多万字的《大众食疗及保健顾问》一书由中医古籍出版社出版了。至今已撰写并发表了120多篇中医科普方面的文章。自黄石会议至今，一直未再见到马有度教授，但对他神交已久，从报刊上经常拜读他的文章，他的精神一直鼓舞着我，现在自己虽也年近花甲，但仍为中医科研科普尽力。

　　参加黄石会议给我留下难忘印象的另一位朋友就是时任黄石市《大众中医药》杂志副主编兼编辑部主任的王平老师。王平是一侧上肢被截了肢的残疾人，而且又是女同志，她虽只有一只手，但干着常人需要两只手才能干的事。她为创办这份杂志历尽艰辛，付出了心血和汗水。这个杂志有正规的刊号，是当时全国唯一的中医科普杂志，创刊时间不长，但每期发行两万多册，读者对象就是普通老百姓。办杂志一要资金，二要编辑人员。资金是困扰她的最大问题，当时出版杂志需要印刷费、发行费、稿费（不像现在办杂志要收版面费），而仅有的杂志订阅收入是远远不够的，她就想方设法多渠道创收来保证每期杂志的正常出版发行。我因当时喜欢写中医科普文章，也是该杂志的作者之一。由于离黄石市不太远，有一次我专程去黄石拜访了王平老师，其情其景令我意外而感动。作为杂志编辑部在我预先的想象中，起码应有专门的办公室和编辑人员，可是到了黄石市一看，《大众中医药》杂志当时就在王平的家中办公，除了王平外，还有一位热心的小伙子帮忙义务搞编务，也没有专职的编辑。进到王平的家中，她当时正在地上分拣挑选着各类来稿，其条件之简陋大大出乎我的意料。交谈中我得知，这份杂志的主办单位虽然是黄石市科普创作协会，但不提供一分钱的经费，也不提供一间办公用房，仅仅是挂名而已。王平老师为了创办这份杂志，筹集了数千元资金用于开办，又将创收的资金全部投入到杂志的运营中，没有专职编辑人员，她除了自己看稿审稿外，还请了一位热心的中医朋友帮忙校订稿件，请了一位美术编辑帮忙绘制一些插图。说实在的，《大众中医药》杂志当时还是办得很好的，图文并茂，版面活泼，文章通俗易懂。开始是季刊，后改为双月刊。但谁也想象不出，这份品味较高、知识丰富、通俗易懂、具有中医药特色的大众科普杂志，竟是出自一个连办公室也没有的编辑部。我不禁为王平的中医情操和艰苦创业精神所感动。这次黄石之行使我精神上受到了震撼和升华，仿佛是上了一堂"延安精神"教育课。当时我就向王平老师说：以后发表我的稿件不用寄稿酬了，而且每年我将为杂志赞助一点办刊经费。

是什么精神鼓励着王平老师要办这份杂志呢？她说：在日常的中医诊疗中，接触到很多老百姓喜欢中医药，但不知哪些病适宜看中医，怎样用中医药防病保健，于是她就萌发了要办一份中医科普杂志的念头。经过王平老师奔走努力，在湖北省委和卫生部领导的关怀下，获得创办《大众中医药》杂志的批文和刊号。由于杂志是不允许私人创办的，所以她就找了支持办刊的黄石市科普创作协会作为办刊的主办单位。王平老师全力投入到杂志的创办之中，当时她还满怀信心地对我说：一定要办好这份杂志，使它成为传播中医药知识的平台，成为广大民众的良师益友，让中医药在新的时期发扬光大。是啊！正因为王平老师有了崇高的理想和信念，才为中医的传承和普及艰苦创业，老骥伏枥，壮心不已。

首届全国中医科普研讨会之所以选择在湖北省黄石市召开，其主要原因就是当时全国唯一的中医科普杂志诞生在黄石市，也在于黄石市有了王平老师这样一位中医科普的痴情者。时至今日，中医科普工作的重要性、必要性已为大多数中医人所共识，中医科普工作的形势已今非昔比了。但黄石会议吹响了中医科普工作的集结号，将在我国中医科普工作发展的历史上留下永久的记载。马有度教授、王平老师等一批为中医科普事业作出贡献的开拓者，永远值得我和中医界同仁们好好学习。

正是：

时光飞逝25载，黄石会议难忘怀。

有度吹响集结号，中医科普宏图展。

王平办刊搭平台，科普之花华夏开。

喜看今朝硕果累，杏林春暖枝叶繁。

作者简介

江淑安，男，1957年出生。现任北京聚医杰医药科学研究院院长，中医主任医师、教授；兼任香港国际中医药研究院副院长、特约专家委员，中国特色医疗学术研究会常务副会长兼秘书长等；历任湖北省麻城市卫生局局长兼党组书记，地级随州市卫生局局长兼党组书记，国家中医药管理局农村中医工作评审专家，全国中医医院管理学会常务副秘书长等职。热爱中医，毕生学习钻研中医。13岁起跟师学徒，后又上中专、本科、研究生等院校学习中医。从事中医临床、科研、教学管理工作近40年，发表中医科普文章120余篇，学术论文80余篇，出版学术专著10余部，获国际、省部级、市级中医药科研、学术、科普成果奖20余项。是深得时任卫生部部长崔月犁和卫生部中医司司长吕炳奎等领导肯定赞扬的铁杆中医。崔月犁为其题词："宝剑锋从磨炼出，梅花香自苦寒来。"吕炳奎为他题词："少年师中医，而立有成就，名传海内外，精益更求精。"

全国中医科普团队在重庆诞生

　　1992 年 5 月 5 日，蓝天白云，阳光灿烂，在重庆市袁家岗兵工招待所门前，彩旗飘飘，喜气洋洋，欢迎来自全国各地的中医科普专家光临山城传经送宝，共商中医科普大计，培训中医科普人才。

　　进入大厅，一排排彩色照片特别耀眼，这是重庆市中医科普专委会举办的展览。展示了 1988 年黄石科普会议以来，重庆借此东风把中医科普事业加速推进的足迹。写文章，出专著，开讲座，做展板，上电视，做节目，下基层，做咨询，搞义诊⋯⋯

　　全国第三次中医科普研讨会暨首届培训班，就以这场展览拉开了序幕。

　　这次研讨会，收到论文 40 余篇，会议以主题报告作引导，深入开展互动交流，气氛活跃，很有成效。

　　《大众中医药》杂志主编杨友信所做的《架起中医与人民之桥》的报告，摆事实，讲道理，使大家深切地感受到中医科普很重要，人民大众很需要。上海中医药学会秘书长邬尧清报告的题目是《中医优秀科普文章评价》，对优秀范文作了生动点评，不仅使参加培训的学员学到了怎样写好作品的技巧，而且激发了大家参与中医科普创作的热情。

　　配合他们的精彩讲座，我结合自己创作《家庭中医顾问》的实践，与大家坦诚交流从事中医科普创作 10 年的感悟。中医科普创作，满腔热情不可少，而练好基本功夫最重要，一定要掌握好科学性、思想性、实用性、趣味性这"四性"，一定要把这四性融入通俗易懂的语言之中，做到彻头彻尾的"通俗化"。学员们反映，他们记住了八个字：中医科普，四性一化。

浙江嘉兴的徐湧浩交流了他创作中医科普文学作品的感悟，他创作电影剧本《张仲景》的实例给大家留下了深刻的印象。江苏南京的王启才，不仅生动地交流他从事针灸科普的宝贵经验，而且谈到了他多次自费参加科普活动的事迹，使大家深受感动。

这次会议时间不长，规模不大，人数不多，但大家反映，内容丰富，形式新颖，气氛活跃，印象深刻，收获不小。

最大的收获，来自当晚的恳谈会。为了节省会场费，也为了体验科普同道是一家的感觉，我诚恳特邀全国各地的新老朋友到寒舍一聚。

晚上 7 点，由重庆市中医药学会专职秘书长余朋千、科普专委会副主任王辉武陪同，北京中医学会秘书长兼《北京中医》编辑部主任刘殿永，上海中医学会秘书长邬尧清及办公室主任祝大卫、《上海中医药报》副总编黄宝福、湖北《大众中医药》主编杨友信、南京中医药大学王启才、浙江嘉兴徐湧浩等嘉宾，一齐来到重庆医科大学附一院我家的平房，在简朴的客厅里围成一圈，促膝而坐。夫人徐亚华献上茶点，大家一边品茶，一边聊天。本意是让各位专家放松一下开会一天的身心，殊不知，大家不约而同的话题，总是离不开中医科普。谈成绩，提问题，找出路，想未来。最后一致认为，中医科普是维护亿万民众健康的一条重要战线，单靠各地散兵游勇式的分散战斗，很难取得重大成果。当前最急迫的就是建立组织，形成团队。考虑到提出建立全国中医科普分会的建议，已经过去整整 8 年，再不能被动等待了，应该把全国各地的志士同仁联合起来，先组建一个小型的全国中医科普委员会，有组织有计划地推动中医科普事业。大家一致决定，说干就干，不讲排场，不举行仪式，就在这间普普通通的平房客厅，宣告自发组织的全国中医科普委员会正式成立。参加这次恳谈会的人士就成为常务委员，经过友好协商，大家一致推举我出任主任委员，余朋千任秘书长，王辉武、王启才任副秘书长，杜继红为专职秘书。

全国中医科普委员会当即作出三项决定：一是聘请中国中医药学会副秘书长李惠治出任名誉主任委员；二是积极筹备较大规模的第四次全国中医科普研讨会；三是继续争取成立中国中医药学会科普分会。

恳谈会还在继续，此时夜色已浓。这批中医科普的热心人谈兴更浓，依依不舍，久久不愿离去。我夫人赶忙出来谢客，希望大家保重健康，赶快歇息。我也连忙打帮腔，相约各位科普战友，下次成都会议，我们再次深夜恳谈，共商中医科普大计，广集人才，壮大团队，扬帆起航，迎风破浪！

中医科普之舟在蓉城扬帆起航

宁蔚夏

人生就像一只小船，承载着个人的理想，驶向生命的远方。中医科普如同一叶不同寻常的轻舟，承载着事业的使命，为百姓提供保养生命舟楫之便，引领大众在健康的航线上前行，驶向长寿的彼岸。在我的人生事业追求中，最有幸的莫过于参加中医科普之舟起航的剪彩仪式，而且是在一个硕果累累、充满着丰收喜悦的秋天。

1994 年 9 月 10 日，全国第四届中医药科普学术研讨会在天府之国腹地成都隆重召开，四川省草堂干部疗养院喜迎嘉宾。会上中国中医药学会科普分会（后更名为中华中医药学会科普分会）正式成立。这一划时代的时刻，宣告了中医科普春天的到来，扬起了中医科普远航的风帆。

巴蜀大地自古人杰地灵，名医辈出，有着深厚的传统文化积淀。山城重庆为改革开放以后我国中医科普的发祥地和摇篮，芙蓉之城成都乃全国三大科普基地之一。浓重的科普氛围，使东道主占尽了"天时地利人和"，巴山蜀水没有理由不为之自豪，没有理由不为之沸腾。

闻之会议的召开以及由中国中医科普人精心打造的轻舟即将起航，国家卫生和中医管理部门、中医药学会领导和一代国医前贤表示了高度重视和关注，纷纷题词，致以祝贺。卫生部副部长兼国家中医药管理局局长张文康高瞻远瞩地指出："搞好中医药科普，弘扬中医药事业。"中国中医药学会会长崔月犁语重心长地寄语："交流中医药科普工作经验，为人民健康做新贡献。"中国中医药学会常务理事方药中教授高度称赞："把高深的中医理论用现代概念加以论述和阐明，深入浅出，这在振兴中医事业上具有重要意义。"中国中医药学会常务理事邓铁涛教授更是振臂疾呼："中医学呼唤科普！"

与此同时，国家中医药管理局向大会发来贺电："中国中医药学会：悉闻你会于 1994 年 9 月在四川成都召开全国第四届中医药科普学术研讨会，特致电表示热烈的祝贺，向与会的专家学者表示诚挚的问候。中医药的科普工作对于扩大中医药的宣传，繁荣中医药学术，振兴中医药事业有着重要的意义。望切实组织好这次会议，取得实效。预祝会议获得圆满的成功"。中国中医药学会学术部部长王玉英教授不辞辛劳，千里驰行，专程到会指导。

作为东道主的巴蜀人自然当仁不让，不仅对这一史无前例的活动给予极大的关心和支持，还充分展示了他们的热情好客。各级各部门领导相拥而至并作重要讲话，其中包括四川省中医现代化研究会会长侯占元教授，省卫生厅副厅长钟道友教授，省卫生厅正厅级巡视员、省中医学会会长邓明仲教授，四川省中医管理局向方远副局长，省科协学会部部长曾启治同志，成都中医学院副院长万德光教授等。他们的莅临，为这一活动的圆满举行打下了坚实的基础。

科普工作者被誉为科技队伍中的"特种兵"，他们不但能将科研、科普这一科学劳动的两副重担双肩同挑，而且能征善战，十八般武艺样样精通。参加此次中医科普之舟首航仪式的"特种船员"，来自祖国大江南北的17个省、市、自治区，共70余名，既有中医药专家、教授，又有科普作家、科普编辑和科普积极分子，他们见证和亲历了我国中医科普工作发展的艰难曲折，如今作为中医科普之舟的首航员，接受人生从未有过的检阅，无一不感到振奋。那种翘首以盼"轻舟过"的心情，不就是当年诗仙留下的不朽名篇《早发白帝城》的现代版吗？

这次活动的重头戏，是科普分会主任委员马有度教授在甲板上豪情满怀作的《加强两翼 振兴中华》的首航讲话以及其后各位船员的学术交流。马有度教授强调，中医药事业要腾飞，必须有坚强的两翼：一翼是学术研究，一翼是学术普及。面对当前和今后发展中医药科普事业的需要，繁荣中医药科普创作的需要，建立中医药科普学术体系的需要，促进中医药科学研究、科技开发、科技市场的需要，必须大力汇集人才，正式组建全国中医药科普学术研究组织。这个研究组织，要充分发扬奉献、团结、奋进、实干的精神，要努力建立中医药科普学术体系，要尽快构架中医药科普网络。我们的方针就是切实做好两个"两手抓"：一手抓科研，一手抓科普；一手抓学术，一手抓市场。此后，船舷两旁，"船员们"就如何振兴中医药科普事业、提高中医药科普创作技巧、活跃中医药科普作品评论、加强中医药养生保健，以及防治疾病的中医药科普创作等问题进行了热烈的研讨，对中医科普之舟远行充满了必胜信心。

俗话说，大海行船靠舵手。新成立的科普分会，经过民主协商，推荐张文康、崔月犁、侯占元、万友生、李今庸、肖德馨、魏治平、邢思邵为顾问，著名中医学家邓铁涛为名誉主任委员，马有度为主任委员，杨友信、吴大真、王琦、刘殿永、邬尧清为副主任委员，余朋千为秘书长，王辉武、李宝顺、王启才为副秘书长，杜继红为专职秘书。这一强有力的领航班子，无疑将会使我国的中医科普工作进入新的里程，全力和加速航行，走得更快更远。

中医科普工作形同一只大鼎，是由三支力量组成的，即中医科普的三大支柱：一支来自于社会，包括各级政府、社会群团和企业等；一支即是科普的核心——中医科技工作者；一支为大众传媒。对于中医科学技术的传播普及，这三支力量就如同中医科普大鼎的三足，支支举足轻重，缺一不可。这次活动中，不仅评出了中医药科普创作优秀奖和中医药科普作品奖，对作者进行了表彰，还向重庆市中医药学会、大众中医药杂志、上海中医药报、中国中医药报、健康报、中药事业报等单位颁发荣誉证书和奖杯，充分显示出了"三足"鼎力相助的强势合力。

有道是，船只远航，船长最忙。何况这又是一只日后引领中医科普潮流的"新船"。从这次活动筹备直至尾终，年近花甲的"船长"马有度教授从上到下，从前到后，马不停蹄，穿梭在"船员"之中，可谓不亦乐乎，倾尽心血。我就是在此时结识了这位学识渊博、谦逊和蔼的长者。当时，马教授亲切地握着我的手说，你的论文很有新意，你一定要进到科普分会里来。当然，在这次首航式上，我也小有收获。我的论文《试论中医科普创作中西医结合的必要性》作了大会交流，这一新型中医科普创作形式，不仅引起了与会者浓厚的兴趣，而且还获得了中医药科普作品奖，同时，我也成为科普分会的首届委员。事后，作为《中医药信息报》的通讯员，我专门在该报撰文对这一盛大活动进行了报道。

岁月荏苒，光阴似箭。中医科普之舟从蓉城起锚至今已经在大众一望无垠的海洋中整整航行了 20 个年头，尽管"船长"换了一茬又一茬，但"船员"代代连接，薪火相传，远航的目标丝毫没有改变。中医科普任重道远，每个中医人都应该成为科普人，登上这只"航船"，充分发挥自己的聪明才智，成为名副其实的"治未病"的"上工"。唯有这样，中医养生大智慧和防病治病绝活才能惠及百姓，穿行在五洋之间，传遍地球村的每一个角落。

中医科普南京风采

为了进一步加强中医药科普工作，探索新时期中医药科普的新机制，更好地传播中医药科学文化，弘扬中医药特色优势，有效地配合《全民科学素质行动计划纲要》的实施和"中医中药中国行"活动的开展，2007 年 9 月 15 ～ 18 日，由中华中医药学会主办，江苏省中医药学会承办的第二届全国中医药科普高层论坛在南京双门楼宾馆隆重举行。

9 月 15 日，恰逢全国第五个科普日，卫生部副部长、国家中医药管理局局长王国强专门为大会发来贺信，给予大会极大的鼓舞。王部长强调指出：中医药科普宣传是中医药事业的重要组成部分。长期以来，广大中医药科普工作者在弘扬中医药传统文化、普及中医药防病治病知识方面做了大量工作，取得了有目共睹的成绩，为推动中医药事业发展作出了贡献。衷心希望广大中医药科普工作者以此次会议为契机，认真学习领会和贯彻落实中央关于中医药工作的重要指示和吴仪副总理重要讲话精神，把全国中医药工作会议提出的各项要求落到实处，深入研究中医药科普宣传的特点和规律，不断改进中医药科普宣传的内容和形式，不断提高中医药科普宣传的效果和覆盖率，积极参加"中医中药中国行"活动，推动中医药传统文化和防病治病知识更加广泛深入地进农村、进社区、进家庭，为促进中医药事业发展，提高人民健康水平作出应有的贡献。

开幕式上，国家中医药管理局副局长吴刚、世界中医药学会联合会副主席兼秘书长李振吉、中华中医药学会秘书长李俊德、世界中医药学会联合会副秘书长姜再增、世界华人联合会副主席翁宗周、国际中医男科学会主席曹开镛、中华中医药学会科普分会首届主任委员马有度、中华中医药学会学术顾问温长路、中华中医药学会继续教育部主任王奕、中华中医药学会学术部主任刘平、南方李锦记有限公司副总裁杨国晋等领导、嘉宾和专家出席。江苏省中医药学会秘书长黄亚博主持大会开幕式。

中华中医药学会李俊德秘书长致开幕词；省卫生厅朱岷处长宣读江苏省卫生厅副厅长、中医药局局长吴坤平的书面讲话；江苏省科协吴国彬副主席、世界中医药学会联合会李振吉副主席热情致词；国家中医药管理局吴刚副局长作重要讲话。

来自全国 28 个省、自治区、直辖市的医疗、教学、科研、出版单位的 200 多名专家学者和代表就如何又好又快地发展中医药科普事业建言献策、深入研讨。温长路、张同君、吕乃基等国内知名科普专家、教授作了专题讲座；江苏省中医院、河南省洛阳正骨医院、北京市中医药学会、南方李锦记有限公司等单位作了科普典型经验交流。大会精心编印论文专集一本，收录科普著述 60 篇，分科普论坛、科普经验、科普作品三个篇章。

大会期间，还举行了首届中华中医药学会科普著作奖和全国中医药科普工作先进集体表彰颁奖仪式，46 部作品获著作奖荣誉，42 家单位获先进集体荣誉。

大会选举产生了中华中医药学会新一届科普分会领导机构，由温长路教授接替王辉武教授担任新一届主任委员；江苏省中医药学会科普分会同时成立。大会要求要健全科普组织网络，为今后更好地开展中医药科普工作搭建良好的平台。

借此契机，还举办了由江苏省中医药学会编印出版的《新农村卫生保健》科普读物首发仪式。江苏省科协吴国彬副主席和江苏省中医药学会黄亚博秘书长为首发式揭牌，向江苏省新闻出版局期刊协会"农家书屋"赠书 1000 册；该书的主编、副主编向江宁、徐州、镇江、无锡等地区代表赠书。该书首印 1 万册将全部免费赠送农民朋友及社区居民，让社会更加了解、热爱中医药，让中医药更广泛地进入农村、进入社区、进入家庭，为维护人民健康做出积极贡献。

为了进一步发挥学会优势，普及中医药知识，传播中医药文化，会议期间还成功实现了会内会外联动，在南京市第二医院举办了有 30 位省内、外高级专家为阵容的大型科普义诊咨询活动，现场为近 3000 名群众义诊答疑；省科协科普大篷车也开到义诊现场，为市民送上了一份丰盛的科普大餐；在南京市中西医结合医院举办了"健康人生　快乐百年"专题报告会，特邀著名中医科普专家马有度教授主讲，内容丰富多彩，互动交流，生动活泼。本次南京高层论坛采取会内深入探讨、会外开展活动这种会内会外的联动形式，受到了广大市民的热烈欢迎和普遍赞誉。

大会强调，中医药科普是一项思想性、科学性、公益性很强的工作，要在以人为本的科学发展观指导下，积极探索新时期中医药科普的新模式、新途径、新方法、新机制。扎扎实实地开展一系列形式多样、内容丰富的科普活动，为传承中医国粹，传播优秀文化，构建和谐社会，保障人民健康积极奉献。建议进一步从组织、计划、资金、人才等方面加大力度，合力形成中医药科普工作长效运行机制。

大会坚信，在"三个代表"重要思想和科学发展观的指引下，有党和政府的正确领导，有主管部门的大力支持，有社会各界的共同关心，有中医科普人的真抓实干，中医药科普工作一定会开创新局面、再创新辉煌，一定会为中医药事业的全面协调、又好又快发展作出新贡献！

本次大会时间紧凑，内容丰富，形式多样，影响面广，成果显著。在历时一年的筹备工作中，江苏省中医药学会精心策划，周密安排，付出了辛勤的努力，也采撷了成功的硕果。这次大会的成功召开，也为后来在河南洛阳、吉林长春等地召开的全国中医药科普高层论坛探了路、带了头、鼓了劲。

中医科普长春华章

2009 年的金秋时节，在举国上下喜迎新中国 60 华诞之际，9 月 19 ～ 21 日，来自全国各地的 200 余名中医科普人齐聚吉林长春，参加"新中国成立 60 周年全国中医药科普图书著作奖、出版奖颁奖大会暨 2009 年全国中医药科普高层论坛"。国家中医药管理局副局长李大宁、中华中医药学会副会长谢阳谷、中华中医药学会秘书长李俊德、中华中医药学会科普分会主任委员温长路、吉林省科协常务副主席王长和、吉林省中医药管理局局长邱德亮等领导出席大会开幕式并讲话，作为中华中医药学会科普分会副主任委员、吉林省中医药学会秘书长，我有幸主持大会开幕式。李俊德秘书长、王长和副主席热情致词。

李大宁副局长在讲话中指出，多年来广大中医药科普工作者为弘扬中医药文化、普及中医药防病治病知识，提高人民群众防病保健能力辛勤工作、贡献突出，得到了社会的广泛赞誉和高度评价。中医药科普是中医药事业发展中的一支重要力量，广大中医药科普工作者要有使命感和自豪感，要认真学习中医药的有关重要方针政策，研究中医药科普宣传的内容和形式，不断提高中医药科普宣传的效果和覆盖率，推动中医药传统文化和防病治病知识更深入地进农村、社区和家庭。要充分认识中医药科普工作在中医药事业发展、提高国家文化软实力中的重要作用，研讨对中医药科普工作的新认识、新着力点和新内容。要以民众身体素质的提高为基本点，以中医药文化和各种媒介为载体，紧密结合人民群众和社会和谐稳定的需要，开展丰富多样的中医药科普活动。要积极整合科普资源，建立品牌意识，创新模式，扩大中医药科普的影响力。

中华中医药学会科普分会主任委员温长路在会上指出，中医药科普还需要得到社会的进一步重视和理解，还要加强管理和规范，尽快多出精品，在科普作品的多样化、通俗化、形象化、艺术化上下大工夫。吉林中医药管理局局长邱德亮介绍了吉林省近年来开展的一系列有特色的中医药科普活动，指出由吉林省中医药学会创办的"中医大讲堂"已成为品牌活动，为传播中医药文化、宣传中医药知识、提高人们中医药防病能力作出了积极的贡献。获奖代表孙光荣表示，中医药科普工作是发展中医药的重要抓手，重视和大力开展中医药科普，才能使民众更广泛、深入地认同、热爱与使用中医药。

这次全国科普大会首次在吉林省举办，也是在新中国成立60周年之际推出的具有跨时代意义的一场中医药科普盛会，全面展现了中医药科普发展的辉煌历程，特别是改革开放30年间，中医药科普创作取得的骄人成绩。大会表彰了112项中医药科普图书著作奖，40项中医药科普图书出版奖。其中"著作奖"特别奖12项，一等奖20项，二等奖30项，三等奖50项；"出版奖"编辑奖20项，策划奖15项，设计奖5项。

大会还举行了《中医药科普创作大系》首发式。该书由吉林省中医药学会会长邱德亮、中华中医药学会秘书长李俊德牵头完成，是新中国成立后首部以反映中医药科普创作历史、成就、进展全貌以及对科普创作基本方法、手段进行介绍的科普学专著，也是国内唯一的具有权威性、综合性、专业性、信息性、资料性的大型中医药科普工具书。

这部书从策划到出版历时两年，不仅凝结了吉林专家的大量心血，也凝结了温长路教授的辛勤付出。在 2007 年南京科普大会上，温老把这个任务交给我，并专门与邱德亮会长沟通，得到邱会长的大力支持。两年里，温教授无数次与我联系，指导书稿的体例、写法，并逐字逐句地阅读修改，提出存在的问题和修改建议，并为编委会成员鼓劲儿、打气，使得这部书能够按时、按要求完成。温老还在该书出版之际，分别在《中国中医药报》和《健康报》撰文，高度评价该书是"用激情和辛劳编织出的中医科普之花，为祖国的华诞之喜献上了一份厚礼"。在此，我谨向温老致以崇高的敬意！

在"2009 年全国中医药科普高层论坛"上，有 16 名科普专家做了交流，分别是黄亚博《合力形成中医药科普工作长效运行机制》、李士元《论自然和谐与养生》、张瑞贤《中医科普工作呼唤更多的热情和理智》、谢英彪《怎样做好一场中医药科普报告》、张善堂《普及中医药文化知识，要从农村卫生室和社区医疗点抓起》、施仁潮《精诚为医 和谐医患——谈谈中医学倡导的医德观》、吴慎《音乐疗法与癌症疼痛处理》、海霞《充分发挥专业报的中医药科普作用》、娄玉钤《类风湿性关节炎家庭自疗》、李泽庚《健康有智慧》、杨亚平《中医诊断辨证思路解析》、刘玉玮《常见病自我治疗与调养》、孟昭美《节日中的健康话题》、彭勃《艾滋病科普图本》、陈辉《健康评测》、李占永《名老中医之路》。

"中医中药中国行"
大型科普宣传活动风采

大家上午好！

今天，我们在北京御生堂中医药博物馆举行"中医中药中国行"大型科普宣传活动新闻发布会。首先，我代表卫生部、国家中医药管理局和活动组委会，对各位记者、各位来宾前来出席今天的发布会表示热烈的欢迎和衷心的感谢！

刚才大家参观了御生堂中医药博物馆，尽管这里展出的只是中医药百花园中的一朵，但我想大家一定都对中医药文化的博大精深留下了深刻印象，对中医药在中华民族发展历史上所起的重要作用留下了深刻印象。这也是为什么我们选择在博物馆里召开新闻发布会的原因。

此次中医药"中医中药中国行"大型科普宣传活动，是由国家中医药管理局牵头，17个部门和单位共同主办的一次面向全社会的大规模中医药宣传活动。经过长时间的策划和近几个月以来的积极努力，现在各项准备工作已基本就绪，将于7月上旬正式拉开帷幕，在北京举行启动仪式。

下面，我就这项活动的有关情况向大家作一通报。

一、活动的目的和意义

中医药是我国的国粹，是我们优秀传统文化的瑰宝，是我们劳动人民在长期防治疾病的实践中创造的独具特色的医学科学，千百年来为中华民族的繁衍昌盛做出了不可磨灭的贡献，至今在维护人民群众健康、促进我国经济社会发展中仍发挥着不可替代的作用。

"中医中药中国行"活动是国家中医药管理局首次举办的全国性科普宣传活动。局党组对此高度重视，把它作为今年的一项重要工作，要求精心策划，认真组织，周密实施，务求取得实效。各主办单位积极响应，给予了大力支持。本次活动的主题是："传承中医国粹，传播优秀文化，共享健康和谐。"举办"中医中药中国行"大型科普宣传活动，就是要大力宣传党的中医药方针政策，大力弘扬中医药文化，集中展示中医药悠久的历史、科学的理论、独特的方法、良好的疗效，让社会更加了解中医药，让中医药更广泛地进入农村、进入社区、进入家庭，为维护人民健康服务。

我认为，举办这项活动具有多方面的重要意义。

首先，是宣传党中央、国务院坚定不移地发展中医药事业的一项重要举措，是落实吴仪副总理在今年全国中医药工作会议上重要讲话精神的一次实际行动。党中央、国务院高度重视中医药事业的发展。2006 年 10 月，党的十六届六中全会作出的《中共中央关于构建社会主义和谐社会若干重大问题的决定》强调："大力扶持中医药和民族医药发展"。胡锦涛总书记在中央政治局第三十五次集体学习会议上的讲话中，强调要继承和发展中医药和民族医药，制订扶持中医药和民族医药发展的政策措施，丰富和发展中医药和民族医药的理论和实践。温家宝总理在今年的政府工作报告中，强调"要大力扶持中医药和民族医药的发展，充分发挥祖国传统医药在防病治病中的重要作用"。吴仪副总理在今年初召开的全国中医药工作会议上发表重要讲话，深刻阐述了中医药在构建社会主义和谐社会中的重要地位和作用，明确指出了要全面贯彻落实党的中医药方针政策，切实加大支持中医药事业发展的力度，充分发挥特色优势，大力推进继承创新，坚定不移地发展中医药事业。为了加强相关部门之间的统筹协调，研究解决中医药事业发展中的重大问题，国务院今年4月还成立了中医药工作部际协调小组。与此同时，国家各有关部门也从许多方面采取有力措施，大力支持中医药事业的发展。这些都充分说明我国中医药事业当前正面临着良好的发展机遇。"中医中药中国行"就是在新形势下，贯彻落实中央关于中医药工作的方针政策和一系列重要指示精神，让广大人民群众感受到党和政府对百姓健康的关心和重视的一项实际行动。

第二，是宣传中医药科学文化、发展中医药事业的需要。人民群众的需求、理解、认同和支持是中医药事业发展的基础和动力。几千年来，中医药植根于广大人民群众防病治病的实践，不断发展进步，逐渐形成了完整而独特的医学科学体系，为维护人民的健康做出了重大贡献，也因此深得广大人民群众的喜爱和信赖。特别是在我国广大农村，中医药具有深厚的群众基础。举办这项活动，就是要进一步加强中医药科普宣传工作，集中展示中医药的科学价值、特色优势、历史贡献，展示中医药在当前维护人民健康、促进经济社会发展、弘扬我国优秀传统文化等方面的重要地位和作用，让广大群众进一步了解中医药、认识中医药、感受中医药，享受到中医药服务，提高健康水平，从而为中医药发展营造良好的社会环境。

第三，是发挥中医药特色优势，满足群众医疗保健需求，提高群众健康水平的需要。满足医疗保健需求，提高健康水平，让老百姓切实得到实惠，是发展中医药的根本出发点。近年来，我国的医疗卫生事业有了较快发展，但是群众看病难、看病贵的问题仍然比较突出，已经引起了党中央、国务院的高度重视和广大人民群众的广泛关注。吴仪副总理明确指出，在缓解人民群众看病难、看病贵的问题上，中医药大有可为。中医药作为我国优秀的传统医学科学体系，应当认真贯彻落实中央指示精神，为缓解群众看病难、看病贵问题做出贡献。举办这项活动，就是要通过义诊咨询、健康讲座、发放科普宣传资料以及送医送药等形式，让群众切身感受到中医药"简便验廉"的特色优势以及在预防、保健、养生、康复等方面的独特魅力和作用，进一步推动中医药进农村、进社区、进家庭，更好地回报社会，惠及百姓，为提高群众健康水平服务。

二、活动的主要内容和形式

"中医中药中国行"大型科普宣传活动由国家中医药管理局、中共中央宣传部、全国人大科教文卫委员会、全国政协教科文体委员会、教育部、科技部、劳动和社会保障部、农业部、卫生部、国家人口和计划生育委员会、国家广播电影电视总局、国家食品药品监督管理局、总后卫生部、中华全国总工会、共青团中央、中国科学技术协会、中华慈善总会等 17 个部门和单位共同主办，整个活动计划用三年左右的时间完成。2007 年先期在北京、河北、山西、辽宁、吉林、黑龙江、广东、厦门、香港等九地举行。主要活动包括：

一是举行现场活动。在今年先期开展活动的省市和香港特别行政区，在 90 多个城市的中心广场、4000 多个城市社区和村镇举办现场活动。现场活动的主要内容包括专家义诊、健康咨询、科普讲座、文化展示、文体表演、知识竞答、发放健康科普资料等。

二是开展赠书和培训活动。这项活动的一项重要内容，是向基层中医人员赠送《乡村中医实用技术》和《社区中医实用技术》，向广大群众赠送《中医药知识普及读本》。这三本手册，是由本次活动组委会委托中国中医药出版社，组织专家专门编写的，适用性强，对乡村医生、社区卫生人员的广大群众具有很强的指导性。同时，活动组委会还将组织开办中医药知识讲座，培训基层中医药人员，提高他们的中医药理论素养和诊疗技术水平。

三是开展"中医大篷车万里行"活动。本项活动启动后，由活动组委会组建的中医大篷车队将深入到北京、河北、山西、辽宁、吉林、黑龙江等省市的农村、厂矿、部队、学校和基层医疗单位，送医送药，发放科普宣传资料，慰问贫困家庭、困难职工、残疾人及军烈属等。

四是开展捐赠活动。本次活动得到了一些药品、医疗器械生产经营企业的积极响应和大力支持。活动组委会将把他们提供的药品、医疗设备、生活用品和学习文具等物资捐赠给基层医疗单位和贫困群体。

五是举办大学生中医药文化辩论赛。邀请部分综合性重点大学和中医药院校组成大学生代表队，围绕中医药文化中大学生所关心的问题展开辩论，决赛实况将在中央电视台播出。

此外，国家中医药管理局还将与中央电视台联合摄制《中华医圣》《中医堂文化》电视纪录片和专题片，在活动期间播出；《中国中医药报》将推出"中医中药中国行"系列特刊，刊载各地中医药发展成就及特色优势，并将举办"我与中医药"有奖征文活动。

三、活动的主要特点

本次活动的层次高，规模大，范围广，内容丰富，形式多样。

一是各地政府高度重视，相关部门大力支持。这次活动的17个主办单位相互协作，精心组织，共同推动将中医药科学文化知识和服务送到千家万户；各地中医药管理部门作为具体承办单位，得到了当地政府的高度重视和精心指导。这是办好此项活动的根本保障。

二是全国联动，共同推进。在重点省市开展规范统一的启动仪式和现场活动，全国其他省（区、市）广泛动员，配合开展形式多样、各具特色的科普宣传活动，形成点面结合，上下呼应，共同推进的互动格局。

三是充分动员社会力量参与。各地的工青妇等社会团体和计划生育协会等群众组织将积极参与进来，志愿者也将在其中发挥重要作用。同时，还有很多企业表现出很高的热情，以各种方式对活动予以支持。

四是服务百姓，回报社会。这次科普宣传活动突出服务性，核心是让百姓得到实惠。活动将在90个城市的4000多个社区和乡镇举办大型义诊活动，开展900场卫生培训和健康讲座，并发放科普宣传小册子300万份，宣传单页3000万份，印发《中国中医药报》"特刊"500万份，赠送中医药手册20多万册；中医大篷车队预计行程达15000公里；向基层医疗单位捐赠价值2000余万元的物质。

总之，这次"中医中药中国行"大型科普宣传活动，是一次中医药文化之旅，一次中医药科普之旅，一次惠及百姓、服务大众的健康之旅。我们将发扬求真务实、真抓实干、团结协作，开拓进取的精神，确保活动取得圆满成功，并积极探索中医药科普宣传工作的新途径、新方法、新机制，力争把"中医中药中国行"活动打造成一项影响广泛持久的品牌活动。

最后，我代表组委会再次向在座的记者朋友和支持单位表示衷心的感谢。希望大家对这项活动给予更多的关注和支持。希望记者朋友们对这项活动进行更多的采访报道，以进一步扩大中医药文化的影响，我们将积极配合你们的工作，并尽最大努力为大家提供工作便利。

谢谢大家！

（本文是 2007 年 6 月 14 日卫生部副部长、国家中医药管理局局长王国强在"中医中药中国行"大型科普宣传活动新闻发布会上的讲话）

中医科普蜀中行　上医养生治未病

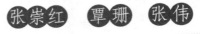

中国的医药文化，与传统文化一脉相承，有着数千年的悠久历史。在古籍中，中药通称"本草"，从汉朝中药学专著《神农本草经》，到唐朝"药王"孙思邈的《千金要方》，再到明朝李时珍的《本草纲目》，一代代先辈经过实践总结，不断丰富着"本草"的内涵。

伴随着中药一起发展的，是同样悠久智慧的医学体系。自《黄帝内经》奠定中医学理论基础以降，扁鹊、华佗、张仲景、朱丹溪、叶天士……一代代大医学家将这一体系演绎得博大精深。她承载着中国古代人民同疾病作斗争的经验和理论知识，并在古代朴素的唯物论和自发的辩证法思想指导下，通过长期医疗实践检验，逐步形成和完善。

同时，中医药文化深深根植于中国传统文化，是医疗经验与上下五千年中华文明结合而成的瑰宝。她与传统文化一脉相承，又是传统文化的一大分支。尤其是传统文化中深刻的哲学智慧及思辨技巧，如阴阳五行、中庸、和谐、整体观等，为中医学理论体系及医疗技术的发展成熟提供了极为丰富的营养。只有扎根于传统文化，将医疗经验、药物知识与理论体系相结合，才能形成璀璨的中医学，才能形成灿烂的中医文化。可以说，不知传统文化，则难明中医文化。

然而时至今日，无论是中国人还是外国人，由于对中医药丰富的文化内涵缺乏全面深刻的理解，故而导致某些误识。究其原因，就在于长期以来，我们对中医药文化的研究与宣传力度不够，长此以往，无疑对中医药事业的继承、发展与推广十分不利。

有鉴于此，国家推出了"中医中药中国行"活动，以大力推进中医药文化建设，提高中医普及性，增强服务性，使广大人民群众了解中医药、感受中医药、享受中医药。活动组委会由国家中医药管理局等22个部委组成，用3年时间走遍了全国各省市自治区，以及香港、澳门特别行政区。

2009年3月，正是春暖花开时节，"中医中药中国行"四川站活动正式启动，为2009年全国活动的第一家。卫生部副部长、国家中医药管理局局长王国强，四川省副省长陈文华，四川省中医药管理局局长杨殿兴等领导出席了启动仪式。

"天府之国"四川，物华天宝，人杰地灵。这里孕育了一代又一代中医药名家，积淀了浓厚的中医文化，素有"中医之乡，中药之库"的美誉。四川省自古名医辈出。新中国建国后，冉雪峰、蒲辅周、杜自明、李重人、任应秋、方药中等四川名医奉调进京，组建中国中医研究院，成绩斐然。川产中药更是在国内外久负盛名，全省共有中药材资源品种 5000 余种。川产道地药材包括川芎、川贝母、川附子、川麦冬等，产地明确，品质纯正，疗效好，产量大。中医药界有"无川药不成方"的说法。

作为中医药大省，四川对本次活动尤为重视，将活动主题确立为"关爱灾区，'三进'（中医药进社区、进农村、进家庭）惠民，宣传普及，共享健康，中医药走进千家万户"。全省中医医疗单位深入基层开展义诊活动；组织中医药专家宣讲团在省内巡回开展学术知识和科普知识宣传活动。卫生部副部长、国家中医药管理局局长王国强全程参与到活动中，参观中医文化宣传长廊，考察社区卫生服务中心，慰问参加义诊活动的老中医……

活动结束，正是人间四月天，万物复苏，蜀地中草药生长正当时。为了更好地弘扬传统中医药文化，在四川省中医药管理局局长杨殿兴的领导下，"四川省中医药文化宣传月"活动紧接着拉开了帷幕。

在中医药文化宣传月中，四川省中医药管理局首先邀请成都中医药大学博士研究生导师、著名养生学家马烈光教授作了一场《谈古论今话养生》的精彩讲座，就养生的具体内容，结合传统文化和当今现象，深入地阐述了科学的养生思想。

现场听讲群众众多，不仅有老人，也有中年人，甚至父母带来了很多孩子。大家热情高涨，纷纷议论说："平时号称养生专家的人层出不穷，公说公有理，婆说婆有理，都不知道该听谁的，现在有政府组织的专家宣讲，终于可以相信了"。

"工资不高血压高，住房不大肚子大，成绩不突出椎间盘突出，这是现代人的几大特征。"马烈光教授的这段调侃，让观众忍不住捧腹大笑。何谓养生？马教授指出，养生即是保养人的生命，是人类为了自身良好的生存和发展，有意识地根据生命的客观规律，所进行的一切物质和精神的身心养护活动。这种行为活动应贯穿于病前（预防）、病中（防变）、病后（防复）的全过程。

马教授在演讲中说，老子《道德经》中倡导"道法自然"，"法"就是要效法天地人的普遍规律，点出了养生的根本诀窍。所有养生手段和方法，无论物质的或精神的，如果违背了自然规律，就不是养生，而是"伤生"，但这一点恰恰被所谓"养生"的人所忽略。

怎样养生才算遵守自然规律呢？研究《黄帝内经》几十年的马教授用书中的话来作答："上古之人，其知道者，法于阴阳，和于术数，食饮有节，起居有常，不妄作劳，故能形与神俱，而尽终其天年，度百岁乃去。"说完他口气一转，"可是反观我们现代人呢？《黄帝内经》也早做了预言：'今时之人不然也，以酒为浆，以妄为常，醉以入房，以欲竭其精，以耗散其真，不知持满，不时御神，务快其心，逆于生乐，起居无节，故半百而衰也。'想想是不是这样呢？生活中有多少人嗜酒如命，把酒当饮料？有多少人拼命工作，要钱不要命？有多少人纵欲无度，掏空了身体？有多少人黑白颠倒，作息无常……"

这一连串的发问，问得听众不好意思地低下了头。"违背了自然，故'半百而衰也'，看看各位，果然不少人都秃了顶啊！"马教授幽默地笑道。

马教授接着说："儒家思想亦是养生思想的一大源泉，从《论语·乡党》中可以看出，孔子在饮食起居方面的清规戒律很多，如'食不厌精，脍不厌细。食饐而餲，鱼馁而肉败，不食。色恶，不食。臭恶，不食。失饪，不食。不时，不食。割不正，不食。不得其酱，不食。肉虽多，不使胜食气。'除了讲究饮食卫生之外，孔子还提出：'君子有三戒：少之时，血气未定，戒之在色；及其壮也，血气方刚，戒之在斗；及其老也，血气既衰，戒之在得。'因此，'知者乐，仁者寿。'"

"正所谓'大道至简'，圣人说的上面这些话也没那么复杂，翻译成大白话，无非是不新鲜的食物不吃，变色变味了的食物不吃，不当季的食物不吃，肉不能吃得太多，等等。这些都是常识，大家都知道，关键是能不能去遵守。你们想想自己吃了多少反季节的水果？吃了多少剩饭剩菜呢？"马烈光教授一席话，让听众又一次沉默了，在沉默中反思着自己的生活习惯。

"被后世儒家称为'亚圣'的孟子，在养生方面也有自己独到的见解。《孟子·公孙丑上》说：'夫志，气之帅也；气，体之充也。'孟子颇富创见地提出，一个人要想做到身心健康，那就要'善养吾浩然之气'。至于如何才能养'气'，孟子也提出了两点带有鲜明儒家色彩的独到方法：其一是'配义与道，无是，馁也'，也就是说一切都要从道义出发，所谓理直气壮嘛，说的就是这个道理。其二是'行有不慊于心，则馁矣！'意思是说养气必须培养良好的心理状态，心地要光明坦荡，不能邪念存心。"

此时，观众席上有老人窃窃私语："一些社会上的所谓营养学家、养生商家，为了赚钱，用奇谈怪论误导大众，这些人就是真正的心存邪念嘛"。

对于市场上众多的养生观点，马烈光教授表示，学术上可以"争鸣"，但养生是科学，不是神道。那些号称"包治百病"的药方，一定是假的，因为这违背了常识。"包括一些养生名人所说的食疗，只是中医饮食养生方法中的一部分。除了食疗外，还有食养、食补、食忌。养生的灵魂，即三因施养——因人、因地、因时，没有一个方法和手段是绝对管用的。"

受过一些错误养生观点误导的观众，对此深有感受，纷纷表示赞同。

"养生重在坚持。"讲座最后，马教授对大家笑道，"千万不要今天听了讲座，回去决定把烟戒了，明天觉得心情不好，又把烟拿来点上"。

听众被马烈光教授幽默的演讲风格感染，反响热烈，不少人反映："这次中医药宣讲活动，这么多中医专家给我们免费讲解，让我们了解了正确的中医药知识和养生文化，学会了甄别真假，收获真的太大了"。如果你看到当时大家奔走相告的热情和获取知识后的喜悦，也许就会明白中医药科普活动的意义之重了。

作者简介

张崇红，男，汉族，1988年3月出生，云南昭通人。毕业于江南大学中文系，热爱传统文化，曾任《佛教文化》杂志记者，现为《养生杂志》记者、编辑。

覃珊，女，土家族，1975年10月出生，湖南桑植人。毕业于解放军第三军医大学成都军医学院临床护理专业，现为四川省中医药管理局办公室主任科员。近年来一直从事中医药文化科普组织管理工作，2011年被国家中医药管理局评为全国中医药文化建设先进个人。

张伟，男，汉族，1978年11月出生，山西太原人。成都中医药大学中医养生学博士，一直从事中医养生学术研究及科学普及工作，现为《养生杂志》主编助理。

巴渝文化是奇葩 中医科普进万家

周天寒

2009 年 7 月 4 日，"中医中药中国行"重庆站的活动在江北观音桥步行街启动。那天，蓝天白云，阳光明媚，"中医中药中国行"的大旗迎风招展，重庆著名的商业区观音桥步行街上人头攒动。本次活动，先后吸引了 60 多万民众兴高采烈地参加。250 米长的中医药知识科普长廊吸引众多市民，名老中医义诊台前排起了长队，上百万份印有中医药知识内容的各大报纸送到了读者手中……"中医中药中国行"活动在重庆掀起了一场前所未有的科普高潮。启动仪式上，近千名医务人员组成绿、红、黄、白 4 个方队，分别代表春、夏、秋、冬四个季节，喻指中医阴阳学说中春夏养阳、秋冬养阴之意。步行街中间，带有传统中国红的立柱搭起了 250 多米的长廊，平日里就人流如潮的街上，此时更是摩肩接踵。再加上气球和标语，以及中医药人物方柱、红花镶嵌而成的"发展中医、利国利民"横幅，俨然一派节日的胜景。无论是白发苍苍的老人，还是蹒跚学步的小孩，都赶来体验中医药的无穷魅力。

中医药知识科普展览，用浅显易懂的语言配合大量生动有趣的图片、顺口溜，介绍了中医药悠久的历史文化、理论体系、特色诊疗方法，以及食疗、药浴、导引、运动等养生保健方法，让现场市民看得津津有味。一位白发老人边看边记，激动地说："我活了几十年，吃了不少中药，看了不少大夫，今天看了中医药知识科普展览才知道中医诊病不光是摸脉，还要望、闻、问、切四诊合参才能确诊病证，特别是中医'治未病'、讲养生，更是让我眼界大开！"中药展厅吸引了一大批观众，他们时而问这是什么药，有什么功效，时而问这药能治什么病。主任中药师曾宪策先生津津乐道地向现场观众展示手中的中药标本，介绍道地药材及其真伪鉴别，并认真负责地回答观众提出的问题。一位中年妇女说："我以前到各地旅游，买了不少贵重中药材，听了今天的介绍，看了今天的展品，才知道中药的识别还是个大学问，我以后不会再受骗上当了！"

50 多位来自重庆各医疗机构的名老中医现场咨询，为群众义诊。这些专家在当地拥有很高的声望，好多市民都是慕名而来，还没等专家到场，民众一大早就排成了一条条长龙。各位名医热情接待，望闻问切，既开处方，又作保健咨询。重庆市名中医王辉武教授诊病认真，辨证准确，用药精当，特别是用毛笔黑墨书法写中医处方，十分漂亮，令现场观众叹为观止，感慨万分。这时，由谢小军副市长陪同而来的卫生部副部长、国家中医药管理局局长王国强同志来到现场与名老中医和病友亲切交谈。由于人气很旺，应广大病员要求，市卫生局、中医局决定，将义诊咨询时间延长一天，以满足广大病员的要求。大家普遍反映，原来对中医不太了解，想看中医也不知道去哪儿找哪个专家，"今天在活动现场认识了这么多高水平的名医，太难得了！"在活动现场，杏林书画展吸引了不少书画爱好者。展览共展出近 50 幅中医名家和书画大家的作品，其中还有卢嘉锡等名人的珍品。展出作品的内容以弘扬国粹、发展中医药事业为主。

这边江北区观音桥中心广场"中医中药重庆行"热烈进行之际，在渝中区的大型中医药养生保健讲座也隆重启动，现场互动交流，气氛热烈。这场讲座由重庆市卫生局、中医管理局、中医药学会联合举办，重庆医科大学教授、全国首席中医健康科普专家马有度先生主讲，题目是《中华保健四大基石》。马教授以其渊博的学识和精湛的演讲技巧，赢得了广大听众的一致好评。大家听得津津有味，既学到了切实有用的保健知识，又品味到了中医养生的魅力，纷纷表示希望能把这类讲座经常化。本次活动由市卫生局、中医管理局精心策划，其规模之大、内容之丰富、组织之完美，创重庆中医活动之最。在"中医中药中国行"重庆片区活动中，重庆市中医学会、市中医行业协会发挥了十分重要的作用，受到国家中医管理局的表彰。

2011年，市卫生局、中医局组织的"重庆市特色中医巴渝行——进乡村·进社区·进家庭"大型科普宣传活动交由重庆市中医学会承办，先后在九龙坡区、永川区、长寿区、梁平县、石柱县等区县正式启动。此次活动以"传承中医国粹，传播中医文化，普及中医知识，共享健康和谐"为主题，通过中医药知识专题讲座、专家义诊咨询、中医适宜技术展示等形式来普及中医药知识。仅在九龙坡区的启动仪式上就为2000余名辖区群众作了义诊咨询服务和中医药文艺表演。活动现场发放中医科普宣传资料1万余份，健康教育处方6000余份。与此同时，各区县中医学会、各专业委员会在举办学术活动的同时，积极组织专家开展以义诊咨询为主要形式的科普宣传活动。据不完全统计，举办三下乡活动110余次，专题科普讲座百余场次，科普图片展览30余次，发放中医科普宣传资料50000余份。

多年以来，重庆市中医学会将市卫生局、中医管理局交办的"特色中医巴渝行——进乡村·进社区·进家庭"项目和市科协交办的"缤纷节日、走进科技"科普宣传活动深入持久地开展起来，做到每月一次到基层进行多种形式的宣传咨询服务。一些重大活动日都组织专家到市内各区县开展科普宣传和义诊活动，展现了白衣天使的良好形象，受到民众一致好评，很多区县电视台、报刊都做了专题报道。全球第11个"世界睡眠日"，学会专家在江北区举办"世界睡眠日"大型义诊活动，气氛热烈，情景感人，重庆电视台《健康第一》栏目做了专题报道。为培养中医科普人才，提升中医科普队伍素质，学会还举办了重庆市中医文化科普宣传骨干培训班。来自全市40个区县的中医文化科普宣传骨干和市级中医文化科普宣传巡讲团成员参加了培训。全国中医药文化科普巡讲团专家张新渝教授做了《引起疾病的原因与预防疾病的方法》示范演讲；著名中医科普专家马有度教授作了《中医科普"十要"》的专题讲座；科普宣讲专家洪蕾教授就中医药科普文化演讲技巧及实例分析对学员进行了培训。最后为检验培训的效果，还进行了学员试讲和专家点评。通过培训，提高了学员对开展中医药科普宣传的认识和演讲技能。当前，重庆中医药科普已形成了领导重视、队伍稳定、组织健全、活动到位的良好局面。

作者简介

周天寒，男，1952年出生，重庆大足人。自幼随父习医，曾先后在成都中医学院师资班、中国中医科学院研究生班学习。现任重庆医药高等专科学校副巡视员、硕士生导师、主任中医师；兼任中华中医药学会常务理事、科普分会副主任委员，重庆市中医药学会会长。重庆市名中医，全国老中医药专家学术经验继承指导老师，全国名老中医传承工作室专家。在国内外医学刊物上发表文章250余篇，主编或参编《实用中医学》《内经临证》等25种著作，获医学科技成果奖7项。

中医科普新平台　中医药惠民走基层

朱桂祯

"这么多中医大专家给俺们免费看病，还免费发药，俺们太高兴了！今天我又带俺们邻居来了，一早就赶来排队了。""昨儿在大篷车上专家给我按摩治疗，又免费给我膏药，今儿我的腿可好多了。所以今儿一大早我就来排队，想再做一次治疗，真是太谢谢你们了！"……看到我带领专家进入义诊咨询现场，这些热情的人们立刻把我围住。这是在吉林敦化市文化广场举办的"吉林中医药科普惠民走基层"——专家义诊咨询活动现场，看到人们奔走相告齐聚广场排起的一条条长龙，看到人们热情期待的一双双眼睛，看到人们领取药品后的一张张笑脸……让我深深地体味到科普工作的价值和意义。

继创办"中医大讲堂"、吉林电视台《中医瑰宝》、长春电视台《活到100岁》等中医科普节目后，2013年9月，吉林省中医药学会在吉林省中医药管理局、吉林省科协的大力支持下，又一次创新科普模式，搭建科普新平台，协同长春长中风湿骨病医院、长春恒康中医医院、北京康仁堂药业有限公司、以岭药业有限公司等单位创办了"吉林中医药科普惠民走基层"活动，每次活动分为面向民众的专家义诊咨询活动、"中医大讲堂"以及面向基层医生的基层中医药服务能力提升工程培训班（中医讲堂）三个板块，组织中医专家分赴全省各地，到社区、到乡村，让中医药惠及吉林城乡百姓。

在吉林省中医药学会的协调下，由长春恒康中医医院出资50余万元购置了一台多功能"医疗大篷车"（即流动的医院），车内有诊察床、药房、化验设备、治疗床等基本医疗设施，还配备一些先进的抢救设备，如除颤仪是全自动的，只要接上心动监护，可自动给出患者抢救最适合的参照数值。同时，车上还自备发电机、医疗气体压缩机、净水储水槽、氧气瓶等设备，并且可于20分钟内快速组装。该车如一所"小型流动医院"，市民来取药时，通过大篷车上免煎药组合设备，3分钟内即可完成。在吉林站活动中，吉林省副省长陈伟根兴致勃勃登上大篷车，悉心观看药剂师在车上为百姓调配中药颗粒，对活动给予高度评价。

"吉林中医药科普惠民走基层"活动得到吉林省卫生厅副厅长、吉林省中医药管理局局长邱德亮的大力支持和指导。他认为："随着经济社会的快速发展和人们生活水平的不断提高，人民群众对提高健康水平和生活质量有了更多期待，这对中医药服务领域也提出了新的需求，我们中医药工作者需要服务关口前移，利用中医'治未病'的优势，积极投身公益科普活动中，传播中医药文化，宣传中医药养生保健知识，提高人民群众的养生保健能力。中医药惠民走基层也是落实党的群众路线的重要载体，通过走基层的群众路线，专家学者和管理干部率先垂范，走进社区、乡镇、村屯，把适宜基层的中医诊疗技术带给他们，提升基层医生的中医诊疗水平，让基层百姓受益。"

目前，"吉林中医药科普惠民走基层"活动正辐射吉林城乡，通过向基层民众传播中医药科普知识，进一步提高人们养生保健能力，让养生保健知识融入百姓的生活，让养生保健成为人们的一种生活方式，让更多的人相信中医、使用中医、享受中医药的绿色疗法。活动给人民群众带来的最大实惠，就是让百姓少生病或不生病，不但节省了百姓的医药费，也给政府减轻了经济负担。从这个角度说，也促进了经济发展。

中医药科普志愿者在行动

——江苏省中医药学会参加省科普宣传周活动内容精彩纷呈

2013年5月19日上午，江苏省第二十五届科普宣传周活动在南京工业大学浦口校区体育馆隆重举行。省委常委、宣传部长王燕文亲临大会，来自江苏省中医药学会系统的100余名中医药科普志愿者和其他行业的科普志愿者，以及社会各界人士数千人参加了启动仪式。省科协党组书记陈惠娟主持开幕式，省科协主席欧阳平凯院士致开幕词。

近年来，在江苏省中医药局、江苏省科协的领导下，江苏省中医药学会以"弘扬中医药文化，普及中医药知识"为己任，开展了形式多样、丰富多彩的中医药科普活动，特别是推动中医药进农村、进社区、进家庭取得了显著的成绩。江苏省中医药学会牵头编写的《新农村卫生保健》，荣获2010年中华中医药学会科学技术奖三等奖和"新中国成立60周年中医药科普图书著作奖"一等奖。江苏省中医药学会2012年被江苏省科协评为科普先进集体。江苏省中医药学会科普专业委员会已成为领跑中医药文化普及活动的主力军、中医药科普志愿事业的推动者。

此次科普宣传周活动启动仪式上，江苏省中医药发展研究中心主任、省中医药学会副会长兼秘书长黄亚博作为全省学会系统科普志愿者代表接受省科协领导的科普志愿者授旗。江苏省中医药学会副会长刘沈林教授代表全省科普志愿者发言，向全省科普志愿者发出了倡议：一是争做科普志愿者理念的倡导者；二是争做科普志愿活动的践行者；三是争做科普志愿活动的推动者。

　　启动仪式结束后，举行了"中医药就在你身边"专题科普报告会，全国中医药系统创先争优先进个人、省中医药学会副会长刘沈林教授和江苏省中医院感染科主任医师、国家中医药管理局中医药文化科普巡讲团巡讲专家陈四清教授分别作了题为《科学养生、促进健康》和《崇尚健康生活、畅享人生百年》的主旨报告，300多名浦口地区市民和南京工业大学的师生聆听了报告。江苏省健康养生科普专家团成员薛明新教授主持报告会。

　　会上，江苏省中医药学会还表彰了首届中医药科普工作先进集体和先进个人，江苏省中医院、南京市第二医院、南京市中西医结合医院等13家单位和优秀中医科普专家获此殊荣。省科协学会部许钧部长参加了颁奖仪式。

　　活动期间，来自江苏省中医院等单位的10位中医药科普志愿者还开展了义诊咨询活动普及中医药健康知识，现场演示推拿按摩等传统中医疗法。江苏建康学院70名师生志愿者积极参与，在义诊现场为广大市民赠送省中医药学会主编的科普书籍《实用社区卫生保健》和《十大常见病防治》宣传手册，还热情为市民免费测量血压、血糖。

　　在本次科普宣传周活动启动前一天，江苏省中医药学会第二届科普专业委员会宣告成立，本届委员会负责人由江苏省中医药学会李家宝高级科普师担任。为更好地推进中医药文化科普活动的开展，专业委员会还聘请刘沈林为首席健康养生科普专家，聘请黄煌等 27 人为健康养生科普专家团成员。来自全省 40 余家医教研单位的专家组成了江苏中医药系统科普志愿者精英团队。在总结回顾往届科普工作经验的基础上，进一步确定了新一届科普工作目标——将紧紧围绕省科协提升创新服务能力建设活动和省中医药局"中医药就在你身边"科普文化宣传活动，继续开展好"中医江苏行、健康你我他"科普系列活动，出版一批中医药文化科普精品奉献给市民；同时凝聚全省科普志愿者的力量，调动中医药优势资源，为中医药惠民工程作出新的贡献。

"四诊"随想

——中国针灸学会临床分会2007年陕西咸阳
大型"中医·针灸科普宣传、义诊活动"纪实

王启才

为了响应国家中医药管理局、中共中央宣传部、教育部、科技部、卫生部、中华全国总工会、共青团中央、中国科协等 17 个部门和单位共同发起的"中医中药中国行"大型中医药科普宣传活动的号召，由中国针灸学会临床分会主办、陕西中医学院和陕西针灸学会承办、咸阳市卫生局协办的全国百家医院、百名专家大型"中医·针灸科普宣传、义诊活动"2007 年 8 月 19 日在陕西省咸阳市隆重举行。这次活动的宗旨和口号是：发展中医，利国利民；弘扬中医，振兴针灸；推广针灸疗法，造福人类健康。

为了消除当地老百姓对以往多数咨询、义诊活动中存在商业目的的顾虑，将这次活动搞得既轰轰烈烈又扎扎实实，8月16日下午3时，中国针灸学会临床分会举行了由咸阳市电视台新闻部、咸阳人民广播电台、咸阳日报社、华商报驻咸阳记者站等新闻媒体参加的新闻发布会，王玲玲会长向各位记者介绍了本次活动的意义、内容和时间安排，还特别声明：中国针灸学会临床分会利用这次在古都咸阳开会的机会，组织全国百家医院、百名专家为咸阳市人民进行中医、针灸科普宣传和义诊活动，主要是向老百姓宣传中医、针灸的科学性和基本知识，提高人们精神物质文明和公众科学文化素质，现场为老百姓免费咨询和义诊，治疗一些简单的病症，为老百姓做点实事，丝毫不涉及到任何商业行为。

专家和代表积极响应，以饱满的热情和无私的奉献精神投入到这一活动中。中国针灸学会会长李维衡教授也亲临活动现场指导，并接受人们的咨询，为病人针灸治病。

这次活动的每一幅画面，都极其清晰而又确切地浮现在笔者的眼前，生动而感人，温馨且激励……

望——呵，人海如潮，连外国人也被吸引来了

活动还没有正式开始之前，工作人员就向路人发放了100份关于中医针灸方面的调查问卷和近千份中医、针灸科普宣传材料，让人们认识到中医、针灸是绿色的健康疗法。宣传资料主要有《针灸能治哪些病？》《急性病症的简易穴位按压疗法》《针治头痛 立竿见影》《说说五十肩》《落枕一针灵》《腰痛不难治》《针灸降压法》《中风早治宜针灸》《针灸在慢性疾病中的调理作用》等。这些短小精悍的小文章通过通俗易懂的语言，让大家更清晰地了解中医、针灸的优势。

宣传、义诊的启动仪式正式开始后，参与的群众先是抱着试一试的心态，陆续来现场领取宣传材料、接受调查问卷、进行健康咨询。当他们感受到了活动的实际意义后，就纷纷要求专家为他们作针灸、推拿等医疗。一些患者亲自体会到针灸疗法的好处后，还主动、自发地参与到活动的宣传中来，成为无声的代言人、热情的支持者。活动进行到半小时，人群即如潮水般涌来。一时间，活动广场变成了人的海洋，场面蔚为壮观、感人。瞧，这位老同志一边接受针灸治疗，一边填着调查问卷。仔细一看，他在"中医、针灸科普知识宣传活动有没有必要？"问题的"A. 非常有必要"选项上划了一个大大的"√"。

有趣的是，有一位"老外"也挤进人群，向我们的宣传员咨询中医、针灸医疗常识。看着他认真、虔诚的样子，让我们觉得可爱，更感到兴奋：世界范围的"中医热、针灸热"必将引导中医药全面走向国际化的发展道路，为全人类的健康服务。

闻——听，老百姓都夸咱们呢

接受针灸专家现场治疗的群众无不感慨道："原来扎针不疼啊！""针灸治病真直接，不用担心西药对胃的刺激。""针灸真是太神奇了！"有一位老人在接受了李维衡会长的针刺治疗后，满怀深情地握着老会长的手，激动地好半天说不出话来。还有一位看得出懂得一些针灸知识的女士，在填写了调查问卷后，意兴盎然地告诉主持人："针灸确是最简、便、效、捷的治病方法"。

不光是全国针灸界的专家，陕西中医学院的中医学子们在活动中表现也很积极。他们不光忙着开展问卷调查，还成为各位针灸专家的义诊助手。每有群众对现场针灸治疗效果感到满意，且对专家表示谢意时，学子们都窃喜，并相互说起悄悄话："听，老百姓都夸咱们呢！"课堂学到的理论在这里变成了具体、有效的实践，这极大地提高了学子们学习中医、针灸的信心，也坚定了他们每个人的专业信念。

问——"提几个问题行不？"

看着针灸专家都"八仙过海，各显神通"，拿出看家本领，群众和随行学生们都急不可待地向专家们提问："慢性胃炎用什么办法好？针灸行不行？""我们买艾条可不可以在家里自己给自己灸啊？""中风后遗症身体半边不能动，用针灸疗效怎样？还配合中药不？""老师，你这种办法真好，我们以前还真没见到呢，有可以学习的书籍没有？""医生，我可以感受一下您的针法吗？"……在得到专家们的明确答复后，大家脸上都洋溢着放心、幸福的感觉。

切——行！给中医认可度把脉

"中医的存废之争"一直以来备受社会各界的关注，特别是前一段时间，有人在网上搞的"废除中医万人签名"活动，更是让所有的中医人都陷入了深深的愤怒与沉思之中。中国针灸学会临床分会一直致力于通过实际行动证明针灸、中医的有效性和坚不可摧性。这次义诊活动，组织了"弘扬中医，振兴针灸"的现场签名活动，给中医、针灸的百姓认可度把把脉。果然不出王玲玲会长、王启才秘书长等专家们的预料，在短短的时间内，十多米长的签名条幅就被现场的人们写得密密麻麻，每个人在条幅上写下自己名字的时候都是谨慎而又坚定的神情。在中医的认可度问题上，张功耀之流把错脉了。

据初步统计：本次活动共发放针灸治疗常见疾病宣传资料1000 余份，回收调查问卷 60 份，接受咨询 300 余人次，诊疗病人 200 多人。活动接近尾声时，老百姓和针灸专家都舍不得离开活动现场，其景融融，其情浓浓。在主持人宣布活动结束后，全体专家、医师、工作人员合影留念，久久不愿离开的人们目送着义诊专家们乘车离去，热情和谐的气氛在广场上空飘荡。

义诊活动结束了，但它留给我们的思考远没有结束，留给我们的"坚守中医、立业针灸"的信心从未消减，留给我们努力用实际行动去发展中医、去振兴针灸的激情永不会停止……

本次活动受到了咸阳日报社、咸阳电视台、华商报驻咸阳记者站等各大媒体的关注并加以报道，《中国中医药报》也先后两次作了报道。不光是咸阳人民，全国的老百姓都在期待有更多的、类似这次的中医药科普宣传、义诊活动。